聚焦超声消融手术
治疗子宫良性疾病

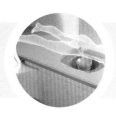

Focused Ultrasound Ablation Surgery for
Treatment of Uterine Benign Diseases

主编
许永华 | 杨利霞

主审
石一复

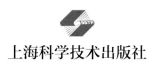

上海科学技术出版社

图书在版编目（CIP）数据

聚焦超声消融手术治疗子宫良性疾病 / 许永华，杨
利霞主编. -- 上海：上海科学技术出版社，2021.3
ISBN 978-7-5478-5080-0

Ⅰ．①聚… Ⅱ．①许… ②杨… Ⅲ．①子宫疾病－超
声波疗法－导管消融术 Ⅳ．①R711.740.5

中国版本图书馆CIP数据核字(2020)第224562号

聚焦超声消融手术治疗子宫良性疾病
主编 许永华 杨利霞
主审 石一复

上海世纪出版（集团）有限公司
上海 科 学 技 术 出 版 社 出版、发行

（上海钦州南路 71 号 邮政编码 200235 www.sstp.cn）

浙江新华印刷技术有限公司印刷

开本 787×1092 1/16 印张 19

字数 400 千字

2021 年 3 月第 1 版 2021 年 3 月第 1 次印刷

ISBN 978-7-5478-5080-0/R·2182

定价：138.00 元

内容提要

　　本书是高强度聚焦超声消融诊治子宫良性疾病典型案例的回顾性总结分析，由我国率先临床应用磁共振引导和超声引导进行聚焦超声消融术治疗的专家编写。具体内容包括聚焦超声消融治疗的原理和方法、子宫肌瘤的影像学诊断、子宫腺肌病（瘤）的影像学诊断，以及高强度聚焦超声消融治疗子宫肌瘤、特殊类型子宫肌瘤、子宫腺肌病及其他子宫良性疾病和治疗后的并发症及处理策略。

　　全书约40万字，内容丰富新颖，实用性强，紧密结合临床实际，讲述了子宫肌瘤和腺肌病的影像诊断要点、超声消融诊疗要求、治疗前后评估、专家点评等，同时配有1400余幅内容典型、画面清晰的图片。在注重实用、准确的基础上，体现了高强度聚焦超声消融手术治疗子宫良性疾病的优势，具有一定的深度和广度，是一部指导临床开展子宫良性疾病高强度聚焦超声消融治疗的重要参考书。

编者名单

主编
许永华　杨利霞

主审
石一复

编委
（以姓氏笔画为序）
符忠祥　王伊　程禹

参编人员
（以姓氏笔画为序）

王　伊	影研医疗科技（上海）有限公司
王亚梅	上海交通大学医学院附属国际和平妇幼保健院
朱小刚	中南大学湘雅三医院
许永华	复旦大学附属中山医院徐汇医院
孙立群	上海交通大学医学院附属国际和平妇幼保健院
阳青松	海军军医大学附属长海医院
杨利霞	复旦大学附属中山医院徐汇医院
陈　谦	北京天坛普华医院
符忠祥	复旦大学附属中山医院徐汇医院
韩志刚	复旦大学附属妇产科医院

程　禹　　复旦大学附属中山医院徐汇医院
熊明涛　　上海交通大学医学院附属国际和平妇幼保健院
李　晴　　北京天坛普华医院
薛　敏　　中南大学湘雅三医院

主编简介

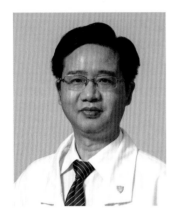

许永华

临床肿瘤医学博士、介入放射学博士后，主任医师，教授，博士研究生导师，中国科学院上海临床研究中心研究员，复旦大学附属中山医院徐汇医院／上海市徐汇区中心医院放射科和影像介入科行政主任，生物医学影像新技术联合实验室主任。国际微无创医学会理事、中国超声医学工程学会超声治疗与生物效应专业委员会副主任委员、中国医师协会微无创医学专业委员会常委、上海市抗癌协会肿瘤微创治疗专业委员会常委。《介入放射学》《中国超声医学》等杂志编委，*European Radiology* 审稿专家。

从事影像医学诊疗、教学及科研工作 30 余年，擅长高强度聚焦超声消融治疗实体肿瘤和腹盆腔疾病 CT 和 MRI 影像诊断及介入治疗。参与美国 NIH、RSNA、SIR 等研究项目 5 项；主持参与具有我国自主知识产权和核心技术的国内首台首套 64 排 96 环 PET-CT、3T MR、320 排 CT 和 MRgHIFU 肿瘤治疗系统等 30 余项高端影像诊疗设备的临床试验。曾获美国印第安纳大学医学院 Fellowship 奖、上海市产学研医合作优秀项目奖特等奖等。作为负责人承担国家级项目课题 5 项、市级课题 6 项，获得国家专利 1 项；发表学术论文 100 余篇，其中 SCI 收录 11 篇，主编和参编专著 4 部。带教毕业博士后、博士研究生、硕士研究生 16 名。

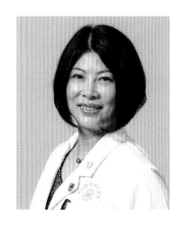

杨利霞

医学博士，主任医师，副教授，硕士研究生导师，中国科学院上海临床研究中心副研究员，复旦大学附属中山医院徐汇医院/上海市徐汇区中心医院放射科和影像介入科行政副主任，生物医学影像新技术联合实验室办公室主任。中国医师协会微无创医学专业委员会临床研究与质控专业委员会委员；中华医学会放射学分会第十二届青年委员；中华医学会放射学分会磁共振学组第十二届秘书、第十三届通讯委员；中华医学会放射学分会第十四届磁共振专业委员会精神影像与脑功能学组委员；《磁共振成像》杂志青年编委。

从事医学影像诊疗、教学及科研工作20余年，擅长高强度聚焦超声消融术治疗子宫肌瘤、子宫腺肌病等良、恶性肿瘤，擅长X线、CT及MRI颅脑疾病的影像诊断。2016年获得上海市住院医师规范化培训"优秀带教老师"称号。2013年及2018年获得复旦大学上海医学院"优秀带教老师"称号，2019年获得复旦大学"优秀医技工作者"称号。主持参与具有我国自主知识产权和核心技术的国内首台首套PET-CT、MR、CT及MRI导航HIFU等30余项影像设备的临床试验方案优化和临床测试等，其中6项为国产高端医学影像设备首套和/或首台临床试用，填补了国内空白。联合培养多名博士及硕士研究生。

序 一

1997 年中国重庆王智彪教授团队经过数十年日以继夜的奋斗、钻研，终于首先在世界上报道采用高强度聚焦超声（high intensity focused ultrasound, HIFU）消融技术成功治疗临床难治愈的骨肉瘤，大大减少了锯四肢骨和关节的悲剧。其后，包括肝癌、乳腺癌等数十种良恶性实体肿瘤成为聚焦超声消融治疗的适应证，尤其对 10 万多例子宫肌瘤的成功治疗备受瞩目。女性患者终于不必遭受手术切除子宫的巨大创伤，迎来幸福安康的人生，不少人甚至孕育健康宝宝。这些创举给无数家庭带来福音，对临床肿瘤的治疗，做出了不朽的贡献。

欣闻复旦大学附属中山医院徐汇医院许永华和杨利霞团队自 2008 年在国内开展了磁共振（MRI）引导和超声引导两种方法聚焦超声消融治疗子宫肌瘤的临床应用，通过十余年治疗数千例子宫肌瘤和子宫良性疾病的经历，不断总结治疗方案和实践经验，相关研究论著十余篇发表于 SCI 和国内核心期刊。作为我国少数同时应用磁共振引导和超声引导两种聚焦超声肿瘤治疗系统的医院之一，他们的临床研究结果证实两种方法引导聚焦超声消融治疗子宫肌瘤具有相同的安全性和有效性，也证实在治疗效果上无差异。超声引导方式在时间效率上优于 MRI 引导；而对于某些深部肿瘤，MRI 引导具有显示肿瘤全貌和周围解剖结构以及定位更容易的优势，两种引导方式可酌情进行选择互补。他们的经验不仅有助于该项技术的推广应用，也在国际上获得好评。

2019 年 10 月，许永华、杨利霞团队成功实施了世界上首例 5G 远程聚焦超声消融手术治疗多发性子宫肌瘤，这为边远地区开展该项技术奠定了基础。许永华教授作为一名介入放射治疗医生，选择子宫肌瘤及良性疾病作为专治对象，在影像引导和解剖学的基础上，更需对子宫肌瘤和良性疾病的病理、临床发展等理解和掌握，从而对适应证选择以及每种病例的技术参数和治疗技巧的应用等拟定规范，受到国际多家医疗机构的好评。本书的出版，对聚焦超声消融手术的临床应用推广很有益，并适合超声消融治疗的初学者和年轻医生学习和参考。

本人自 1999 年开展射频消融治疗肝癌，2006 年开展聚焦超声消融治疗肝癌、骨肿瘤等，对聚焦超声治疗的精准、有效充满信心。其后，发现聚焦超声消融对肝癌消融治疗后发生腹壁转移的治疗效果，深感聚焦超声消融治疗极有前景。

近年来，对临床就诊的子宫肌瘤及不宜射频消融的肝癌患者，常推荐聚焦超声消融治疗，有幸为本书写序是出于对该项技术的信任和对本书的推崇。

北京大学临床肿瘤学院

2020 年 11 月

序　二

Surgeons had moved away from open surgery to minimally invasive surgery (MIS). They are now about to move again from MIS to non-invasive surgery. High Intensity Focused Ultrasound (HIFU) ablation is a new technology that enables us to perform non-invasive surgery. This book has detailed the practical applications of HIFU ablation in benign uterine tumors.

The book used numerous illustrative case series to illustrate how to apply HIFU ablation in various uterine pathologies. It contained more than 1000 MRI pictures to illustrate the diagnoses and treatment results of many uterine pathologies. These are particularly important to allow or facilitate doctors to understand and learn HIFU treatment because one of the pre-requisites of HIFU practice requires a better understanding of MRI and its interpretation. As non-invasive HIFU surgery lacks pathology confirmation, we usually rely on MRI diagnoses.

There are many surgical approaches, from the transitional development of MIS to non-invasive surgery, including radiofrequency, microwave, and uterine artery embolization. However, none is as comparable to HIFU ablation surgery. Now, more than 100,000 patients had been treated with HIFU ablation, of which the majority are benign uterine diseases.

After 20 years of development, proper training, refined treatment protocols, and alarm and safety set up in the HIFU therapeutic systems have expanded the safety margin and increased the effectiveness of HIFU ablation. In our search for a non-invasive approach, many other MIS colleagues and I gain insight to convert to HIFU ablation surgery to support its development and research.

I know Professor Xu, one of the book's authors, for three years since I visited his department to see his focused ultrasound ablation surgery. He is well known in this HIFU arena. He is an intervention radiologist, but he offered more HIFU ablation treatments to women suffering from uterine tumors than gynecologists. I was impressed with his innovative thinking and non-conventional use of HIFU ablation, especially in difficult and complex diseases. He is the first doctor using 5G networks to provide a remote HIFU ablation surgery in the world.

It is my pleasure to write a preface for the book, which is worth supporting and promoting. This book is especially suitable for doctors learning HIFU ablation treatment. The complications mentioned in the book are of great value to guide doctors on how to avoid complications related to focused ultrasound ablation surgery. Those gynecologists who want to use a non-invasive approach to help their patients should read this book.

Felix Wong

Professor, School of Women's and Children's Health, The University of New South Wales, NSW, Australia

Chairman, China-Asia Pacific Association of Minimally Invasive Gynecoloic Oncologists

Nov. 20, 2020

序二（中译文）

外科手术从原来的开放性手术，发展到微创手术，并逐渐向非侵入性无创化发展，而高强度聚焦超声消融（HIFU）是一项能帮助我们实现无创手术的新技术。

本书通过许多系列病案，介绍了如何应用聚焦超声消融手术对不同种类子宫病变进行治疗。书内包含了 1 000 多幅磁共振图像，详细阐述了子宫（良性）病变的诊断和治疗过程及随访结果，让大家深刻地感悟到磁共振图像提供的影像依据是聚焦超声消融手术治疗的前提之一，因此本书为医生学习和掌握聚焦超声消融治疗提供了重要参考。由于无创超声消融手术缺乏病理学验证，因此，我们常常更加依赖于磁共振提供的诊断依据。

诸多外科手术的治疗方式已逐渐微创化，包括射频消融、微波消融和子宫动脉栓塞术等。然而，它们仍无法与聚焦超声消融手术相媲美。至今有超过 10 万名患者接受了聚焦超声消融治疗，其中大多数是子宫良性疾病。

经过 20 年的发展，通过相关培训、优化治疗流程以及在聚焦超声肿瘤治疗系统内设置安全警示，临床应用的安全指征不断扩展，提升了超声消融治疗效果。在探究无创治疗方式的过程中，我和其他从事微创手术的同道已将目光转向聚焦超声消融手术，并致力于支持这种无创治疗技术的研究和发展。

我认识本书作者之一许永华教授三年，他在聚焦超声消融手术领域赫赫有名。那时候我曾经访问了他们的科室，并观摩了他的聚焦超声消融手术。虽然他是一位介入放射科医生，但他比妇产科医生做了更多的聚焦超声消融手术治疗女性患者的子宫肿瘤。我对他的创新思维和在超声消融技术上的不断突破，特别是对疑难杂症的处理等方面印象深刻。许教授也是世界上第一个使用 5G 网络实施聚焦超声消融远程手术的医生。

我很高兴为本书撰写序言，该书特别适合学习聚焦超声消融手术的医生，值得支持和推广。书中提及的聚焦超声消融手术相关并发症，对指导医生如何避免这些并发症的发生具有重要的价值。对有志于开展无创治疗的妇科医生而言，这本书同样值得一读。

菲利克斯·黄
澳大利亚新南威尔士大学妇女儿童健康学院教授
中国亚太地区微创妇科肿瘤医师协会主席
2020 年 11 月 20 日

前　言

　　平静表象下，总酝酿着颠覆与突破。颠覆与突破，在人类历史上创造一条又一条伟大的"长河"，从"麻沸散"到"全身麻醉"，从"X线检查"到"微创介入手术"，再到如今的聚焦超声消融手术（focused ultrasound ablation surgery，FUAS）。医学史上的外科技术发展历程，便如一条奇迹之河，历经种种颠覆与突破之后汇入大海。医学长河的"大海"，就是对病人的终极人文关怀。纵观医学发展日新月异，从原来的开腹手术，逐渐发展到创伤较小的腹腔镜技术、宫腔镜技术、介入疗法等微创技术。但这些治疗方式，都是有创的，会对患者造成一定的身体伤害。人类的最终梦想必将是无创的治疗方法。希望总在转角处，有时候坚持会有意想不到的收获。聚焦超声消融手术的出现，正在无限地贴近这个梦想。不用一根针，不用一把刀，通常不需麻醉，治疗中患者仅在镇静镇痛下，放松地仰卧、俯卧、侧卧 1~3 小时就可完成手术治疗。它不流血，无瘢痕，保留患者器官，只需短时间恢复，就可以正常生活与工作。

　　子宫良性疾病尤其是子宫肌瘤和子宫腺肌病（瘤）是育龄期女性最常见的生殖系统疾病，目前的治疗方法仍以手术切除为主，但其治疗创伤较大、术后并发症较多、住院时间长，子宫切除后可引起一系列症状，直接影响了女性的正常生活和社会活动。医学之父希波克拉底提倡"首先，不要损伤！（Primum non nocere）"。人类始终追寻着这一理念，聚焦超声消融手术作为一种非侵入性的治疗方法，已经在临床治疗子宫肌瘤、子宫腺肌病（瘤）等，被美国《时代》周刊评为 50 项最佳发明之一。

　　作为自 2008 年在国内率先开展磁共振导航高强度聚焦超声治疗子宫肌瘤的医院之一，我们坚持"治疗——让病人受伤害更小"的微无创理念，从对患者的人文关怀、提升患者的依从性、增加治疗的适应证、提高聚焦超声消融手术治疗的肿瘤消融率、减少并发症等方面做了较多的创新性工作。目前已形成超声消融无创治疗子宫肌瘤、子宫腺肌病（瘤）等良恶性实体肿瘤的科室特色，病人来自美国、德国、法国、加拿大、日本、澳大利亚、新西兰等世界各地。经过十多年子宫肌瘤和子宫腺肌病（瘤）的聚焦超声消融手术治疗的临床研究，对每个病例在治疗前及治疗后 24 小时内均采用磁共振影像学评估，并进行 3~6 个月及 1 年甚至数年或更长时间的影像学随访复查，对疾病疗效的预测及预后恢复具有一定的认识高度，尤其是对聚焦超声消融手术治疗的可行性、安全性的评估积累了丰富的临床治疗经验和子宫良性疾病治疗及随访医学影像资料。

聚焦超声消融手术是一种新的治疗技术，有待研究、探索的问题甚多，诸如适应证选择、操作技巧的改进、联合治疗的应用、并发症的预防和处理等等，均需要在实践中不断总结经验加以提高，也需要在相关学科间开展协作研究。为总结聚焦超声消融手术治疗子宫良性疾病临床经验，我们联合国内有关专家，编著了《聚焦超声消融手术治疗子宫良性疾病》一书。本书由妇产科领域资深专家石一复教授主审，主要通过大量的诊治随访图片展示其独特的经验和创新，以期使这一新技术得以不断提升。本书的面世将有利于聚焦超声消融手术的推广应用，相信本书的出版将推进国内医院开展子宫良性疾病的临床微无创治疗工作，造福于人民健康。尽管我们尽了最大的努力，但不足之处在所难免，祈望专家和同道不吝批评指正。

杨利霞

2020 年 11 月

目　录

第一章
聚焦超声消融治疗的原理和方法

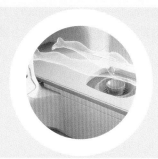

　　肿瘤消融术就是通过物理或化学的方法使肿瘤内部发生凝固性坏死，根据 1997 年北美放射学会（Radiological Society of North America，RSNA）确定的消融方式，包括化学消融、热消融和冷冻消融。聚焦超声消融治疗属于热消融的范畴，采用这种治疗方式，无器械侵入人体组织。聚焦超声波穿透进入机体并通过其生物物理效应作用于需要治疗的靶焦域，实现焦域处的组织瞬间凝固性坏死，而治疗区以外超声波"通过路径"上的组织器官均不受损伤或损伤很小，达到肿瘤"热切除"。这种局部治疗肿瘤的新技术，完美地诠释了"治疗，让病人受伤害最小"这一理念。但这种消融方式的成功与否取决于靶区的精准定位和实时疗效的监测反馈及判断。为了保证聚焦超声消融安全、有效地应用于临床，对治疗的影像引导和监控技术至关重要。目前，临床普遍应用的引导方式包括超声引导和磁共振引导。

第一节
超声引导聚焦超声治疗

一、治疗原理

高强度聚焦超声（high intensity focused ultrasound，HIFU）治疗方式是利用从换能器发出 1 w/cm^2 的超声波声能聚焦到体内，从而形成一个能量为 5 000~10 000 w/cm^2 的高度集中的靶区（焦域）。这种声能功率在焦域可以产生瞬间的高温（60~100 ℃），并通过超声聚焦能量在组织体内的热效应和空化效应，使焦域内的病变组织产生不可逆的凝固性坏死（图 1-1-1 A）[1-3]。HIFU "切除" 肿瘤的基本方式是采用了小的生物学焦域（biological focal region，BFR）的移动增加热切除的体积，并利用点－线－面－体组合的方式，最终实现三维 "适形切除" 的目的（图 1-1-1 B）[4]。

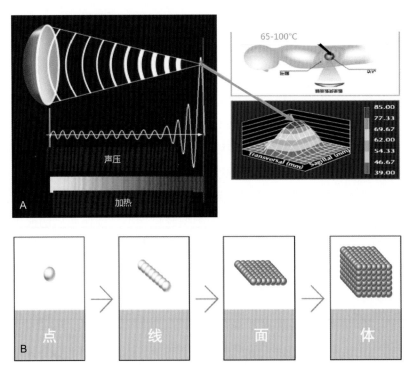

图 1-1-1　高强度聚焦超声治疗原理

A. 从换能器发出 1 w/cm^2 的超声波声能聚焦至焦域可以达到 5 000~10 000 w/cm^2；B. 运用 BFR "切除" 肿瘤的方式

二、治疗方法

（一）治疗设备

聚焦超声肿瘤治疗设备由六个系统组成：声发生系统、治疗床系统、运动系统、控制系统、水处理系统及供电系统。

JC 200 型聚焦超声肿瘤治疗系统，是继 JC 型聚焦超声肿瘤治疗系统之后的聚焦超声肿瘤综合治疗系统（图 1-1-2 A）。该系统与 JC 型系统相比机型更丰富，可满足不同专科的治疗需求。

目前 JC 200 系列共有五种机型，分别为 JC 200A（用于肝脏肿瘤和软组织肿瘤的治疗），JC 200B（用于乳腺癌、乳腺纤维腺瘤及软组织肿瘤的治疗）、JC 200C（用于骨肿瘤和软组织肿瘤的治疗），以及 JC 200D 和 JC 200D1（用于子宫肌瘤和软组织肿瘤的治疗）。

JC300 型聚焦超声肿瘤治疗系统，是集聚 TPS 治疗计划智能生成、三维影像处理软件、远程医疗诊疗方案共享和指导等的综合系统（图 1-1-2 B），具有一站式高端精准全数字模式。其特点是焦点小、声强高和旁瓣小，适用于肝脏肿瘤、骨肿瘤、乳腺肿瘤、子宫肌瘤和软组织肿瘤等实体肿瘤。

（二）治疗过程

目前临床上超声消融肿瘤或病变的超声引导技术包括三种：超声声像图、彩色多普勒超声成像和超声造影。①超声声像图虽然能显示组织及其周围的断层结构，但超声图像噪点较多，画面质量容易受到诸多因素影响。三维虚拟导航系统将肌瘤治疗前计划定位的监控超声声像图和 MRI T2WI 抑制像或 T1WI 增强的 DICOM 图像进行配准融合，实现对肿瘤或病变治疗过程辅助虚拟定位导航（图 1-1-3），将超声声像图的实时成像和 MRI 图像的高分辨成像完美融合在一起。超声声像图虽然本身分辨率较低，但对于 HIFU 消融后凝固性坏死的组织显示较佳，表现为回声增强区域（图 1-1-4）。②彩色多普勒超声可较好显示肿瘤或病变内部及周边的血流情况（图 1-1-5）。③对比增强超声造影（contrast enhanced of ultrasound，CEUS）又称超声造影（ultrasound contrast），通过超声造影观察肿瘤或病变治疗前、后瘤体血流灌注变化，评估超声消融的治疗效果（图 1-1-6）。

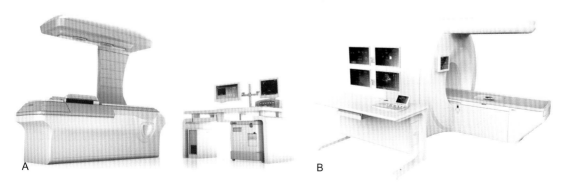

图 1-1-2　聚焦超声肿瘤治疗系统
A. JC 200 型；B. JC 300 型

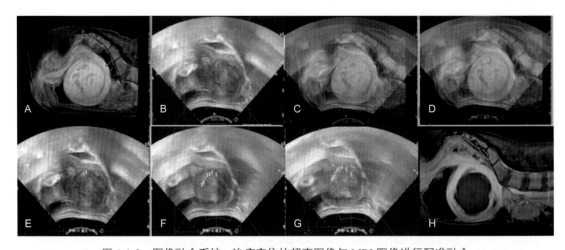

图 1-1-3　图像融合系统：治疗定位的超声图像与 MRI 图像进行配准融合

A. 治疗前增强 MRI：子宫肌瘤矢状位最大层面；B. 肌瘤超声定位矢状位最大层面；C~G. MRI 和超声融合图像；D~G. 沿肌瘤深面厚层进行焦域布点，间隔 5 mm，然后从中间偏足侧开始逐点治疗，治疗后的肌瘤内部超声回声增强并最后覆盖整个肌瘤；H. 经治疗后 MRI 增强扫描显示肌瘤完全消融

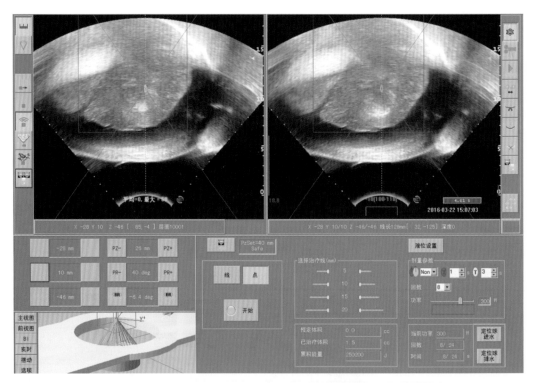

图 1-1-4　HIFU 治疗中实时超声图像

治疗中肌瘤出现灰阶变化，低回声变为高回声

第一章

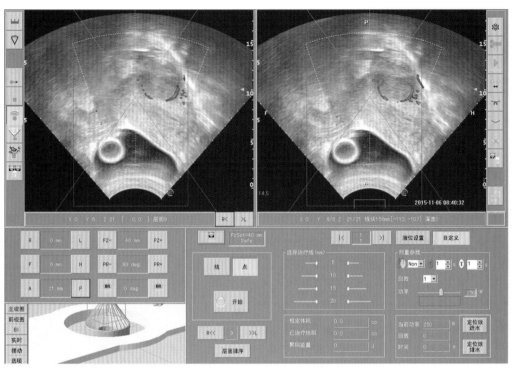

图 1-1-5 HIFU 治疗中彩色多普勒超声图像

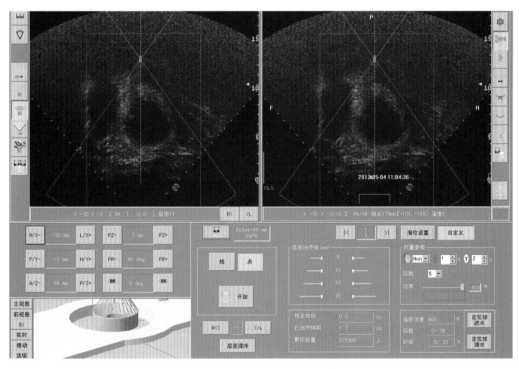

图 1-1-6 HIFU 超声造影图像

治疗后消融坏死的肌瘤呈无灌注表现

(许永华 王 伊)

第二节
磁共振引导聚焦超声治疗

一、治疗原理

55 ℃以下瞬间温度仅引起肿瘤细胞的变性而非坏死，只有当治疗区域瞬时温度达 60 ℃及以上时，才能实现肿瘤细胞坏死的肯定效果（图 1-2-1）。MRI 的测温技术（magnetic resonance thermometry，MRT）通过量化与温度相关的参数，得到温度的空间分布图[5]。通过 MRI 特殊序列的温度成像即温度图，能够为 HIFU 治疗提供实时的温度监控，这样既有利于保证靶区组织产生凝固性坏死，同时又防止过度加热对正常周边组织的损害，尤其是空化效应造成的不可预测性损害[5, 6]。

研究中，磁共振引导高强度聚焦超声（MRg HIFU）治疗时一般采用 200~400 W 的超声释放功率（图 1-2-2），依照需要治疗肌瘤的辐照区域大小，兼顾患者的耐受程度而选择功率的大小，一旦达到 60 ℃阈值温度及以上即表示取得确切的热消融效果。同时根据检测到的温度（一般误差在 ±2 ℃内[7]），随时调整释放的超声功率和治疗剂量，使治疗安全性得到保障。

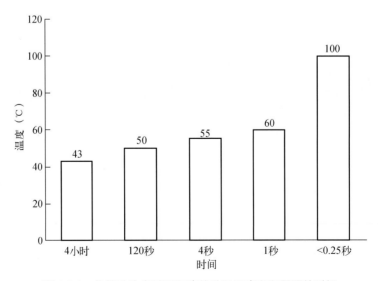

图 1-2-1　热消融治疗杀死细胞的升温温度和所需要的时间

第
一
章

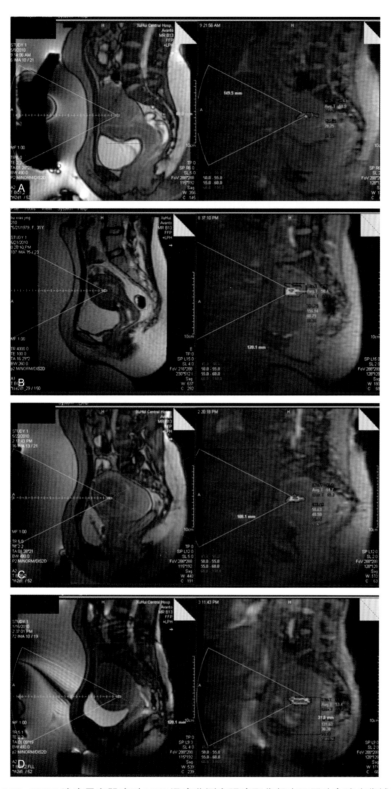

图 1-2-2　MRg HIFU 治疗子宫肌瘤时 MRI 温度监测高强度聚焦超声不同功率治疗焦域温度变化
A. 200 W；B. 250 W；C. 300 W；D. 400 W

二、治疗方法

（一）治疗设备

磁共振引导高强度聚焦超声肿瘤治疗系统由 1.5 T 超导高场强全身 MRI 与 JM 2.5 C 高强度聚焦超声肿瘤治疗系统结合而成，其中 MRI 引导 HIFU 治疗并提供实时温度监测功能（图 1-2-3）。

（二）治疗过程

患者俯卧于 HIFU 治疗床上，下腹部腹壁置于脱气水中，脱气水囊置于腹壁与治疗头间（图 1-2-4）。HIFU 治疗前先通过 MRI 扫描采集冠状面、矢状面和横断位解剖结构图像制订治疗计划。通过 MRI 质子共振频率位移温度图成像监测，调整机器的声焦域与生物学焦点匹配。焦域校准完成后，按照制订的治疗计划开始进行 HIFU 消融子宫肌瘤治疗，同时 MRI 测温序列温度图成像显示焦域及周围温度变化和区域范围（图 1-2-5）。在进行磁共振引导高强度聚焦超声治疗时，患者手中握有急停按钮，一旦出现不适或疼痛无法忍受、腹壁皮肤热烫或下肢麻木感等，可按急停按钮，中止治疗（图 1-2-6）[8, 9]。

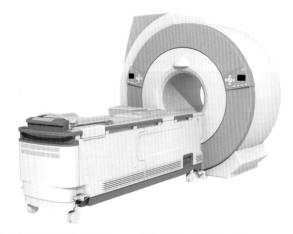

图 1-2-3　磁共振引导聚焦超声肿瘤治疗系统［国食药械（准）字 2013 第 3231556 号］

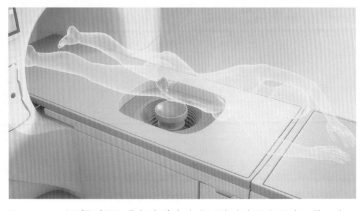

图 1-2-4　磁共振引导聚焦超声肿瘤治疗系统治疗子宫肌瘤工作示意图

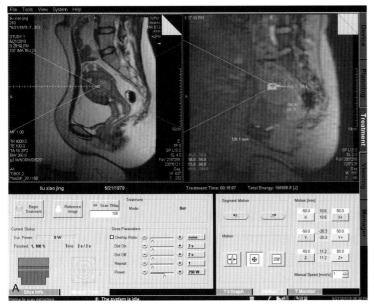
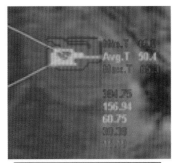
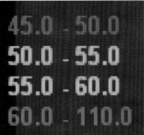

图 1-2-5 磁共振引导聚焦超声肿瘤治疗系统温度控制

A. 磁共振矢状位 T2WI，显示根据治疗计划的肌瘤靶焦域位置；B. 实时质子共振频率位移（PRF shifted）温度图，显示与 A 图相同层面靶焦域及周围温度升高，焦域最高温度升高至 65.3 ℃ [注：温度图的红色和黄色分别代表≥ 60 ℃和 55~60 ℃，采用 300 W 的声功率辐照后焦域红色区域面积是 35.44 mm^2（焦域横轴 4 mm，长轴 11~12 mm）]

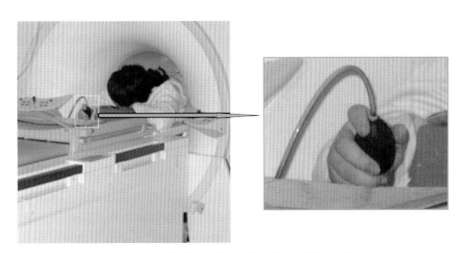

图 1-2-6 磁共振引导聚焦超声肿瘤治疗系统的安全控制

（许永华 王 伊）

第三节
聚焦超声治疗两种引导方式的比较

2001 年中国首次报道了超声引导高强度聚焦超声消融治疗子宫肌瘤临床研究[10]。2004 年美国 FDA 批准 MRI 引导聚焦超声治疗子宫肌瘤的临床应用。目前临床主要是通过超声和 MRI 这两种影像方式引导进行聚焦超声消融治疗。超声引导治疗时主要是通过实时超声监控治疗区域的回声变化，反馈调节超声能量的辐照，达到安全有效的靶组织热消融[11, 12]。MRI 引导治疗时主要通过其测温序列进行实时监测治疗区域温度变化，然后调整超声功率和能量辐照，在焦域温度达到 60 ℃ 及以上可以确定热消融组织凝固性坏死，即刻停止辐照，这样使治疗超声能量有效而不致过度，从而保证了治疗的安全性和有效性[13]。聚焦超声治疗两种引导方式有何优缺点，在临床应用中如何选择阐述如下。

一、超声引导聚焦超声消融治疗的优缺点

超声引导聚焦超声治疗采用的辐照声功率可以较高，往往冠以高强度聚焦超声（high intensity focused ultrasound，HIFU）的名称，"HIFU"中文读音即为"海扶"。由于其采用实时超声引导，同时可与治疗前磁共振图像对靶肌瘤进行超声 - 磁共振图像融合配准，在治疗中似有"手术刀"一样进行精准的定位和治疗，因此临床上又称"海扶刀"。这有别于其他已上市投放使用的聚焦超声热疗机，其仅可作为一种辅助治疗手段。因为它们的治疗温度相对较低，仅仅是增加了细胞对其他损伤因子的敏感性，却无法实现超声消融治疗中所产生的靶组织凝固性坏死的效果。因此，本书所介绍的聚焦超声治疗为超声引导的高强度聚焦超声消融治疗，其有以下优势：①无电离辐射，治疗时实时成像、实时引导、实时反馈，治疗时间较短；②治疗中通过超声造影可直接观察治疗效果；③治疗适应证较宽泛。但也存在以下缺点：①超声图像分辨率较低，当然可通过超声磁共振图像融合解决，但非专业或未经专业培训的医生图像识别仍存在困难；②超声监控临床治疗尚未实现测温成像技术。

二、磁共振引导聚焦超声治疗的优缺点

磁共振引导聚焦超声治疗系统，又被国内称为"磁波刀"，实际上取自磁共振的"磁"和超声波的"波"。目前被国家 FDA 批准上市的主要有三个治疗系统：美国通用电气与以

色列 INSIGHTEC 公司的 ExAblate 2000 MRgFUS、德国西门子与重庆海扶公司的 JM15100 MRgHIFU 和荷兰飞利浦的 Sonalleve MR-HIFU，它们均已经应用于临床治疗子宫肌瘤。

磁共振引导聚焦超声治疗的优势在于：①通过 MRI 专门设定的温度序列成像实时监测焦域靶区域温度变化，预测热消融治疗效果，同时观察焦域的周围，尤其是其近声场温度的升高可能造成非靶组织器官的损伤，从而保证治疗的安全性；②同时，磁共振引导下软组织图像的分辨率优于超声，而且获得的图像断层面易于标准化。但是该引导方式的以下缺点限制了其在临床的广泛应用：①磁共振成像系统及其聚焦超声治疗系统成本昂贵，磁共振成像速度慢、操作步骤烦琐使治疗耗时长，总体性价比不高。②受辐照声功率的限制和避免因长时间体位制动有可能引起患者下肢静脉血栓，其治疗的总体消融率相对较低。③患者与治疗医生分别在治疗室和控制室，无法对治疗中患者反馈及时调整优化治疗参数。④磁共振机房环境要求较高，体内金属内植物是严格禁忌，常规术中监测设备和抢救设备较难展开，需顾虑保障患者安全性问题。

综上所述，超声和磁共振两种引导方式都提供了新的无创治疗的新模式，具有各自的优劣势，其治疗安全性、可靠性和有效性都得到了临床越来越广泛的认可。相对而言，超声引导聚焦超声治疗系统具有更高的性价比，治疗中医护人员与患者具有更好的互动，从而可消除患者的紧张和恐惧，使其依从性大为提升。迄今全世界各医疗机构采用超声引导聚焦超声消融治疗子宫肌瘤病例约 12 万人次，磁共振引导聚焦超声治疗子宫肌瘤约 2 万余例。这也许是超声引导聚焦超声治疗的子宫肌瘤患者例数远远超过磁共振引导聚焦超声治疗例数的原因。我们的比较研究结果显示，超声引导消融治疗子宫肌瘤在治疗速度和治疗时间效率方面优于磁共振引导，两者在治疗能量效率方面相同[11]。

（许永华　杨利霞）

第四节
5G 远程聚焦超声治疗和未来"数字化医疗"

兴起于 21 世纪的互联网远程诊疗极大地颠覆了以往的就医模式和诊疗流程。就绝大多数患者而言，他们尚未完全适应新的就诊方式，而且互联网医疗的发展和应用对于当前医生固化性诊疗模式和实际应用场景也是挑战。我国传统的实地就医环境和患者的就医习惯一定程度上也滞缓了互联网医疗的发展。2020 年突如其来的新型冠状病毒大流行使医学领域发生了巨大的变革，新冠病毒不仅感染了数千万人，同时还影响着世界医务工作者和患者的生活方式。新冠肺炎疫情流行促使医患都认识到远程医疗的重要性，各级医疗机构也顺势加大远程医疗的部署和投入。远程医疗可以被定义为通过使用信息和通信技术，如视频会议、电子通信、电话等提供包括疾病的预防、诊断和治疗等卫生保健服务。新通信技术的快速发展使得网络传输速度更快，双向通信基本无时延，为医生更好地向患者提供安全、有效和满意的医疗服务提供了基础保障。同时，不同于传统"驻地式"医疗做法，利用远程医疗和远程手术方法，能够使医生在医院以外的诊所或场所为患者提供服务。

高强度聚焦超声（HIFU）消融治疗现已越来越多地应用于临床治疗子宫肌瘤、子宫腺肌病和其他实体肿瘤，这是一种局部热消融技术，治疗时仅需镇静镇痛和意识清醒下，几乎所有患者均能忍受治疗全过程，整个治疗过程通常仅需要 1~3 小时，而且消融治疗后一般患者短暂休息几小时或 1~2 天内即可重返工作岗位。HIFU 颠覆了传统的手术刀和穿刺消融针的概念，是一种不开刀、不流血、无瘢痕的靶向热消融治疗技术，被誉为"绿色疗法"。《时代周刊》杂志将其评为 21 世纪 50 项最佳发明之一，迄今已应用于肝癌、胰腺癌、肾癌、乳腺癌、前列腺癌等恶性肿瘤和子宫肌瘤等良性肿瘤的治疗 22 万例。然而，与其他学科技术相比，临床经验丰富再加上熟练影像技能的聚焦超声治疗专家相当缺乏，一定程度上限制了超声消融技术的学科发展和临床应用。2020 年新型冠状病毒大暴发，严格的居家隔离和防疫防控要求，使众多患者难以离开本地去寻求异地专家或医院就诊治疗。

互联网医疗的不断拓展，无线通信从以话音为主的 2G 时代，发展到以数据为主的 3G 和 4G 时代，目前已迈入万物互联的 5G 时代。5G 通信演进能力弥补了 4G 以下网络的低时延和大带宽能力不足的缺陷，最重要的是移动性能力满足了移动医疗和远程医疗的核心要求，获取和提供医疗服务不再受时空的限制。聚焦超声肿瘤治疗系统是一种高度数字化的医疗设备，与 5G 结合具有"先天优势"，可以实现基于视频与力反馈的远程操控的无线远程医疗应用。聚焦超声治疗设备采用 5G 远程超声影像实时引导，医生通过计算机控制治疗探头对患者实施治疗，整个过程中治疗医生与患者可以无需见面，控制台与治疗床之间用高速线缆进行通信控制，具备天然且优于传统手术机器人、微创手术机器人实施远程操作的多方面条件，超声消融医生可以通过大宽带低时延（≤ 20 ms）的高速 5G 网络进行聚焦超声远程手术。2019 年 10 月 14 日下午 14：00，来自复旦大学附属中山医院徐汇医院影像介入科许永华主任和杨利霞主任就在上海成功完成了世界首例 5G 聚焦超声远程手术。其实际手术操作位置是在黄浦江东部的上海国际医学中心（图 1-4-1 A），通过 5G 技术实时传输操作信号，为 30 千米外黄浦江西部的复旦大学附属中山医院徐汇医院聚焦超声治疗中心（图 1-4-1 B），一位 39 岁多发性子宫肌瘤患者进行远程精准消融治疗（图 1-4-2）。在众多新闻媒体的见证下，整个手术持续 52 分钟，其间无任何卡顿和延迟。不仅使得患者子宫肌壁间肌瘤得以成功消融，而且浆膜下肌瘤也成功消融，同时保留完好的消融肿瘤安全包膜（图 1-4-3）。

　　5G 远程手术的实施和推广，无异将加速推进互联网医疗的发展。未来数字化医疗的实景应用，可以让专家无须奔赴异地，在自己医院办公室即可完成诊疗，极大减少了医生来回路途奔波，提高了医疗工作的效率；同时不断提升当地医院医务人员先进的医疗业务水平。对患者而言，也可以不离开当地的医院，就可以便捷地享受到顶级专家的治疗，这无疑在医生和患者之间构建了一座无形的桥梁，打破了医生和患者的空间限制，同时也可以使偏远地区的患者同样获得优质医疗资源，尤其是帮助患者提高健康医疗水平，大大节省患者的就医成本（包括路途往返、住宿费用支出等），从而从另一角度实现医疗扶贫。

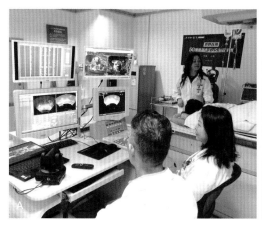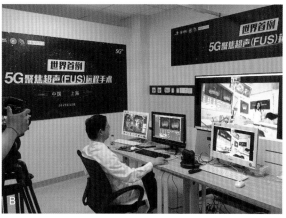

图 1-4-1　世界首例 5G 聚焦超声（FUS）远程手术

A. 复旦大学附属中山医院徐汇医院（上海市徐汇区淮海中路 966 号），聚焦超声远程手术实施现场；B. 上海国际医学中心（上海市浦东新区康新公路 4358 号），聚焦超声远程手术 5G 远程操作现场

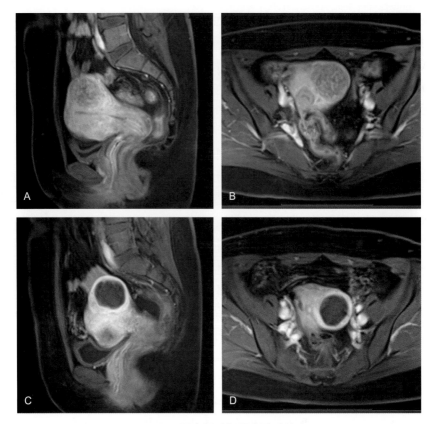

图 1-4-2 子宫肌壁间肌瘤消融治疗

A、B. T1WI+C，治疗前子宫肌壁间肌瘤；C、D. T1WI+C，治疗后子宫肌壁间肌瘤

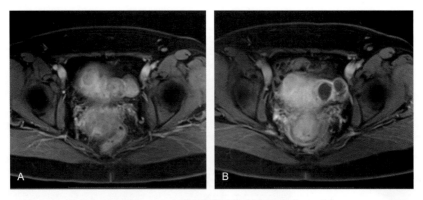

图 1-4-3 子宫浆膜下肌瘤消融治疗

A. T1WI+C，治疗前子宫浆膜下肌瘤；B. T1WI+C，治疗后子宫浆膜下肌瘤

（许永华　杨利霞）

参考文献

[1] 李绍军, 徐静, 廉小伟, 等. 高强度聚焦超声的原理及其在肿瘤治疗领域的应用 [J]. 实用心脑肺血管杂志, 2009, 17(6):532-533.

[2] Haar G T, Coussios C. High intensity focused ultrasound: past, present and future[J]. Int J Hyperthermia, 2007, 23(2): 85-87.

[3] Miller D L, Smith N B, Bailey M R, et al. Overview of therapeutic ultrasound applications and safety considerations[J]. J Ultrasound Med, 2012, 31(4):623-634.

[4] 李发琪, 王智彪, 杜永洪, 等. 高强度聚焦超声"切除"组织的剂量学研究 [J]. 生物医学工程学杂志, 2006, 23(4):839-843.

[5] McDannold N J, King R L, Jolesz F A, et al.Usefulness of MR imaging-derived thermometry and dosimetry in determining the threshold for tissue damage induced by thermal surgery in rabbits[J]. Radiology, 2000, 216(2):517-523.

[6] Jolesz F A, Hynynen K, McDannold N, et al.MR imaging–controlled focused ultrasound ablation:a noninvasive image-guided surgery[J]. Magnetic Resonance Imaging Clinics of North America, 2005, 13(3):545-560.

[7] Rabinovici J, David M, Fukunishi H, et al.Pregnancy outcome after magnetic resonance-guided focused ultrasound surgery (MRgFUS) for conservative treatment of uterine fibroids[J]. Fertility and Sterility, 2010, 93(1):199-209.

[8] Xu Y H, Fu Z X, Yang L X, et al.Feasibility, safety, and efficacy of accurate uterine fibroid ablation using magnetic resonance imaging-guided high-intensity focused ultrasound with shot sonication[J]. Ultrasound in Medicine, 2015, 34:2293-2303.

[9] Wang Y, WANG Z B, Xu Y H. Efficacy, efficiency, and safety of magnetic resonance- guided high-intensity focused ultrasound for ablation of uterine fibroids: comparison with ultrasound-guided method[J]. Korean J Radiol, 2018, 19(4):724-732.

[10] 汪伟, 刘文英, 周洁敏, 等. 高强度聚焦超声治疗症状性子宫肌瘤的初步临床研究[J]. 中华超声影像学杂志, 2002, 11(3):161-163.

[11] 符忠祥, 王伊, 许永华. MRI 引导和超声引导高强度聚焦超声完全消融子宫肌瘤比较研究 [J]. 中国医学计算机成像杂志, 2016, 22:468-472.

[12] Zhang L, Chen W Z, Liu Y J, et al. Feasibility of magnetic resonance imaging-guided high intensity focused ultrasound therapy for ablating uterine fibroids in patients with bowel lies anterior to uterus[J]. European Journal of Radiology, 2010, 73(2):396-403.

[13] Froeling V, Meckelburg K, Schreiter N F, et al. Outcome of uterine artery embolization versus MR-guided high-intensity focused ultrasound treatment for uterine fibroids: long-term results[J]. European Journal of Radiology, 2013, 82(12): 2265-2269.

第二章
子宫肌瘤的影像学诊断

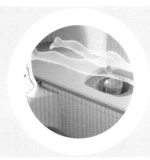

  子宫肌瘤的治疗选择、疗效评估和鉴别诊断均需借助影像学检查手段，提供相关信息资料。目前临床上应用较多的影像学检查方法包括磁共振成像（MRI）、计算机断层扫描（CT）及超声，常规检查首选超声检查。对于存在 MRI 禁忌证者或部分子宫肌瘤变性钙化者，可采用 CT 检查。MRI 因其具有更高的软组织分辨率和组织对比度而备受临床青睐，尤其在子宫肌瘤治疗方案的选择、治疗前后的评估及随访等方面具有明显的优势。本章主要介绍 MRI、CT 及超声在子宫肌瘤诊断中的应用，重点介绍磁共振的诊断价值。

第一节
子宫肌瘤的 MRI 诊断

子宫是女性的生殖器官，正常成人子宫 MRI 平扫矢状位可清晰显示子宫大体形态和解剖特征。子宫可分为子宫体和子宫颈两部分，形态大体呈倒置的梭形，上宽下窄，子宫位于骨盆腔的中央，其前下方与膀胱相邻，后方有直肠，前上方常见小肠，下方可见耻骨联合。

一、正常子宫 MRI 表现

（一）子宫体

子宫体主要由 3 层组织构成，由内向外依次为内膜（黏膜）、肌层和外膜（浆膜）。MRI 上子宫宫腔内因含有一定量的黏稠性液体，在 T1WI 可呈现稍高信号（图 2-1-1 A），T2WI 上呈现明显高信号（图 2-1-1 B、C）。子宫体部在 T1WI 上通常显示均一的低信号（图 2-1-1 D），在 T2WI 上可呈现不同的信号分层，最内层为稍高信号的内膜层，紧邻内膜基底部低信号的结合带（junctional zone，JZ），靠外侧的中高信号的为子宫肌层（图 2-1-1 E、F，箭头显示低信号的结合带）。

（二）子宫峡部

子宫峡部位于子宫体末端与子宫颈部交界的狭窄部，是女性剖宫产切口最常见部位（图 2-1-2 A，箭头显示峡部切口）。T1WI 上子宫峡部显示不明显（图 2-1-2 B），T2WI 矢状位可清晰显示子宫峡部呈低信号（图 2-1-2 C）。

（三）子宫颈部

子宫颈部位于子宫体的入口处，在子宫颈管内黏液的衬托下，T2WI 可清晰地显示子宫颈部的结构和分层，最内层为稍高信号的黏膜层；中间为相对低信号的宫颈纤维基质层，与子宫体峡部相连续；最外层为等高信号的肌层，与子宫体肌层相连续（图 2-1-3 A、B，箭头显示稍高信号的黏膜层）。其中子宫颈部好发的囊肿（如纳氏囊肿）在 T2WI 上呈高信号（图 2-1-3 C）。

（四）子宫韧带

子宫韧带是子宫附件的重要组成部分，以维持子宫的正常位置和形态，主要包括 4 对

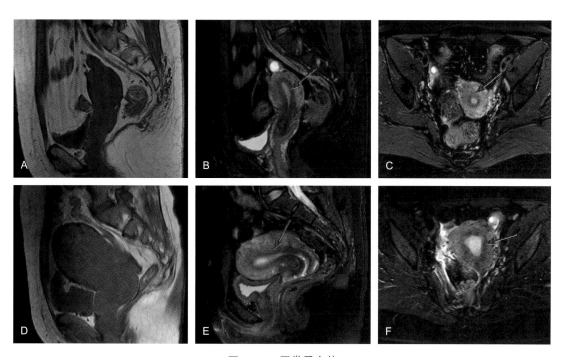

图 2-1-1　正常子宫体

A. T1WI 矢状位；B. T2WI_FS 矢状位；C. T2WI_FS 横断位；D. T1WI 矢状位；E. T2WI_FS 矢状位；F. T2WI_FS 横断位

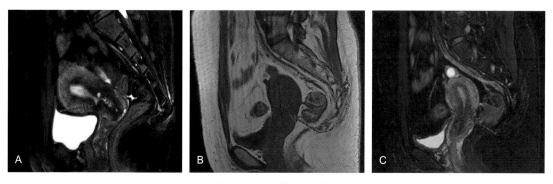

图 2-1-2　正常子宫峡部

A. T2WI_FS 矢状位；B. T1WI 矢状位；C. T2WI_FS 矢状位

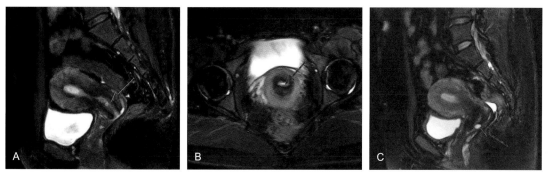

图 2-1-3　正常子宫颈部

A. T2WI_FS 矢状位；B. T2WI_FS 横断位；C. T2WI_FS 矢状位

第二章

韧带，分别为子宫主韧带、子宫阔韧带、子宫圆韧带和子宫骶骨韧带。T1WI 上子宫韧带呈等低信号（图 2-1-4 A、E），T2WI 横断位和冠状位上可显示子宫韧带呈中高信号（图 2-1-4 B~D、F）。各韧带间分界显示不清。

（五）子宫卵巢

子宫两侧的卵巢在 T2WI 上通常呈中高信号，卵巢内卵泡呈更高信号（图 2-1-5 A、B）。其内常见的卵巢囊肿在 T2WI 上呈明显高信号（图 2-1-5 C），T1WI 上呈低信号（图 2-1-5 D），而巧克力囊肿在 T2WI 上可呈混杂信号（图 2-1-5 E），在 T1WI 上呈明显高信号（图 2-1-5 F）。

（六）子宫功能成像

扩散加权成像（diffusion weighted imaging，DWI）是目前子宫 MRI 功能成像中最常用序列之一，对子宫恶性肿瘤具有较高的敏感性，通常采用横断位成像。子宫 DWI 功能成像可选择单一 b 值或选择多 b 值，重建定量参数图谱表观扩散系数（apparent diffusion coefficient，ADC），以提高病变检出的敏感性，进一步对病灶进行定量分析。低 b 值范围为 0~100 s/mm^2（图 2-1-6 A），而高 b 值通常大于 500 s/mm^2（图 2-1-6 B），DWI 和 ADC 图均可粗略显示子宫体的三层结构（图 2-1-6 C）。

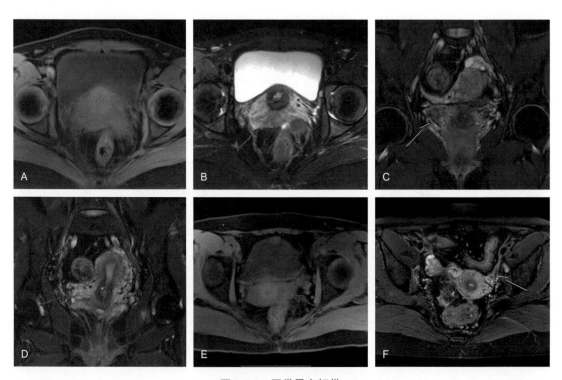

图 2-1-4　正常子宫韧带

A. T1WI_FS 横断位；B. T2WI_FS 横断位；C. T2WI_FS 冠状位；D. T2WI_FS 冠状位；E. T1WI_FS 横断位；F. T2WI_FS 横断位

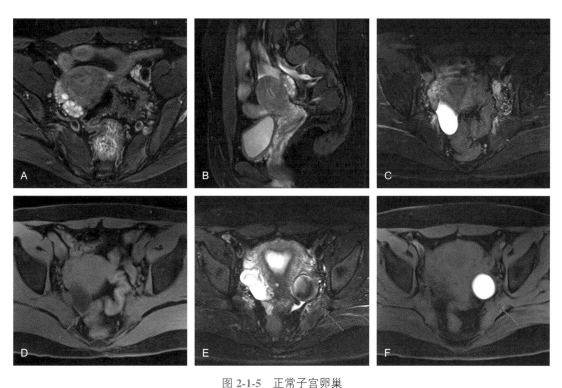

图 2-1-5　正常子宫卵巢

A. T2WI_FS 横断位；B. T2WI_FS 矢状位；C. T2WI_FS 横断位；D. T1WI_FS 横断位；E. T2WI_FS 横断位；
F. T1WI_FS 横断位

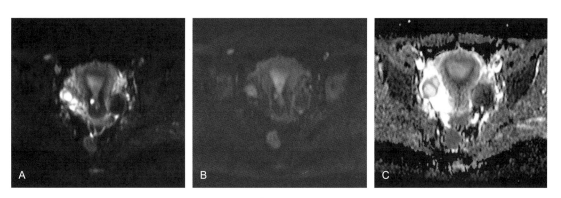

图 2-1-6　正常子宫 DWI 功能成像

A. DWI 横断位（b=50 s/mm^2）；B. DWI 横断位（b=800 s/mm^2）；C. ADC 横断位

（七）子宫 T1WI 动态增强成像

子宫动态增强 MRI 成像在静脉团注 Gd-DTPA 造影剂后，因子宫体不同部位的血供差异，T1WI 增强成像上富血供的子宫肌层先强化，强化表现随时间而异，早期强化往往从外层开始，也有从内层开始，随后整个肌层均匀强化（图 2-1-7）。

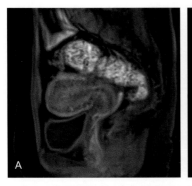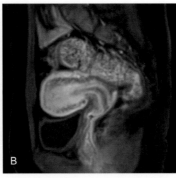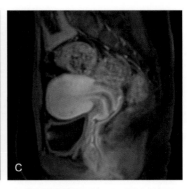

图 2-1-7　正常子宫 T1WI 动态增强

A. T1WI_FS+C 超早期矢状位；B. T1WI_FS+C 早期矢状位；C. T1WI_FS+C 晚期矢状位

二、子宫肌瘤分类和分型

子宫肌瘤又称子宫平滑肌瘤（uterine leiomyoma），是发生在子宫平滑肌及纤维结缔组织的良性肿瘤，也是最常见的妇科肿瘤。子宫肌瘤的分类和分型方法有很多，按生长部位可分为子宫体肌瘤和子宫颈肌瘤，前者约占 90%，后者约占 10%。按肌瘤与子宫壁的关系，可分为 4 种：肌壁间肌瘤、黏膜下肌瘤、浆膜下肌瘤及阔韧带肌瘤。而目前子宫肌瘤的分型广泛采用国际妇产科联盟（International Federation of Gynecology and Obstetrics，FIGO）分型标准[1]，将子宫肌瘤分 9 型，以阿拉伯数字 0~8 或希腊文 Ⅰ～Ⅷ表示（图 2-1-8）。0 型：带蒂的黏膜下肌瘤；Ⅰ型：无蒂黏膜下肌瘤，向肌层扩展≤50%；Ⅱ型：无蒂黏膜下肌瘤，向肌层扩展 >50%；Ⅲ型：肌壁间肌瘤，位置靠近宫腔，瘤体外缘距子宫浆膜层≥5 mm；Ⅳ型：肌壁间肌瘤，位置靠近子宫浆膜层，且肌瘤突出浆膜层部分 <50%；Ⅴ

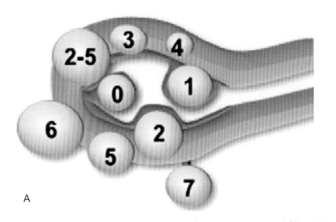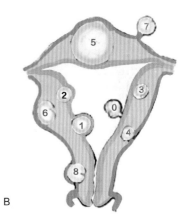

图 2-1-8　子宫肌瘤位置分型

A. 分型示意图[1]；B. 分型示意图[2]

型：肌壁间肌瘤（混合型），肌瘤贯穿全部子宫肌层；Ⅵ型：肌瘤突向浆膜；Ⅶ型：肌瘤完全位于浆膜下（有蒂）；Ⅷ型：其他特殊类型或部位的肌瘤（子宫颈、子宫角、子宫阔韧带肌瘤）。子宫肌瘤的FIGO分型侧重于表明肌瘤所发生的部位以及与子宫内膜的关系，数字越小，肌瘤就越靠近子宫内膜，数字越大，肌瘤越靠近子宫浆膜。

（一）黏膜下子宫肌瘤（0型～Ⅱ型）

黏膜下子宫肌瘤（submucous myoma）占肌瘤总数的10%左右，指突向子宫腔内生长的子宫肌瘤，肌瘤表面由子宫黏膜层所覆盖。根据FIGO分型标准，黏膜下子宫肌瘤分为以下3种类型。①0型：带蒂黏膜下肌瘤，肌瘤完全位于宫腔内，一侧通过蒂与内膜相连，肌瘤未向肌层扩展（图2-1-9）。②Ⅰ型：无蒂黏膜下肌瘤，肌瘤向肌层扩展≤50%，肌瘤和子宫肌壁所成的夹角为锐角（图2-1-10）。③Ⅱ型：无蒂黏膜下肌瘤，肌瘤向肌层扩展>50%，肌瘤和子宫肌壁所成的夹角为钝角（图2-1-11）。

【MRI表现】

常规T1WI平扫黏膜下肌瘤通常呈均匀等低信号，由于宫腔内积液信号差异可以提高对比度，可一定程度显示肌瘤的边界（图2-1-9 D，图2-1-10 A）。相比T1WI平扫，常规T2WI可显著观察到肌瘤形态和特征，黏膜下肌瘤多数单发，偶见多发（图2-1-10 B），通常呈类圆形，由于宫腔内积液提供的显著对比，可清晰显示肌瘤的边界和蒂（图2-1-9 K）。

肌瘤可以生长于子宫体的各个位置，如前壁（图2-1-10 D）、后壁（图2-1-11 H）、侧壁或底部（图2-1-10 J）。肌瘤大小不一，肌瘤较小时，基本不影响正常子宫形态（图2-1-9 A），肌瘤相对较大时，通常向子宫腔内生长，造成宫腔扩大（图2-1-10 D），由于重力作用，部分较大的肌瘤可逐渐向下突入宫颈内口附近，造成宫颈口狭窄或堵塞（图2-1-11 H）。黏膜下肌瘤增加了子宫内膜面积，且在宫腔内占位，影响经血排出，因此可引起子宫体异常收缩，发生痛经，并伴有月经量增多及周期紊乱。

T2WI上肌瘤通常呈相对均匀的等低信号（图2-1-9 J），少数呈现相对肌层的等信号（图2-1-10 D）、高信号（图2-1-11 A）或混杂信号（图2-1-10 K），肌瘤生长较大时可观察到一定程度的变性坏死，造成肌瘤内部信号不均匀。

DWI功能成像对肌瘤的诊断不敏感，肌瘤通常呈现相对均匀的等低信号（图2-1-9 L），少数呈等信号（图2-1-10 L），由于宫腔内积液呈稍高信号，因此可以一定程度上显示肌瘤的边界。

T1WI增强通常显示肌瘤呈相对均匀的等高信号，少数为不均匀信号（图2-1-11 C），边界不明显，由于肌瘤和肌层的血供存在一定差异，因此有时可观察到肌瘤整体信号呈现稍低（图2-1-11 I）或稍高于肌层，肌瘤内的变性坏死也显示为低信号的无灌注区（图2-1-10 N）。

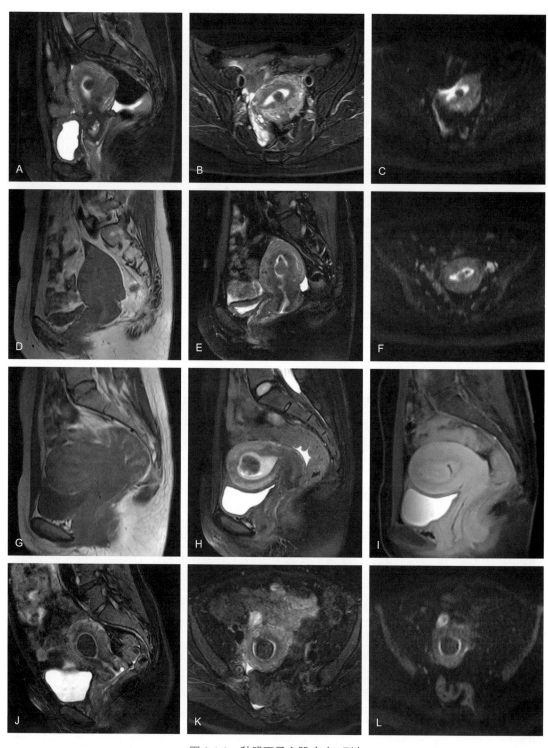

图 2-1-9　黏膜下子宫肌瘤（0 型）

A. T2WI_FS 矢状位；B. T2WI_FS 横断位；C. DWI 横断位（b=800 s/mm²）；D. T1WI 矢状位；E. T2WI_FS 矢状位；
F. DWI 横断位（b=800 s/mm²）；G. T1WI 矢状位；H. T2WI_FS 矢状位；I. T1WI_FS+C 矢状位；J. T2WI_FS
矢状位；K. T2WI_FS 横断位；L. DWI 横断位（b=800 s/mm²）

第
二
章

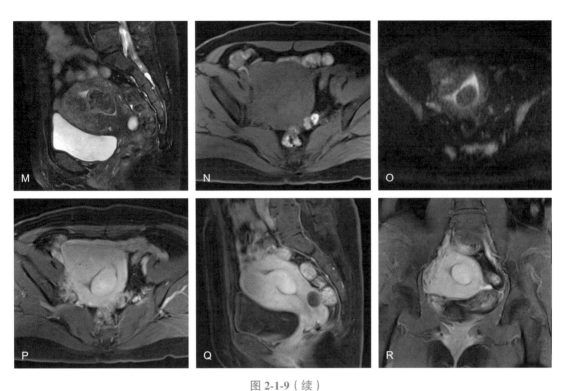

图 2-1-9（续）

M. T2WI_FS 矢状位；N. T1WI_FS 横断位；O. DWI 横断位（b=800 s/mm²）；P. T1WI_FS+C 横断位；Q. T1WI_FS+C 矢状位；R. T1WI_FS+C 冠状位

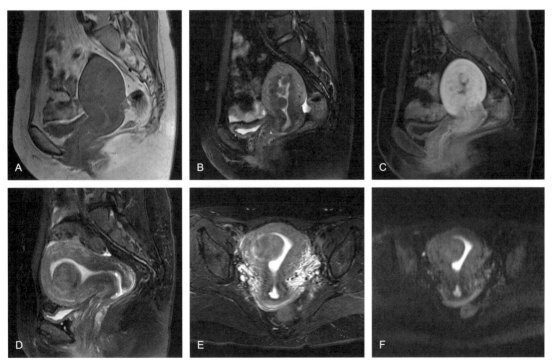

图 2-1-10　黏膜下子宫肌瘤（Ⅰ型）

A. T1WI 矢状位；B. T2WI_FS 矢状位；C. T1WI_FS+C 矢状位；D. T2WI_FS 矢状位；E. T2WI_FS 横断位；F. DWI 横断位（b=800 s/mm²）

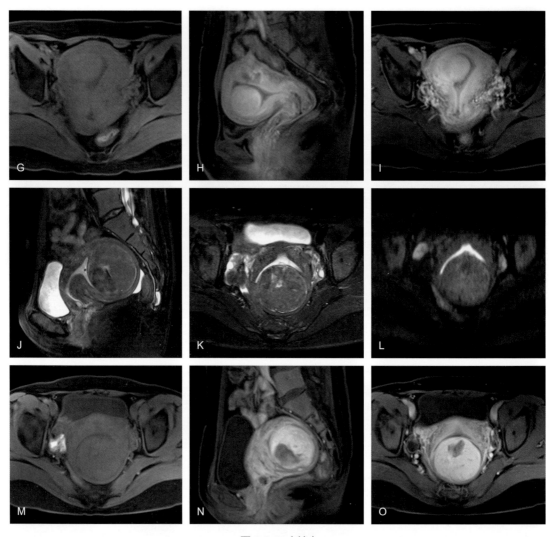

图 2-1-10（续）

G. T1WI_FS 横断位；H. T1WI_FS+C 矢状位；I. T1WI_FS+C 横断位；J. T2WI_FS 矢状位；K. T2WI_FS 横断位；L. DWI 横断位（b=800 s/mm^2）；M. T1WI_FS 横断位；N. T1WI_FS+C 矢状位；O. T1WI_FS+C 横断位

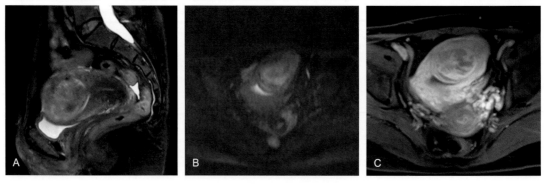

图 2-1-11　黏膜下子宫肌瘤（Ⅱ型）

A. T2WI_FS 矢状位；B. DWI 横断位（b=800 s/mm^2）；C. T1WI_FS+C 横断位

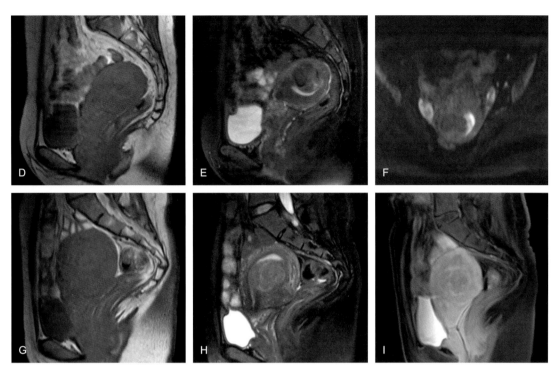

图 2-1-11（续）

D. T1WI 矢状位；E. T2WI_FS 矢状位；F. DWI 横断位（b=800 s/mm²）；G. T1WI 矢状位；H. T2WI_FS 矢状位；I. T1WI_FS+C 矢状位

【鉴别诊断】

·子宫内膜息肉· 子宫内膜息肉（endometrial polyp，EP）是由子宫内膜腺体和含厚壁血管的纤维化子宫内膜间质构成的突出于子宫内膜表面的良性结节。EP 在 MRI T2WI 图像上可表现为等高信号或稍低信号子宫内膜缺损或隆起（图 2-1-12 B），与 0 型黏膜下子宫肌瘤不易鉴别，尤其 0 型黏膜下子宫肌瘤易形成蒂，在宫腔内生长犹如异物，两者鉴别更困难，常需临床及病理证实。

·子宫内膜癌· 子宫内膜癌（endometrial carcinoma，EC）是女性生殖系统的最常见恶性肿瘤之一，通常好发于老年妇女，在 MRI T2WI 图像上通常表现为等信号或稍高信号，局部内膜或宫腔内区域不规则状病灶（图 2-1-13 A、B、G）。常规 MRI T1WI 难以准确鉴别（图 2-1-13 E），DWI 功能成像可显示子宫内膜癌在高 b 值下呈高信号（图 2-1-13 C），ADC 图上呈现稍低信号（图 2-1-13 D），动态增强早期可显示子宫内膜强化带表面不规整，存在一定程度的破坏（图 2-1-13 F、H、I）。

·子宫腺肌瘤· 子宫腺肌瘤是子宫腺肌病的一种表现，为异位的内膜及基质向肌层浸润生长被平滑肌包绕挤压所致，在局部肌层中生长形成肿块。但子宫腺肌瘤不同于肌瘤，无假包膜，与周围的肌层无明显分界，因而难以将其自肌层剔出。子宫腺肌瘤需要与 II 型黏膜下子宫肌瘤鉴别，可利用 MRI T2WI 成像做出诊断，正常子宫结合带不超过 6 mm，子宫腺肌

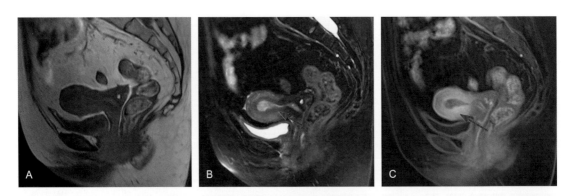

图 2-1-12 子宫内膜息肉
A. T1WI 矢状位；B. T2WI_FS 矢状位；C. T1WI_FS+C 矢状位

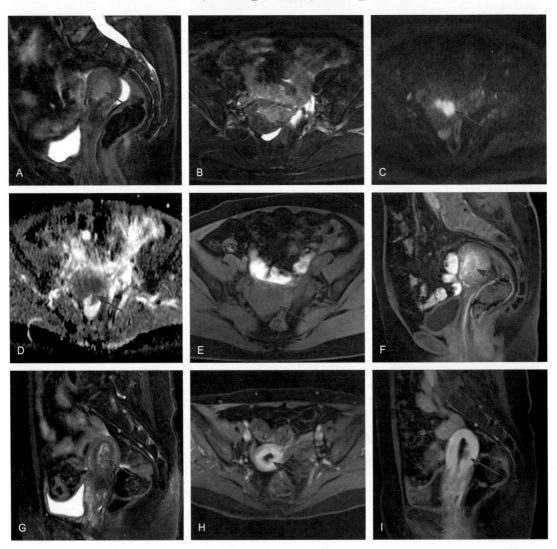

图 2-1-13 子宫内膜癌
A. T2WI_FS 矢状位；B. T2WI_FS 横断位；C. DWI 横断位（b=800 s/mm²）；D. ADC 横断位；E. T1WI_FS 矢状位；F. T1WI_FS+C 矢状位；G. T2WI_FS 矢状位；H. T1WI_FS+C 横断位；I. T1WI_FS+C 矢状位

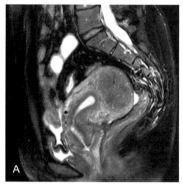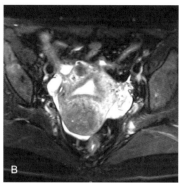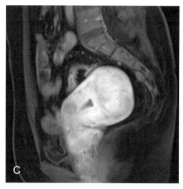

图 2-1-14　子宫腺肌瘤

A. T2WI_FS 矢状位；B. T2WI_FS 横断位；C. T1WI_FS+C 矢状位

瘤表现为结合带增厚，并有一个与结合带等信号的肿块，边界不清，子宫内膜边缘常呈锯齿状，肿块内有时可伴有点状高信号，增强后无明显强化，患者通常表现为痛经（图 2-1-14）。

（二）肌壁间子宫肌瘤（Ⅲ型、Ⅳ型）

肌壁间子宫肌瘤（intramural myoma）是子宫平滑肌瘤最常见的类型之一，肌瘤生长于子宫肌层内，周围由正常的子宫肌层组织所包绕。根据 FIGO 分型标准，肌壁间子宫肌瘤可分为两种主要类型。①一侧与内膜接触的肌壁间子宫肌瘤（Ⅲ型）：肌瘤生长于肌壁间，位置靠近宫腔，瘤体外缘距子宫浆膜层 ≥ 5 mm（图 2-1-15）。②一侧与浆膜接触的肌壁间子宫肌瘤（Ⅳ型）：肌瘤生长于肌壁间，位置靠近子宫浆膜层，且肌瘤超过浆膜层部分 <50%（图 2-1-16）。

【MRI 表现】

常规 T1WI 平扫肌瘤通常呈均匀等低信号，边界显示不清，部分肌瘤呈现比肌层更低信号，一定程度上可以显示肌瘤的边界（图 2-1-15 D）。相比 T1WI 平扫，常规 T2WI 可以清晰地观察到肌瘤的形态和特征，肌壁间子宫肌瘤通常多发，存在 2 个或 2 个以上的肌壁间肌瘤（图 2-1-15 I），少数情况下单发。

肌瘤通常呈类圆形，少数呈不规则形（图 2-1-15 A），多数有假包膜，显示相对清晰的边界。肌瘤可以生长于子宫体的任何位置，如前壁（图 2-1-16 B）、后壁（图 2-1-16 N）、侧壁或子宫底部（图 2-1-15 I）。肌瘤通常较小，基本不改变正常子宫形态（图 2-1-16 M），Ⅲ 型肌壁间子宫肌瘤一侧与子宫内膜接触，当肌瘤生长到一定大小时，子宫内膜可存在一定程度的受压，在 T2WI 上可观察到低信号的结合带稍突向宫腔（图 2-1-15 A、E）；而Ⅳ型肌壁间子宫肌瘤生长到一定大小时，可明显突出浆膜层，但超过浆膜层部分通常不超过 50%（图 2-1-16 M~O）。单纯肌壁间子宫肌瘤通常对患者影响较小，若同时合并其他类型肌瘤，患者临床症状明显。

T2WI 上肌瘤通常呈相对均匀的等低信号。DWI 功能成像对肌壁间子宫肌瘤没有显著的敏感性，通常呈现相对均匀的等低信号（图 2-1-15 H）。由于 DWI 的分辨率相对较低，且存在一定的磁敏感伪影，部分小的肌壁间子宫肌瘤难以在 DWI 成像上识别（图 2-1-16 D）。

增强 T1WI 通常显示肌瘤呈现相对均匀的等高信号，边界显示不清，由于肌瘤和肌层血供的差异，肌瘤可呈现相对肌层的稍低（图 2-1-16 E）或稍高信号（图 2-1-15 C）。

【鉴别诊断】

黏膜下子宫肌瘤（Ⅱ型）和肌壁间子宫肌瘤（Ⅲ型）两者存在一定的共同点，都与内膜存在一定的联系。黏膜下子宫肌瘤（Ⅱ型）为黏膜下子宫肌瘤向肌层内扩展，肌层内部分 >50%；肌壁间子宫肌瘤（Ⅲ型）是肌壁内肌瘤与内膜相互接触。两者的显著区分可以在 T2WI 上观察到黏膜相连续的低信号结合带，结合带稍受压突向宫腔为肌壁间子宫肌瘤，结合带突向肌层属于黏膜下子宫肌瘤，常规 MRI 成像上不难鉴别。

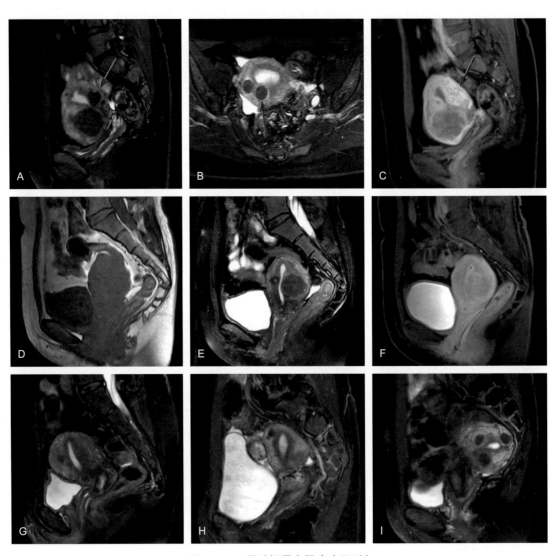

图 2-1-15　肌壁间子宫肌瘤（Ⅲ型）

A. T2WI_FS 矢状位；B. T2WI_FS 横断位；C. T1WI_FS+C 矢状位；D. T1WI 矢状位；E. T2WI_FS 矢状位；
F. T1WI_FS+C 矢状位；G. T2WI_FS 矢状位；H. T2WI_FS 矢状位；I. T2WI_FS 矢状位

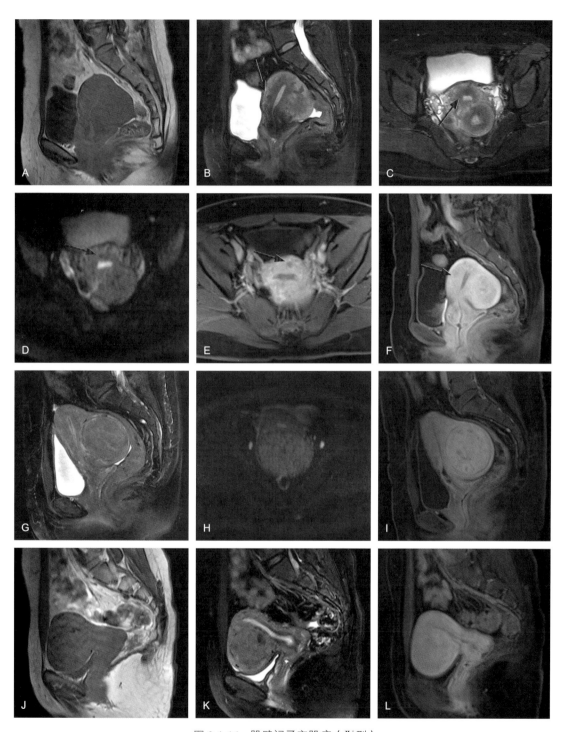

图 2-1-16　肌壁间子宫肌瘤（Ⅳ型）

A. T1WI 矢状位；B. T2WI_FS 矢状位；C. T2WI_FS 横断位；D. DWI 横断位（b=800 s/mm²）；E. T1WI_FS+C 横断位；F. T1WI_FS+C 矢状位；G. T2WI_FS 矢状位；H. DWI 横断位（b=800 s/mm²）；I. T1WI_FS+C 矢状位；J. T1WI 矢状位；K. T2WI_FS 矢状位；L. T1WI_FS+C 矢状位

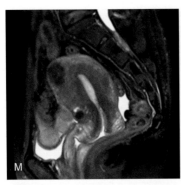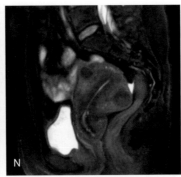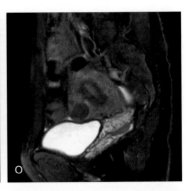

图 2-1-16（续）

M. T2WI_FS 矢状位；N. T2WI_FS 矢状位；O. T2WI_FS 矢状位

（三）肌壁间子宫肌瘤（Ⅴ型）

根据 FIGO 分型标准，肌壁间子宫肌瘤（Ⅴ型）可贯穿全部子宫肌层，且肌瘤与黏膜和浆膜都相连，但肌瘤在黏膜和浆膜内部分直径均不超过 50%。肌壁间子宫肌瘤（Ⅴ型）是肌壁间子宫肌瘤最常见类型。肌壁间子宫肌瘤（Ⅴ型）可造成黏膜和浆膜一定程度的变形，因此产生的临床症状类似于黏膜和浆膜下肌瘤叠加的症状。

【MRI 表现】

常规 T1WI 平扫肌瘤通常呈均匀等低信号，通过对比盆腔内脂肪和宫腔内积液，可以显示肌瘤的边界（图 2-1-17 A）。常规 T2WI 成像可以清晰观察到肌瘤的形态和特征，肌瘤通常单发，呈类圆形，多数有假包膜，肌瘤一侧突向宫腔，另一侧突向盆腔，两侧边界显示相对清晰。

肌瘤通常生长较大，造成子宫体一定程度的变形。肌瘤生长较小时，对正常子宫体的影响较小（图 2-1-17 G）。肌瘤可以生长于子宫体的任何位置，生长于前壁的肌瘤可压迫膀胱（图 2-1-17 B）；生长于后壁的肌瘤可以压迫直肠（图 2-1-17 K）；生长于侧壁的肌瘤可以推挤子宫体附件（图 2-1-17 D）；生长于底部的肌瘤推挤周围肠道（图 2-1-17 P）。

T2WI 显示肌瘤信号不一，可呈低信号（图 2-1-17 B）、等信号（图 2-1-17 D）、高信号（图 2-1-17 P）或混杂信号（图 2-1-17 K）。

DWI 功能成像对肌瘤诊断不敏感，通常呈相对均匀的低信号（图 2-1-17 E），少数肌瘤可呈等信号（图 2-1-17 H）或稍高信号（图 2-1-17 Q）。

T1WI 增强成像通常显示肌瘤呈等高信号，由于肌瘤和肌层血供的差异，肌瘤可呈现相对肌层的稍高（图 2-1-17 R）或稍低信号（图 2-1-17 C），同时较大的肌瘤可存在囊变坏死和钙化，从而显示为低信号的无灌注区（图 2-1-17 N）。

（四）浆膜下子宫肌瘤（Ⅵ型、Ⅶ型）

浆膜下子宫肌瘤（subserous myoma）占子宫肌瘤的 20%~30%，是指靠近子宫浆膜层的

第
二
章

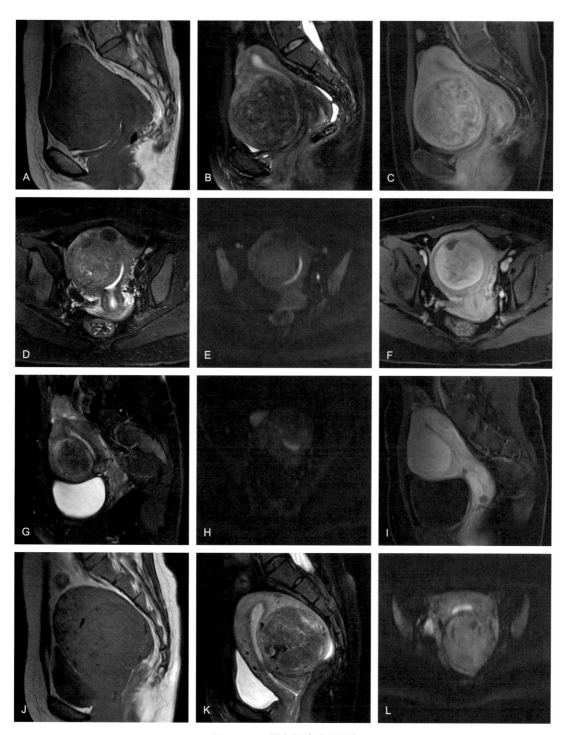

图 2-1-17 子宫肌瘤（Ⅴ型）

A. T1WI 矢 状 位；B. T2WI_FS 矢 状 位；C. T1WI_FS+C 矢 状 位；D. T2WI_FS 横 断 位；E. DWI 横 断 位
（b=800 s/mm²）；F. T1WI_FS+C 横 断 位；G. T2WI_FS 矢 状 位；H. DWI 横 断 位（b=800 s/mm²）；I. T1WI_
FS+C 矢 状 位；J. T1WI 矢 状 位；K. T2WI_FS 矢 状 位；L. DWI 横 断 位（b=800 s/mm²）

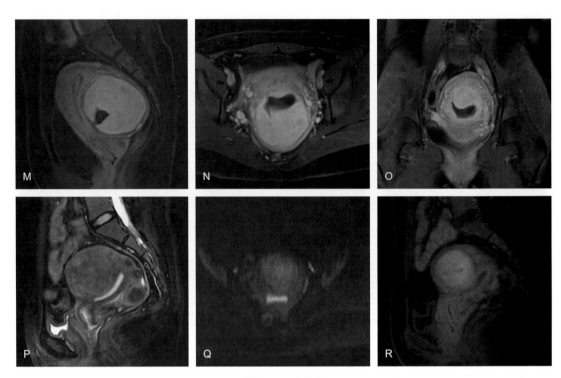

图 2-1-17（续）

M. T1WI_FS+C 矢状位；N. T1WI_FS+C 横断位；O. T1WI_FS+C 冠状位；P. T2WI_FS 矢状位；Q. DWI 横断位（b=800 s/mm²）；R. T1WI_FS+C 矢状位

壁间肌瘤挤向子宫外表面，肌瘤一侧表面由浆膜层覆盖。根据 FIGO 分型标准，将浆膜下肌瘤分为以下 2 种类型。①Ⅵ型：肌瘤突向浆膜，肌瘤一侧由子宫浆膜所包绕，同时可见肌瘤一侧浆膜向盆腔内突入（图 2-1-18）。②Ⅶ型：肌瘤完全位于浆膜下，肌瘤几乎全部由浆膜所包绕，仅一侧由蒂与浆膜相连，且正常子宫体形态一般不受影响（图 2-1-19）。

【MRI 表现】

常规 T1WI 平扫肌瘤通常呈均匀等低信号，由于盆腔内脂肪提供的显著对比，可以清晰显示肌瘤一侧的边界（图 2-1-18 A），浆膜下子宫肌瘤（Ⅶ型）可以显示相连接的蒂（图 2-1-19 D）。相比 T1WI 平扫，常规 T2WI 可以清晰观察到肌瘤的形态和特征。浆膜下子宫肌瘤通常单发，偶有 2 个或 2 个以上的浆膜下子宫肌瘤（图 2-1-18 M）。

肌瘤通常呈类圆形，多数有假包膜，显示相对清晰的边界。此型肌瘤对正常子宫形态影响较小，肌瘤可以生长于子宫体的任何位置，生长于前壁的肌瘤可压迫膀胱（图 2-1-18 A~I）；生长于后壁的肌瘤可以压迫直肠（图 2-1-18 O）；生长于侧壁的肌瘤可以推挤子宫体附件（图 2-1-18 G~I）；生长于底部的肌瘤可以推挤周围肠道（图 2-1-19 B）。由于浆膜下肌瘤不影响内膜，患者一般无明显症状，而带蒂的肌瘤处于盆腔内的半游离状态，有时可发生急性或慢性扭转，产生腹痛。

T2WI 显示浆膜下肌瘤信号不一，通常呈现相对均匀的等低信号，部分呈等信号（图 2-1-18 N）、高信号（图 2-1-19 E）或混杂信号（图 2-1-18 E、J）。肌瘤生长较大时，肌瘤可以出现一定程度的囊变坏死（图 2-1-18 J、O）。

　　DWI 功能成像对浆膜下子宫肌瘤诊断不敏感，通常呈现相对均匀的等低信号，少数呈等信号或稍高信号（图 2-1-19 G）。

　　T1WI 增强成像显示肌瘤通常呈现相对均匀的等高信号（图 2-1-19 C、N、O），与肌层接触一侧边界不明显，由于肌瘤和肌层的血供差异，肌瘤可呈现相对肌层的稍低（图 2-1-19 H）或稍高信号，由于肌瘤内的囊变坏死，可以显示一定的低信号无灌注区（图 2-1-8 L）。T1WI 动态增强成像可以显示肌瘤渐进式强化过程（图 2-1-18 G~I）。

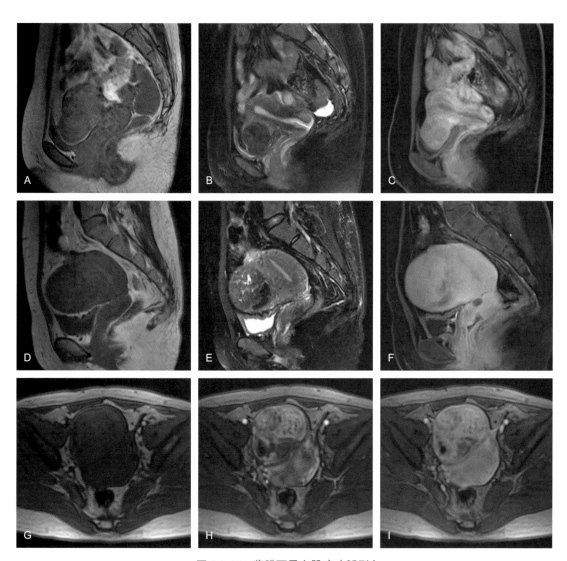

图 2-1-18　浆膜下子宫肌瘤（Ⅵ型）

A. T1WI 矢状位；B. T2WI_FS 矢状位；C. T1WI_FS+C 矢状位；D. T1WI 矢状位；E. T2WI_FS 矢状位；F. T1WI_FS+C 矢状位；G. T1WI_Dynamic 平扫横断位；H. T1WI_Dynamic+C 横断位；I. T1WI_Dynamic+C 横断位

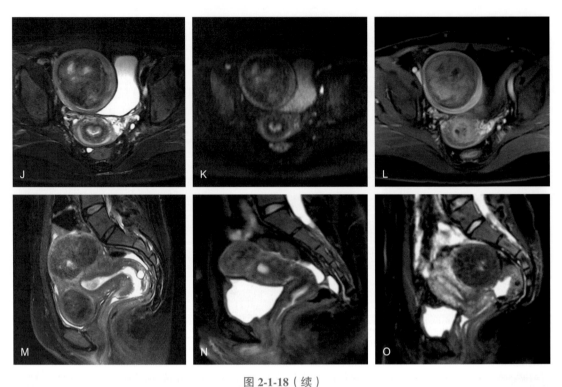

图 2-1-18（续）

J. T2WI_FS 横断位；K. DWI 横断位（b=800 s/mm²）；L. T1WI_FS+C 横断位；M. T2WI_FS 矢状位；N. T2WI_FS 矢状位；O. T2WI_FS 矢状位

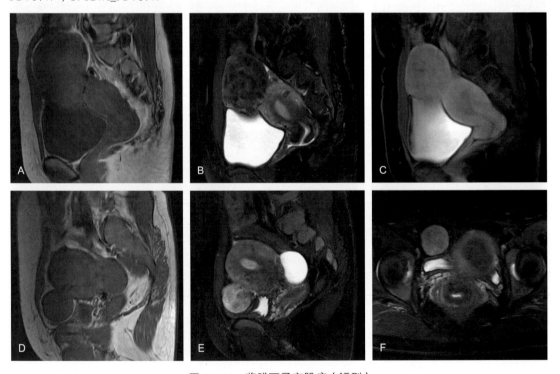

图 2-1-19　浆膜下子宫肌瘤（Ⅶ型）

A. T1WI 矢状位；B. T2WI_FS 矢状位；C. T1WI_FS+C 矢状位；D. T1WI 矢状位；E. T2WI_FS 矢状位；F. T2WI_FS 横断位

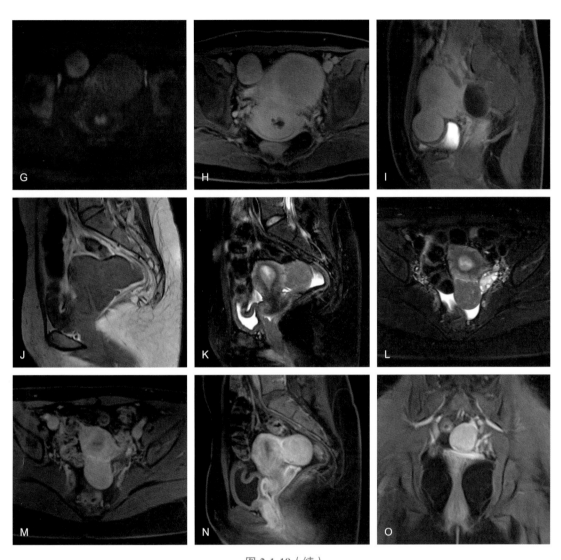

图 2-1-19（续）

G. DWI 横断位（b=800 s/mm^2）；H. T1WI_FS+C 横断位；I. T1WI_FS+C 矢状位；J. T1WI 矢状位；K. T2WI_FS 矢状位；L. T2WI_FS 横断位；M. T1WI_FS+C 横断位；N. T1WI_FS+C 矢状位；O. T1WI_FS+C 冠状位

【鉴别诊断】

·阔韧带子宫肌瘤·　阔韧带子宫肌瘤是指肌瘤生长于阔韧带区域内的子宫肌瘤。当浆膜下子宫肌瘤生长于阔韧带区域时，两者的鉴别相对困难，通常需要手术活检证实。

·卵巢巧克力囊肿·　卵巢巧克力囊肿是指子宫内膜异位于卵巢区域内的一种异位病变，通常位于子宫卵巢的一侧。常规 T2WI 呈现高低混杂信号或等高信号（图 2-1-20 A、B）；T1WI 平扫上呈现明显高信号，通常呈圆形，有相对清晰的边界（图 2-1-20 C）；T1WI 增强显示卵巢巧克力囊肿与 T1WI 平扫相比无明显变化，有显著的无灌注包膜。

·子宫肉瘤·　子宫肉瘤是一种相对罕见的子宫恶性肿瘤，其中以子宫平滑肌肉瘤最多。常规 T1WI 显示为中等偏低信号，其内常见的坏死囊变等呈更低信号，少数肉瘤内有不同程度的出血，呈高信号（图 2-1-21 D）。T2WI 脂肪抑制像显示肉瘤整体信号强度高于子宫肌层，其内的坏死囊变或出血呈更高信号，少数肉瘤有钙化呈低信号（图 2-1-21 A、B）。DWI 成像对肉瘤诊断具有敏感性，呈明显高信号（图 2-1-21 C）。T1WI 增强显示子宫肉瘤强化不均匀（图 2-1-21 E、F）。因此，子宫肉瘤通过 MRI 成像不难鉴别。

·肌壁间子宫肌瘤（Ⅳ型和Ⅴ型）· 当肌瘤生长到一定大小，且均向浆膜层突出生长时，需要区分浆膜下子宫肌瘤（Ⅵ型）和肌壁间子宫肌瘤（Ⅳ型和Ⅴ型）。肌壁间子宫肌瘤

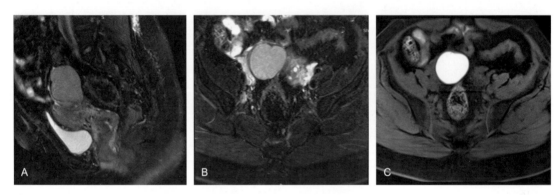

图 2-1-20　卵巢巧克力囊肿
A. T2WI_FS 矢状位；B. T2WI_FS 横断位；C. T1WI_FS 平扫横断位

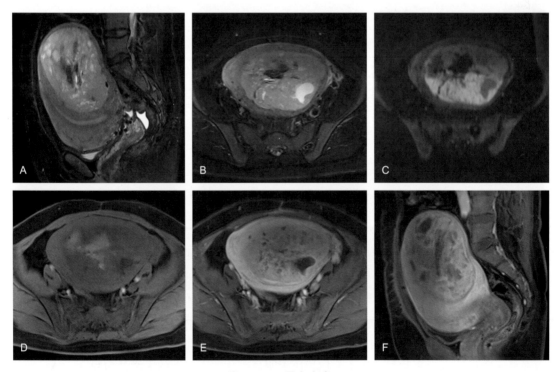

图 2-1-21　子宫肉瘤
A. T2WI_FS 矢状位；B. T2WI_FS 横断位；C. DWI 横断位（b=800 s/mm^2）；D. T1WI_FS 横断位；E. T1WI_FS+C 横断位；F. T1WI_FS+C 冠状位

（Ⅳ型）几乎生长在肌壁间，肌瘤周缘几乎由正常子宫肌层所包绕（图 2-1-22 A），而当肌瘤在肌层内明显增大生长时，通常肌瘤和内膜间不可见正常子宫肌层，内膜无明显受压，且肌瘤超出浆膜层部分一般不超过 50%（图 2-1-22 B）。肌壁间子宫肌瘤（Ⅴ型）则完全由肌层内向内膜和浆膜层生长，相应内膜和浆膜层均明显受压，而相邻内膜和浆膜层处均无明显正常肌层（图 2-1-22 C、D）。浆膜下子宫肌瘤（Ⅵ型）由肌层内肌瘤向浆膜层扩展生长，通常可见肌瘤与内膜间有一定的正常肌层，且正常子宫肌层似稍受压（图 2-1-22 E、F）。

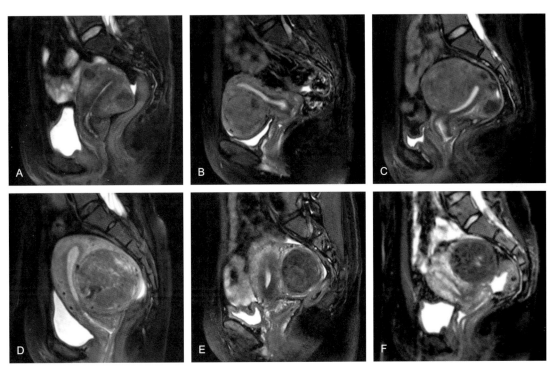

图 2-1-22　肌壁间（Ⅳ和Ⅴ型）和浆膜下子宫肌瘤（Ⅵ型）

A、B.肌壁间子宫肌瘤（Ⅳ型）；C、D.肌壁间子宫肌瘤（Ⅴ型）；E、F.浆膜下子宫肌瘤（Ⅵ型）

（五）特殊类型：子宫颈部肌瘤（Ⅷ型）

子宫颈部肌瘤是指生长于子宫颈部位置的子宫肌瘤，通常肌瘤体积较小，以生长于子宫颈前部居多，且发病率较低，占子宫肌瘤发病率的 2.2%~8%。

【MRI 表现】

常规 T1WI 平扫难以观察，通常显示肌瘤呈等低信号，边界不清晰（图 2-1-23 A）。T2WI 成像可以清晰观察到肌瘤所在的位置、形态和特征。肌瘤通常单发，呈类圆形，边界较清楚（图 2-1-23 B、C）。

肌瘤大小不一。肌瘤较小时，基本不影响正常子宫形态，患者也常无明显症状。肌瘤较大时，子宫颈形态可出现一定程度的变形，肌瘤所在部位的宫颈唇或宫颈壁增厚，对侧宫颈部位则被伸展拉长而变薄（图 2-1-23 J）。肌瘤生长在子宫颈部的后壁（图 2-1-23 M），部分肌瘤可逐渐向宫颈口腔内生长，造成宫颈口挤压或堵塞（图 2-1-23 G）。

T2WI 成像显示颈部肌瘤通常呈现相对均匀的等低信号（图 2-1-23 D、G），也可呈现等信号、高信号（图 2-1-23 M）或混杂信号（图 2-1-23 J）。

由于 DWI 成像的低分辨率和磁敏感伪影，较小的颈部肌瘤有时难以发现，DWI 成像对肌瘤的诊断也不敏感，呈现相对肌层的均匀等低信号（图 2-1-23 E），部分颈部肌瘤呈等信号或稍高信号（图 2-1-23 N）。

T1WI 增强成像显示肌瘤通常呈等高信号，由于颈部肌瘤血供和大小的差异，肌瘤可以呈现与肌层稍高（图 2-1-23 F）或稍低的信号（图 2-1-23 I）。

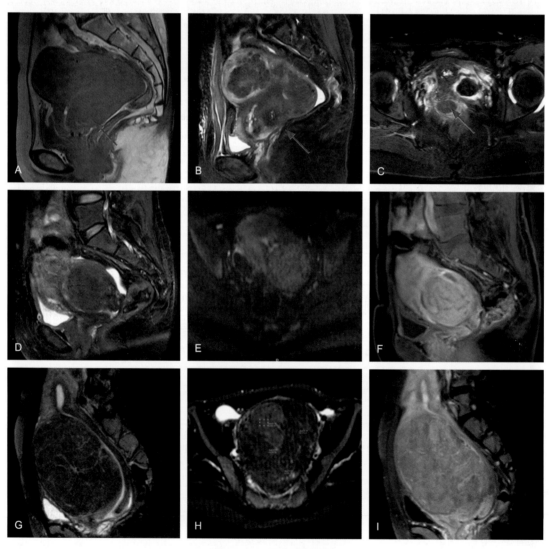

图 2-1-23　子宫颈部肌瘤

A. T1WI 矢状位；B. T2WI_FS 矢状位；C. T2WI_FS 横断位；D. T2WI_FS 矢状位；E. DWI 横断位（b=800 s/mm²）；F. T1WI_FS+C 矢状位；G. T2WI_FS 矢状位；H. T2WI_FS 横断位；I. T1WI_FS+C 矢状位

【鉴别诊断】

·子宫颈癌· 子宫颈癌是生长于子宫颈部的恶性肿瘤，好发于30~60岁的育龄期妇女，常规T1WI呈等低或稍高信号（图2-1-24 A），T2WI呈现高或混杂信号（图2-1-24 B、G）。根据宫颈基质的完整等还可以对子宫颈癌进行分期，与宫颈部子宫肌瘤相比，DWI成像对子宫颈癌存在一定的敏感性，通常在DWI图像上呈高信号（图2-1-24 C、H），ADC图像上呈低信号（图2-1-24 D、I）。根据患者临床病史和MRI结果不难鉴别，明确性质还需要相关的病理活检。

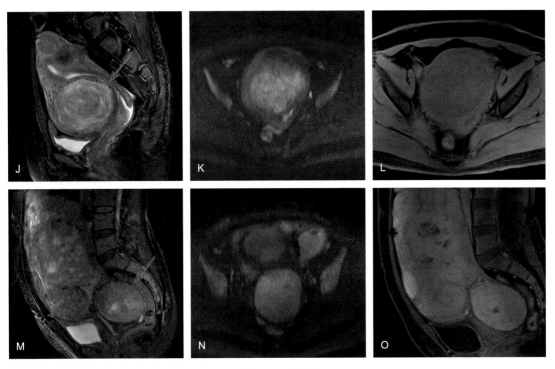

图 2-1-23（续）

J. T2WI_FS 矢状位；K. DWI 横断位（b=800 s/mm²）；L. T1WI_FS 横断位；M. T2WI_FS 矢状位；N. DWI 横断位（b=800 s/mm²）；O. T1WI_FS+C 矢状位

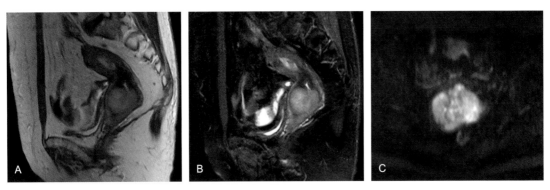

图 2-1-24 子宫颈癌

A. T1WI 矢状位；B. T2WI_FS 矢状位；C. DWI 横断位（b=800 s/mm²）

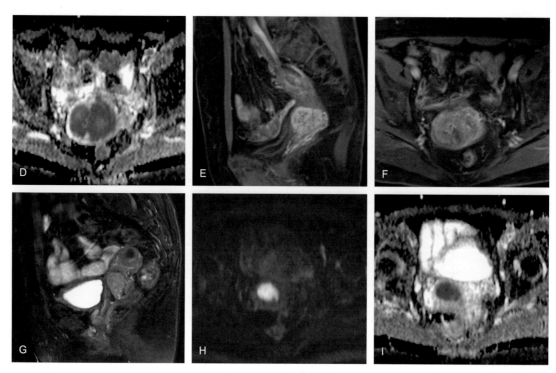

图 2-1-24（续）

D. ADC 横断位；E. T1WI_FS+C 矢状位；F. T1WI_FS+C 横断位；G. T2WI_FS 矢状位；H. DWI 横断位（b=800 s/mm²）；I. ADC 横断位

（六）特殊类型：阔韧带肌瘤

阔韧带肌瘤占子宫肌瘤的 1.5%~2%，根据起源的不同，可分为真性和假性阔韧带肌瘤。①真性阔韧带肌瘤（图 2-1-25）起源于圆韧带、卵巢子宫韧带、卵巢或子宫血管的周围组织，生长于阔韧带前后腹膜之间，与子宫不相连，其发生和发展与子宫壁无关。②假性阔韧带肌瘤（图 2-1-26）多由宫体部或宫颈侧壁肌瘤向阔韧带前后叶腹膜之间生长，实际属于浆膜下肌瘤。目前，真性和假性阔韧带肌瘤通过影像学难以准确鉴别，仍然需要病理检查进一步证实。

【MRI 表现】

常规 T1WI 成像显示阔韧带肌瘤呈等低信号，由于阔韧带肌瘤在盆腔内占位，盆腔内脂肪可提供对比，因此可以显示肌瘤的边界（图 2-1-25 G）。T2WI 成像可以清楚地观察肌瘤的形态和特征，阔韧带肌瘤通常单发，生长于子宫一侧，呈类圆形，边界清晰。肌瘤一般不影响正常子宫体形态，患者无明显的临床特征（图 2-1-25 C），肌瘤生长较大时，可挤压一侧子宫壁（图 2-1-26 I）或膀胱（图 2-1-25 I）。

T2WI 成像显示肌瘤通常呈相对均匀的等低信号（图 2-1-25 M），少数肌瘤呈等信号（图 2-1-26 A）、高信号或混杂信号（图 2-1-26 H）。

DWI 成像对肌瘤的诊断不敏感，通常呈现相对肌层的均匀等低信号（图 2-1-25 J），少

第
二
章

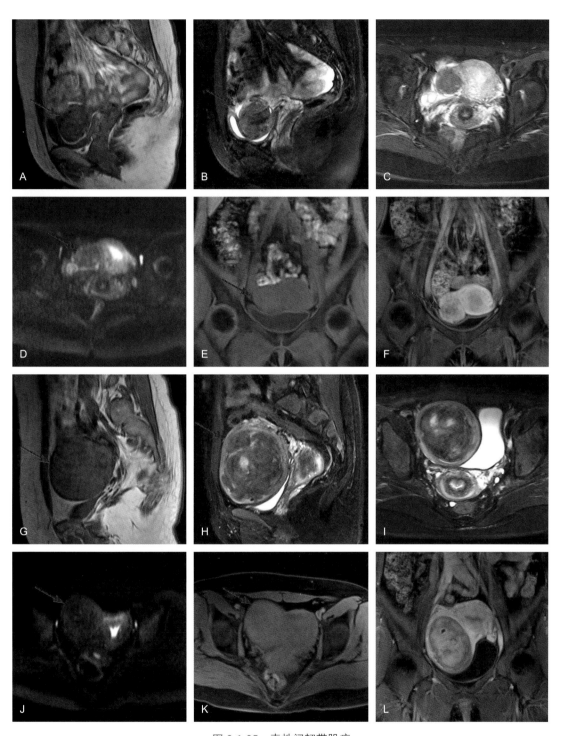

图 2-1-25　真性阔韧带肌瘤

A. T1WI 矢状位；B. T2WI_FS 矢状位；C. T2WI_FS 横断位；D. DWI 横断位（b=800 s/mm²）；E. T1WI_FS
冠状位；F. T1WI_FS+C 冠状位；G. T1WI 矢状位；H. T2WI_FS 矢状位；I. T2WI_FS 横断位；J. DWI 横断位
（b=800 s/mm²）；K. T1WI_FS 横断位；L. T1WI_FS+C 冠状位

数肌瘤呈等信号或稍高信号（图 2-1-26 J）。

　　T1WI 增强显示肌瘤通常呈相对均匀等高信号，由于阔韧带肌瘤生长位置和血供的差异，因此会呈现相对子宫稍低（图 2-1-25 O）或稍高（图 2-1-26 L）的信号。

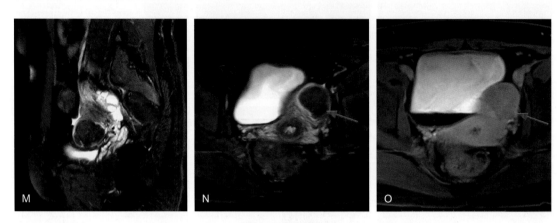

图 2-1-25（续）

M. T2WI_FS 矢状位；N. T2WI_FS 横断位；O. T1WI_FS+C 横断位

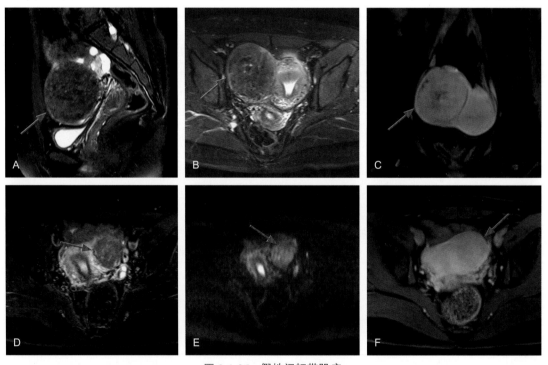

图 2-1-26　假性阔韧带肌瘤

A. T2WI_FS 矢状位；B. T2WI_FS 横断位；C. T1WI_FS+C 冠状位；D. T2WI_FS 横断位；E. DWI 横断位（b=800 s/mm²）；F. T1WI_FS+C 横断位

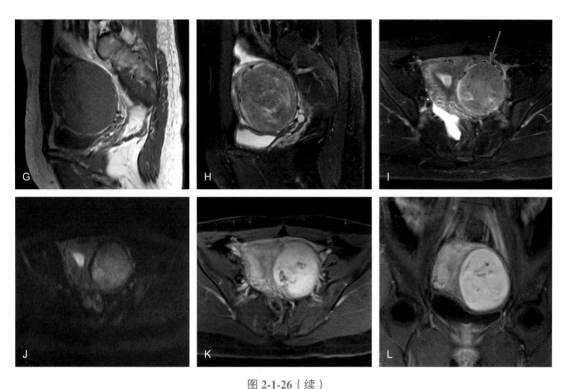

图 2-1-26（续）

G. T1WI 矢状位；H. T2WI_FS 矢状位；I. T2WI_FS 横断位；J. DWI 横断位（b=800 s/mm²）；K. T1WI_FS+C 横断位；L. T1WI_FS+C 冠状位

（七）特殊类型：多发性子宫肌瘤

多发性子宫肌瘤占子宫肌瘤的 1.5%~2%，是指肌瘤数量 ≥ 3 个，同时包括子宫黏膜下、肌壁间和浆膜下两种或两种以上类型的肌瘤。

【MRI 表现】

常规 T1WI 成像通常显示多发性子宫肌瘤呈均匀等低信号，边界不清，子宫体形态存在一定程度的变形，肌瘤的类型分辨不清（图 2-1-27 D）。相比常规 T1WI 成像，T2WI 可以清晰观察到多发性子宫肌瘤的形态和特征，肌瘤通常呈类圆形，多数有假包膜，边界相对清晰，部分肌瘤可相互融合（图 2-1-27 P）。

多发性子宫肌瘤可生长于子宫体的任何位置，如子宫体前壁、后壁、底部、侧壁或颈部等，其中以生长于前后壁的肌瘤数量最多（图 2-1-27 E）。当肌瘤数量较少、形态较小时，对正常子宫形态影响较小，患者也无明显症状（图 2-1-27 A）；当肌瘤数量较多，形态较大时，子宫体可发生较大程度的改变（图 2-1-27 M），如推挤周围组织和器官（图 2-1-27 R）、宫腔内占位（图 2-1-27 E）、宫颈口堵塞或狭窄等（图 2-1-27 Q）。

由于肌瘤的类型、数量和大小都存在一定的差异，同一患者多发性子宫肌瘤的 T2WI 信号特点也存在较大的差异，通常以多发、均匀的等低信号肌瘤数量较多（图 2-1-27 P），部分肌瘤可呈等信号、高信号或混杂信号（图 2-1-27 E）。

DWI 成像对多发性肌瘤的诊断不敏感，通常呈相对均匀的等低信号，部分肌瘤呈等信号或稍高信号，肌瘤边界相对清晰（图 2-1-27 G）。

T1WI 增强成像显示多发性子宫肌瘤通常呈相对均匀的等低信号，由于多发性肌瘤位置和血供的不同，其内部分肌瘤可呈相对肌层的稍高（图 2-1-27 O）或稍低（图 2-1-27 I）信号。T1WI 动态增强可以显著观察到多发性子宫肌瘤内不同肌瘤的强化差异，如富血供的肌瘤可早期强化，较小肌瘤可均匀强化，较大肌瘤呈现逐渐向中心递进的靶环样强化等，部分肌瘤可出现低信号的无灌注坏死区等（图 2-1-27 J~L）。

【鉴别诊断】

· 子宫肌瘤病 · 子宫肌瘤病是肌瘤弥漫性地生长于子宫肌层内，通常存在数量众多、小而融合性的类圆形结节。与多发性子宫肌瘤不同，子宫肌瘤病为众多小肌瘤的融合，无明显的边界，子宫形态呈现对称性增大。而多发性子宫肌瘤通常可见多发类圆形结节，有明显的边界。T2WI 成像显示多发性子宫肌瘤呈低信号，边界清晰，部分可见囊性坏死。而子宫肌瘤病通常显示均匀低信号，无明显的边界，子宫呈对称性增大，一侧可突向腹腔。

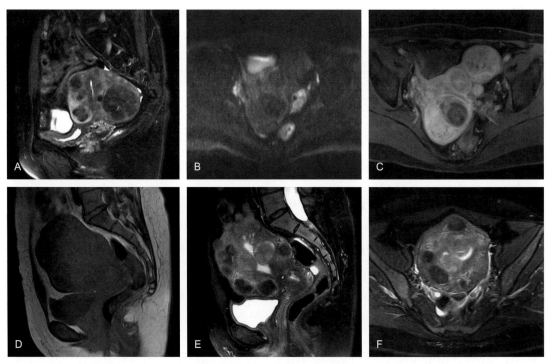

图 2-1-27 多发性子宫肌瘤

A. T2WI_FS 矢状位；B. DWI 横断位（b=800 s/mm²）；C. T1WI_FS+C 横断位；D. T1WI 矢状位；E. T2WI_FS 矢状位；F. T2WI_FS 横断位

第二章

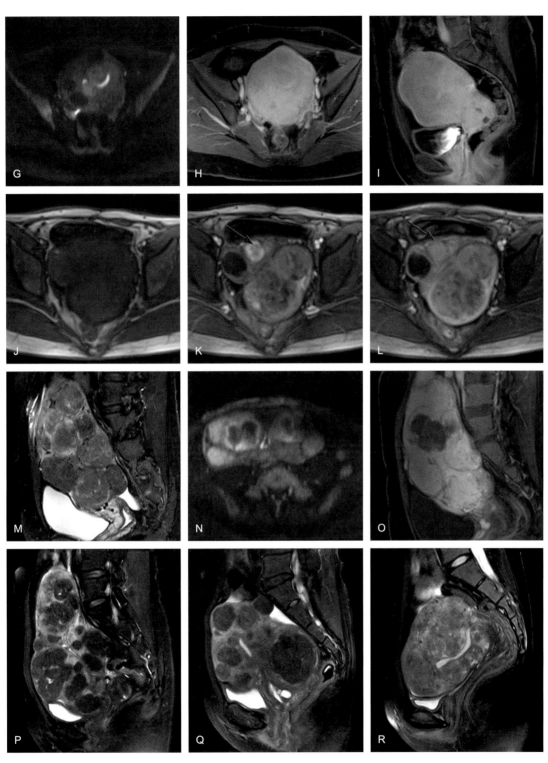

图 2-1-27（续）

G. DWI 横断位（b=800 s/mm²）；H. T1WI_FS+C 横断位；I. T1WI_FS+C 矢状位；J. T1WI_Dynamic 平扫，横断位；K. T1WI_Dynamic+C 横断位；L. T1WI_Dynamic+C 横断位；M. T2WI_FS 矢状位；N. DWI 横断位（b=800 s/mm²）；O. T1WI_FS+C 矢状位；P.T2WI_FS 矢状位；Q. T2WI_FS 矢状位；R. T2WI_FS 矢状位

第二章

（八）特殊类型：子宫肌瘤病

子宫肌瘤病（uterine leiomyomatosis，UL）又称弥漫性子宫平滑肌瘤病（diffuse uterine leiomyomatosis，DUL），是子宫肌瘤非常罕见的一种生长方式，占子宫肌瘤发病率的 0.08%~1.94%（图 2-1-28）。

【MRI 表现】

常规 T1WI 成像显示子宫肌瘤病呈等低信号，子宫体形态增大，边界不清（图 2-1-28 A）。T2WI 成像可以清楚地显示子宫肌瘤病的形态和特征，与普通的多发性子宫肌瘤不同，子宫肌瘤病通常显示边界不清、直径 <3 cm 的融合性平滑肌瘤结节，肌瘤可累积整个子宫体，造成子宫体均匀性增大，肌层呈弥漫性增厚，几乎不可见正常的子宫体。其内肌瘤通常呈融合状，偶有部分肌瘤有假包膜，有较为清晰的边界（图 2-1-28 B）。患者临床表现无明显特异性，早期患者无明显临床症状，随着肌瘤逐渐增大，部分肌瘤可突向宫腔，逐渐压迫周围组织和脏器，可产生一系列的压迫和疼痛症状。T2WI 成像显示子宫肌瘤病内不同位置和大小的肌瘤可出现一定的信号差异，肌瘤通常呈相对均匀的等信号，少数肌瘤可呈低信号或稍高信号（图 2-1-28 H）。DWI 成像对子宫肌瘤病诊断无明显的特异性，通常呈弥散性的低信号或等信号（图 2-1-28 C、I）。

由于子宫肌瘤病多为不同大小、不同部位生长的肌瘤融合在一起，因此在 T1WI 增强成像上也产生不同的信号差异，通常肌瘤呈现弥漫性的等高信号，其内可见众多类圆形的结节（图 2-1-28 J），似可见一定的边界，部分肌瘤内可见无灌注的低信号灶（图 2-1-28 E）。

【鉴别诊断】

· 多发性子宫肌瘤 · 子宫肌瘤病与多发性子宫肌瘤一般不难区分。通常多发性子宫肌瘤存在多个类圆形肌瘤结节，有明显的边界。而子宫肌瘤病为小的肌瘤融合在一起，一般没有明显的边界。

三、子宫肌瘤的信号特点和分型

FIGO 分型标准侧重于子宫肌瘤生长的部位，以及肌瘤与黏膜、肌层和浆膜间的相互关系，而大量关于子宫肌瘤的临床研究和实践经验证明，子宫肌瘤在 MRI T2WI 成像上的信号特点一定程度上反映了肌瘤 HIFU 消融治疗的难易程度[3]。

根据子宫肌瘤在 MRI T2WI 图像上的信号特点（灰度值大小），将子宫肌瘤在 T2WI 上信号强度与骨骼肌（通常为腹直肌）和正常子宫肌层 T2WI 信号强度进行对比，将子宫肌瘤大致分为以下五型[4, 5]。① T2WI 低信号：肌瘤信号强度类似骨骼肌（图 2-1-29）。② T2WI 等信号：肌瘤信号强度低于子宫肌层，但高于骨骼肌（图 2-1-30）。③ T2WI 不均匀高信号：肌瘤存在组织的变性和坏死，其内可见片状或条带状（宽度 >5 mm）接近子宫内膜信号或接近骨骼肌信号的高低信号影（图 2-1-31）。④ T2WI 均匀轻度高信号：肌瘤信号分布均匀，肌瘤信号强度等于或稍高于子宫肌层，明显低于子宫内膜（图 2-1-32）。⑤ T2WI 均匀显著高信号：肌瘤信号分布均匀，信号强度明显高于子宫肌层，接近或等于子宫内膜（图 2-1-33）。

第二章

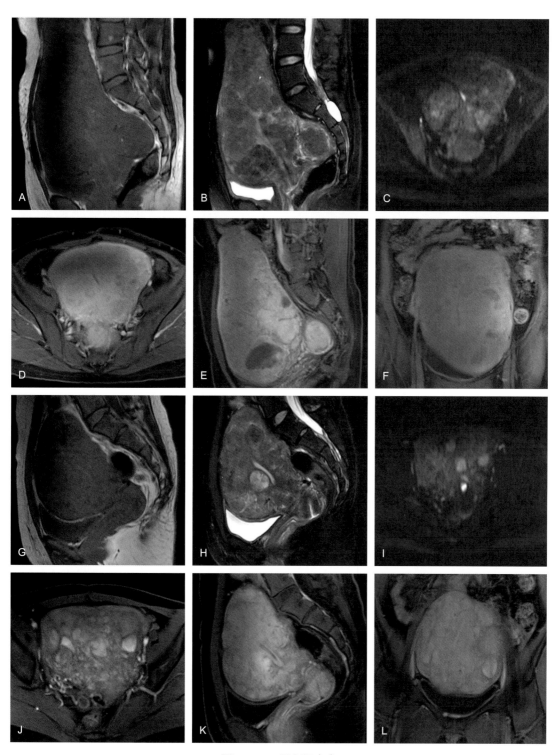

图 2-1-28 子宫肌瘤病

A. T1WI 矢状位; B. T2WI_FS 矢状位; C. DWI 横断位(b=800 s/mm^2); D. T1WI_FS+C 横断位; E. T1WI_FS+C 矢状位; F. T1WI_FS+C 冠状位; G. T1WI 矢状位; H. T2WI_FS 矢状位; I. DWI 横断位(b=800 s/mm^2); J. T1WI_FS+C 横断位; K. T1WI_FS+C 矢状位; L. T1WI_FS+C 冠状位

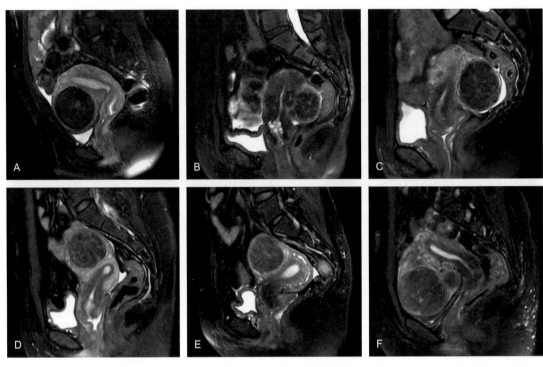

图 2-1-29　T2WI 低信号子宫肌瘤

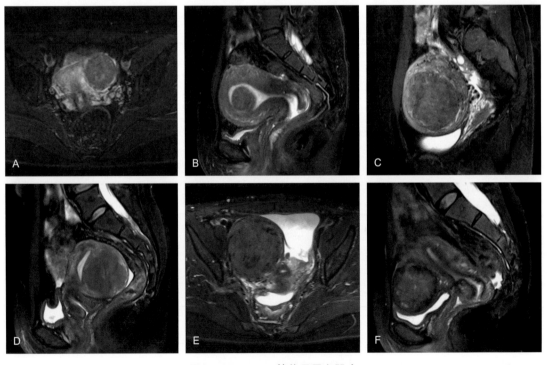

图 2-1-30　T2WI 等信号子宫肌瘤

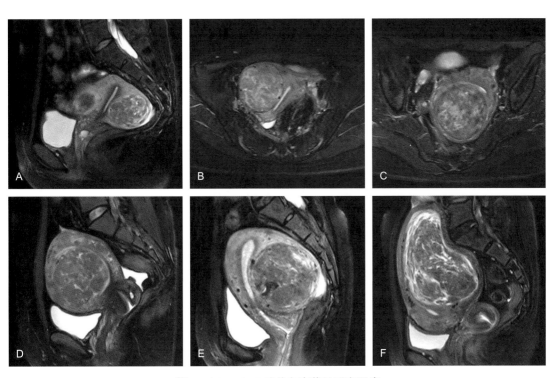

图 2-1-31　T2WI 不均匀高信号子宫肌瘤

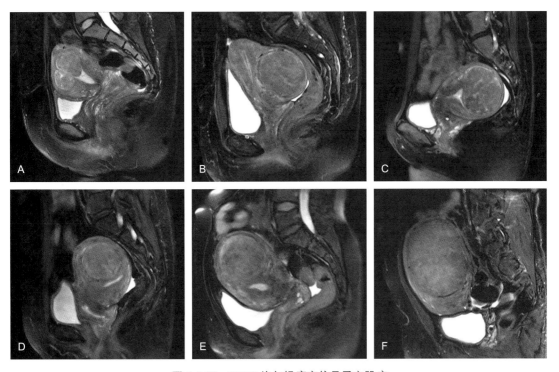

图 2-1-32　T2WI 均匀轻度高信号子宫肌瘤

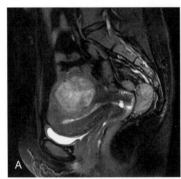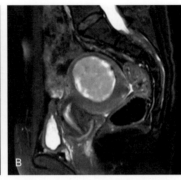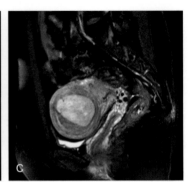

图 2-1-33　T2WI 显著高信号子宫肌瘤

四、特殊信号肌瘤：子宫肌瘤红色样变性

子宫肌瘤红色样变性又称肉样变性，是子宫肌瘤多种变性形式的一种，通常发生于妊娠期或产后，其发生率占子宫肌瘤的 1.9%~25%，其中与妊娠期相关的占 13.0%~40.0%[6]。子宫肌瘤红色样变性通常认为是因肌瘤缺血、坏死、溶血、血栓、栓塞，相应的血红蛋白溢入肌瘤内而产生红色，患者通常表现为严重的腹痛伴发热，白细胞轻度增高，局部扪诊有明显的压痛，又称为肌瘤的自然坏死，因此明确诊断后一般不需要 HIFU 进行消融治疗。

【MRI 表现】

常规 T1WI 平扫显示红色样变性肌瘤通常呈稍高信号（图 2-1-34 D、G），信号可以均匀，也可混杂，通常显示一定的肌瘤边界。相比 T1WI 平扫，常规 T2WI 成像可以清楚观察到肌瘤的形态和特征，肌瘤红色样变性通常单发（图 2-1-34 H），偶有 ≥ 2 个的肌瘤红色样变性（图 2-1-34 A），肌瘤呈类圆形，多数有假包膜，可以清晰地显示肌瘤的边界。

肌瘤可以是黏膜下、肌壁间或浆膜下肌瘤变性形成，通常肌壁间肌瘤较多，肌瘤形态和大小不一，通常与相应类型肌瘤造成的形态改变和症状相关，部分子宫肌瘤红色样变性还可合并其他类型肌瘤。

T2WI 成像显示肌瘤红色样变性通常呈混杂信号（图 2-1-34 B、H）或均匀稍高信号，部分较大肌瘤也可出现更高信号的囊变坏死。

DWI 成像对子宫肌瘤红色样变诊断有一定的敏感性，通常呈稍高混杂信号（图 2-1-34 C、I），少数呈稍高均匀信号，边界显示清晰。

T1WI 增强成像显示子宫肌瘤红色样变性通常呈均匀低信号（图 2-1-34 E、K），少数肌瘤内及边缘区域可见稍高信号血供仍存在，肌瘤边界通常清晰光整。

【鉴别诊断】

·常规子宫肌瘤· 常规子宫肌瘤 T1WI 平扫上通常显示均匀等低信号，无明显清晰的边界，DWI 成像通常呈等低信号，T1WI 增强显示有血供存在。而子宫肌瘤红色样变性是肌瘤自然坏死的过程，T2WI 成像通常呈混杂信号，T1WI 平扫呈稍高信号，可显示一定的边界，DWI 成像通常呈稍高混杂信号，T1WI 增强显示肌瘤通常无血供存在，类似肌瘤消

第二章

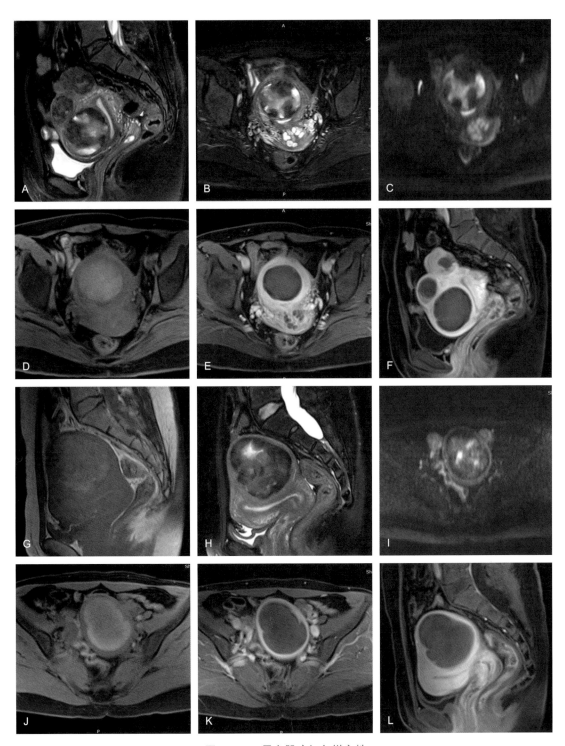

图 2-1-34　子宫肌瘤红色样变性

A. T2WI_FS 矢状位；B. T2WI_FS 横断位；C. DWI 横断位（b=800 s/mm²）；D. T1WI_FS 横断位；E. T1WI_FS+C 横断位；F. T1WI_FS+C 矢状位；G. T1WI 矢状位；H. T2WI_FS 矢状位；I. DWI 横断位（b=800 s/mm²）；J. T1WI_FS 横断位；K. T1WI_FS+C 横断位；L. T1WI_FS+C 矢状位

融后改变，因此通过 T1WI 平扫和 T1WI 增强成像一般不难鉴别。

·子宫恶性肿瘤· 子宫恶性肿瘤通常也表现为 T1WI 平扫信号的增高，有一定的边界，DWI 成像通常呈稍高混杂信号或显著高信号，但 T1WI 增强上恶性肿瘤通常呈稍高混杂信号，有明显的血供和边界。而子宫肌瘤红色样变性 T1WI 增强成像通常呈无血供存在，因此通过 T1WI 增强不难鉴别。

（杨利霞　许永华　程　禹　王　伊　阳青松）

参考文献

[1] Munro M G, Critchley H O, Broder M S, et al. FIGO classification system (PALM-COEIN) for causes of abnormal uterine bleeding in nongravid women of reproductive age[J]. Int J Gynaecol Obstet, 2011, 113(1):3-13.

[2] 子宫肌瘤的诊治中国专家共识专家组. 子宫肌瘤的诊治中国专家共识 [J]. 中华妇产科杂志, 2017, 12(52):793-800.

[3] Zhao W P, Chen J Y, Zhang L, et al. Feasibility of ultrasound-guided high intensity focused ultrasound ablating uterine fibroids with hyperintense on T2-weighted MR imaging[J]. Eur J Radiol, 2013, 82(1):e43-e49.

[4] Yamashita Y, Torashima M, Takahashi M, et al. Hyperintense uterine leiomyoma at T2-weighted MR imaging: differentiation with dynamic enhanced MR imaging and clinical implications[J]. Radiology, 1993, 189(3):721-725.

[5] Oguchi O, Mori A, Kobayashi Y, et al. Prediction of histopathologic features and proliferative activity of uterine leiomyoma by magnetic resonance imaging prior to GnRH analogue therapy: correlation between T2 weighted images and effect of GnRH analogue[J]. J Obstet, Gynaecol, 1995, 21(2):107-117.

[6] 徐硕, 朱琳. 妊娠合并子宫肌瘤红色变性相关腹痛 42 例临床分析 [J]. 临床军医杂志, 2017, 45(8):845-847.

第二节
子宫肌瘤的 CT 诊断

一、正常子宫 CT 表现

由于缺乏明显的软组织密度对比，计算机体层摄影（computed tomography，CT）对正常子宫体的影像解析力明显不如磁共振成像。通常在 CT 成像上子宫体呈现均一信号的软组织密度，仅能观察到子宫体的形态和大小改变，多数情况下子宫肌瘤与正常子宫肌层的密度相似，难以区分其边界，有时偶见相应的假包膜、肌瘤的滋养血管等，当肌瘤内部出现囊变、出血、变性、坏死等，可增强肌瘤在 CT 成像上的对比度，提升诊断信心。

（一）子宫体

正常子宫体 CT 平扫整体呈现均匀的软组织密度（CT 值 =20~80 Hu），子宫体的三层结构分辨不清，其内可见稍低信号的宫腔积液（图 2-2-1）。

（二）子宫颈部

相较正常子宫的 MR 图像，正常子宫颈部和峡部在 CT 平扫上呈现与子宫体相等的软组织信号密度，难以准确区分（图 2-2-2）。

（三）子宫卵巢

正常子宫卵巢在 CT 平扫上呈现比子宫体稍低信号（CT 值 =20~80 Hu）（图 2-2-3）。

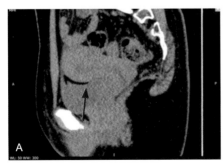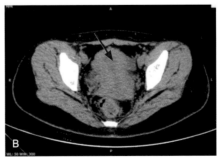

图 2-2-1 正常子宫体 CT 平扫
A. 矢状位；B. 横断位

（四）子宫韧带

由于盆腔内脂肪提供的显著对比，正常子宫韧带在 CT 平扫上呈现纤维条索状与子宫体相连，韧带具体类型分辨不清（图 2-2-4）。

（五）子宫 CT 增强扫描

由于盆腔内低信号的脂肪密度以及造影剂提供的显著对比，正常子宫 CT 增强扫描与

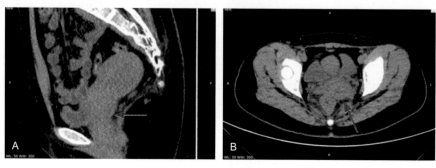

图 2-2-2 正常子宫颈部 CT 平扫
A. 矢状位；B. 横断位

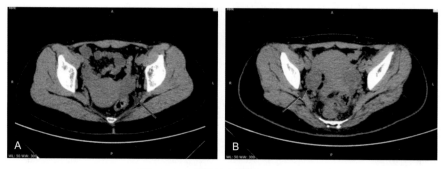

图 2-2-3 正常子宫卵巢 CT 平扫
A. 矢状位；B. 横断位

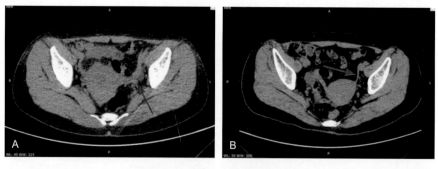

图 2-2-4 正常子宫韧带 CT 平扫
A. 横断位；B. 横断位

平扫相比，可以显著提高各组织结构间的对比，子宫体、颈部、卵巢、韧带可清晰显示，但相比 MR 图像，CT 增强扫描依然难以区分子宫体各层结构（图 2-2-5）。

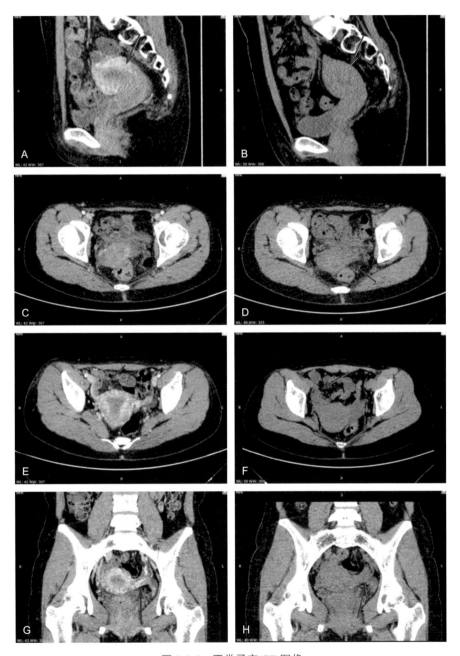

图 2-2-5　正常子宫 CT 图像

A. CT 增强扫描矢状位；B. CT 平扫矢状位；C. CT 增强扫描横断位；D. CT 平扫横断位；E. CT 增强扫描横断位；F. CT 平扫横断位；G. CT 增强扫描冠状位；H. CT 平扫冠状位

二、子宫肌瘤

CT 检查对于明确子宫肌瘤的诊断具有一定的意义，但对子宫肌瘤的分型和亚型区分有一定的难度，需要诊断医生具备丰富的临床和影像经验。

（一）黏膜下子宫肌瘤

【CT 表现】

1. CT 平扫　黏膜下肌瘤 CT 平扫表现为子宫增大，宫腔增大、变形，增大的宫腔可见类圆形与子宫密度大致相当的肿块（图 2-2-6 A）。

2. CT 增强扫描　肌瘤显著均匀强化，边缘可见"假包膜"（图 2-2-6 B）。

【鉴别诊断】

· 子宫内膜息肉 ·　CT 增强扫描显示密度不均匀的子宫内膜缺损，但与黏膜下子宫肌瘤不易鉴别，常需临床及活检证实。

（二）肌壁间子宫肌瘤

【CT 表现】

1. CT 平扫　体积较小的肌壁间子宫肌瘤，CT 平扫通常难以发现，肌瘤几乎不改变相应肌层的形态，肌瘤密度与正常宫壁一致或略低，其内可见形态多样的低密度影（图 2-2-7 A）。体积较大的肌壁间子宫肌瘤，表现为子宫不均匀增大或轮廓变形，同时可推移周围正常的组织器官，CT 平扫下肌瘤通常与子宫肌层密度相似，边界不清，肌瘤密度相对均匀，其中的囊变或坏死等可呈斑片状低密度（图 2-2-7 C、E）。

2. CT 增强扫描　体积较小肌瘤增强后扫描显示为低密度不强化类圆形影（图 2-2-7 B）。体积较大者，增强扫描通常表现为与子宫肌层相等的密度，边界不清，有时可见血管影。由于肌瘤的大小和血供的差异，肌瘤整体可呈相对于肌层的稍低密度，其内可见更低密度的变性组织成分（图 2-2-7 D、F）。

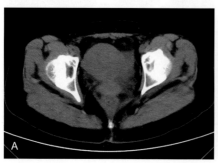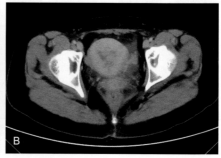

图 2-2-6　黏膜下子宫肌瘤

A. CT 平扫横断位；B. CT 增强扫描横断位

【鉴别诊断】

· 子宫腺肌病 · CT 平扫显示子宫体弥漫性均匀性增大，子宫壁增厚，CT 值为 50~70 Hu。CT 增强扫描显示不均匀性强化，其内可见斑点状不强化灶。局限型子宫腺肌病类似肌壁间子宫肌瘤，质硬。但子宫腺肌病有明显的继发性痛经症状，子宫多呈均匀增大，很少超过 3 个月妊娠子宫大小。

· 子宫肉瘤 · CT 平扫显示子宫不规则增大，呈分叶状。肿瘤密度不均匀，与肿瘤的变性、坏死相关。CT 增强扫描显示肿瘤强化不均。盆腔内邻近器官受侵犯、淋巴结肿大。生长迅速，多有腹痛、腹部包块及不规则阴道流血。

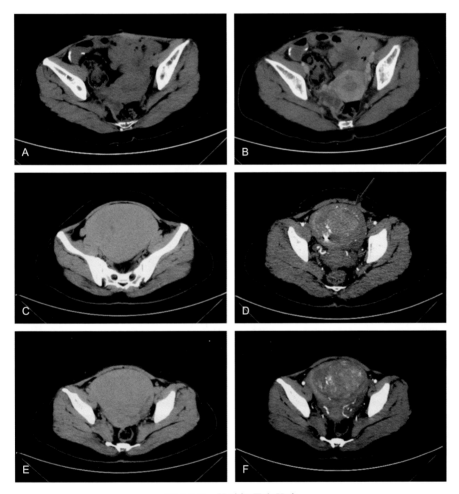

图 2-2-7　肌壁间子宫肌瘤

A. CT 平扫横断位；B. CT 增强扫描横断位；C. CT 平扫横断位；D. CT 增强扫描横断位；E. CT 平扫横断位；F. CT 增强扫描横断位

（三）浆膜下子宫肌瘤

【CT 表现】

1. CT 平扫　浆膜下子宫肌瘤在 CT 平扫上通常表现为突出于子宫体表面的类圆形或分叶状肿块，边界清晰且光整；与子宫宽基底相连或以蒂相连；正常子宫体形态影响较小，偶尔可见一侧子宫体受压征象。肌瘤密度通常与正常肌层相似或略低于子宫肌层，肌瘤密度相对均匀，有时可见斑片状的低密度影 [1]（图 2-2-8 A、C）。

2. CT 增强扫描　浆膜下子宫肌瘤 CT 增强扫描后，密度通常接近或略高于正常子宫肌层；早期强化显著，呈明显均质或不均质强化（含低密度坏死区），低密度区不强化或轻度强化。由于浆膜下子宫肌瘤与正常肌层的起源和血供的差异，有时可见浆膜下子宫肌瘤表现为相对肌层的低密度肿块，肌瘤密度相对均匀（图 2-2-8 B、D）。

【鉴别诊断】

· 卵巢膜细胞瘤 - 纤维瘤组肿瘤 ·　属于良性肿瘤。CT 显示一侧附件区均质实性肿块，界清，可有浅分叶。大部分肿瘤体积较大，子宫被推移位；肿块与子宫接触面积增大，与子宫夹角多为钝角或包绕子宫。CT 增强扫描可见肿块内部纤细动脉显影，而肿块实性部分强化不明显（纤维血管征），此为特征性表现 [2]。此类肿瘤与体积较大的浆膜下子宫肌瘤较难鉴别，但通过增强扫描的特征性表现，有助于两者的诊断和鉴别诊断。

· 卵巢恶性肿瘤 ·　CT 显示病灶以双侧多见；轮廓不规则，呈分叶状边缘，且常侵犯周围脏器；病变范围广，腹腔扩散种植 [3]。浸润特征及盆腔淋巴结增大，有助于两者的鉴别诊断。

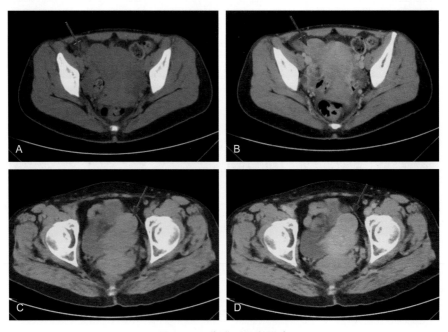

图 2-2-8　浆膜下子宫肌瘤

A. CT 平扫横断位；B. CT 增强扫描横断位；C. CT 平扫横断位；D. CT 增强扫描横断位

三、特殊类型的子宫肌瘤

（一）子宫颈部肌瘤

CT诊断对特殊类型的子宫肌瘤的鉴别诊断同样存在一定的难度，如位于子宫颈部、阔韧带等区域的肌瘤诊断依然不如MRI明显和直观，多发性子宫肌瘤有时可见多个类圆形的肿块，而子宫肌瘤病等则很难区分。

【CT表现】

1.CT平扫　宫颈部肌瘤可生长于宫颈前壁、后壁及侧壁间质内，包膜完整，呈膨胀性生长，亦可向黏膜下生长，突向阴道或占据盆腔及阴道中上段。子宫颈部肌瘤CT平扫表现为均匀等密度，平扫通常难以发现，由于宫腔积液提供的低密度对比，偶可见肌瘤边界但显示不清（图2-2-9 A）。

2.CT增强扫描　相比CT平扫，增强CT对子宫颈部的诊断具有一定的价值，由于宫腔积液表现的无灌注低信号，更能突出肌瘤的对比和边界（图2-2-9 B）。

【鉴别诊断】

·宫颈癌·　宫颈癌CT表现为宫颈增大，边缘不规则，可见中等密度的肿块，如出现坏死则可见低密度灶；增强后可见不规则或均匀强化[4]。

（二）多发性子宫肌瘤

【CT表现】

1.CT平扫　多发性子宫肌瘤通常表现为子宫体的不对称性增大，子宫体表面有多个类圆形的突起，周围邻近组织器官受到一定程度的推移，肌瘤通常表现为与肌层相等的密度，边界不清，有时可见斑片状的低密度影（图2-2-10 A、C、E）。

2.CT增强扫描　多发性子宫肌瘤的CT增强扫描图像具有一定的信号特点，由于不同类型和不同部位肌瘤的血供差异，可表现为多个不同密度差异的类圆形，不同肌瘤间边界可相对清晰，有时可见高密度的血管影（图2-2-10 B、D、F）。

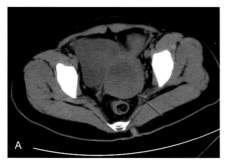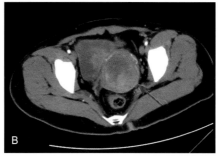

图2-2-9　子宫颈部肌瘤

A.CT平扫横断位；B.CT增强扫描横断位

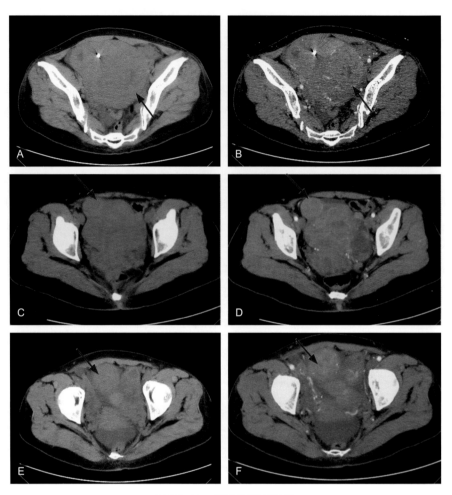

图 2-2-10 多发性子宫肌瘤

A. CT 平扫横断位；B. CT 增强扫描横断位；C. CT 平扫横断位；D. CT 增强扫描横断位；E. CT 平扫横断位；F. CT 增强扫描横断位

【鉴别诊断】

·子宫平滑肌肉瘤· 患者年龄通常较大，与子宫肌瘤影像学表现相似，但肿块体积较大，形态不规则、分叶，瘤内坏死更明显，血管丰富，强化显著。

·转移瘤· 实性为主的不规则分叶状肿块，多两侧受累，境界不清，密度极不均匀，并多累及子宫直肠窝、子宫浆膜下，可伴"网膜饼征"。增强扫描后呈明显不均匀强化，常见腹水。通过上述特征性改变，与多发性子宫肌瘤易于鉴别[5]。

（符忠祥 韩志刚 王 伊）

参考文献

[1] 宦坚, 张博, 张伟, 等. 巨大浆膜下子宫肌瘤的 CT 诊断及鉴别诊断 [J]. 实用放射性杂志, 2010, 26(9):1308-1311.

[2] Yen P, Khong K, Lamba R, et al.Ovarian fibromas and fibrothecomas: sonographic correlation with CT and MRI[J]. J Ultrasound Med, 2013, 32:13-18.

[3] 丁长青, 史志卫, 戴雪艳. 原发性卵巢恶性肿瘤的 CT 诊断 [J]. 中华实用诊断与治疗杂志, 2006, 20(4):263-264.

[4] Pannu H K, Corl F M, Fishman E K.CT evaluation of cervical cancer: spectrum of disease[J]. Radiographics, 2001, 21(5):1155-1168.

[5] Husband J E.CT/MRI of nodal metastases in pelvic cancer[J]. Cancer Imaging, 2002, 2:123-129.

第二章

第三节
子宫肌瘤的超声诊断

一、子宫肌壁间肌瘤

【超声表现】

子宫增大伴低回声肿块，多为圆形或椭圆形，边界清晰，周边可见低回声晕（图 2-3-1 A），彩色多普勒血流成像（color Doppler flow imaging，CDFI）显示周边见环状或半环状血流信号，合并变性后旋涡状结构消失，合并囊性变性内部出现无回声（图 2-3-1 B），脂肪变性回声增强（图 2-3-1 C），钙化时肌瘤周边见弧形强回声（图 2-3-1 D），红色变性时血供丰富，短期内生长迅速（图 2-3-1 E），富细胞型子宫肌壁间肌瘤回声较均匀，血供较丰富（图 2-3-1 F）。

【鉴别诊断】

·子宫腺肌瘤·　子宫不同程度增大，形态多不规则，与肌层无明显分界，宫腔线呈弓形，内部回声无明显的旋涡状结构（图 2-3-2 A），无明显声衰减，仅见散在点状血流信号。

·子宫内膜间质肉瘤·　子宫增大，形态不规则，病灶位置各异，较大时宫腔及肌层均可累及（图 2-3-2 B），肿块与肌层分界不清（图 2-3-2 C），内部回声均匀，或因出血、坏死或囊性变，内部回声混杂，CDFI 显示肿块内较丰富的条状、树枝状血流信号。

二、子宫黏膜下肌瘤

【超声表现】

宫腔内低回声或者不均质回声区，多呈圆形或椭圆形，大部分边界清晰，可见包膜回声，部分脱落至宫颈管内的黏膜下肌瘤可见蒂及其附着部位，CDFI 显示病灶周围可见环状或散在血流信号（RI>0.50）。带蒂的黏膜下肌瘤蒂部可见较丰富的条状血流信号。根据荷兰 HaarIem 国际宫腔镜培训中心的分型标准[1]，子宫黏膜下肌瘤分为：0 型扫描黏膜下肌瘤（图 2-3-3 A），Ⅰ 型扫描黏膜下肌瘤（图 2-3-3 B），Ⅱ 型扫描黏膜下肌瘤（图 2-3-3 C）。

【鉴别诊断】

·子宫内膜息肉·　宫腔内高回声区，大小不等，单发或者多发，部分有细蒂，蒂部与

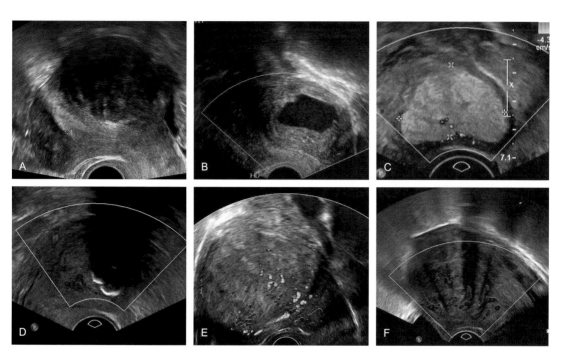

图 2-3-1　子宫肌壁间肌瘤

A. 子宫肌壁间肌瘤；B. 囊性变性；C. 脂肪变性；D. 钙化；E. 红色变性；F. 富细胞型

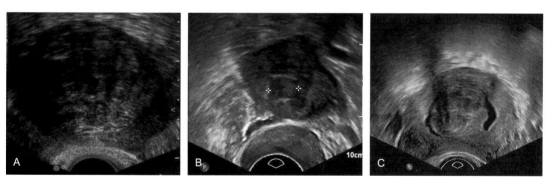

图 2-3-2　子宫肌壁间肌瘤鉴别诊断

A. 子宫腺肌瘤；B. 子宫内膜间质肉瘤；C. 子宫平滑肌肉瘤

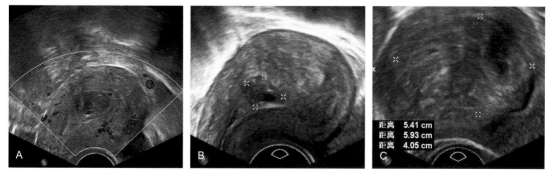

图 2-3-3　子宫黏膜下肌瘤

A. 0 型子宫黏膜下肌瘤；B. Ⅰ型子宫黏膜下肌瘤；C. Ⅱ型子宫黏膜下肌瘤

子宫内膜相连，病灶与子宫肌层分界较清楚、边界清晰、表面光滑（图 2-3-4 A）。

·**子宫肌壁间肌瘤**· 子宫肌壁间肌瘤压向宫腔时需与扫描黏膜下肌瘤鉴别，前者宫腔线可显示，并因受压呈弓形（图 2-3-4 B）。

·**子宫恶性肿瘤**· 子宫增大，形态不规则，病灶位置各异，较大时宫腔及肌层均可累及，病灶位置随病情发展可以发生改变，肿块多数呈低回声，少数呈稍增强回声，与肌层分界不清，内部回声均匀，或出现混杂回声，CDFI 显示肿块内较丰富的条状、树枝状血流信号（图 2-3-4 C）。

三、子宫浆膜下肌瘤

【超声表现】

扫描浆膜下肌瘤呈圆形或椭圆形，边界清楚，有包膜，向子宫外突出，与子宫肌层分界明显，多呈低回声，内部呈旋涡状结构及声衰减（图 2-3-5 A），可见低回声或等回声条索与子宫相连，条索外膜一端延续于子宫浆膜，另一端包绕肿块，其轮廓呈哑铃状。CDFI 可见蒂内动脉来源于子宫（图 2-3-5 B），可合并囊性变性（图 2-3-5 C）。

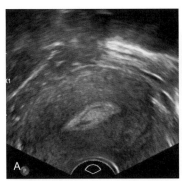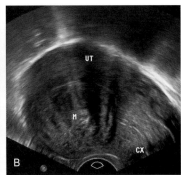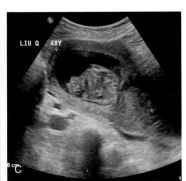

图 2-3-4 子宫黏膜下肌瘤鉴别诊断

A.子宫内膜息肉；B.子宫肌壁间肌瘤压向宫腔；C.子宫肉瘤

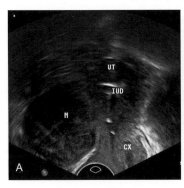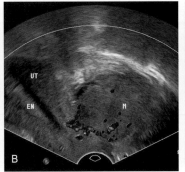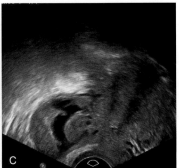

图 2-3-5 子宫浆膜下肌瘤

A.浆膜下肌瘤前壁外突；B.浆膜下肌瘤蒂部血供；C.浆膜下肌瘤合并囊性变性

【鉴别诊断】

·卵巢肿瘤· 如果实性肿块与子宫无关联，活动不一致，可能来源于卵巢（图 2-3-6 A）。浆膜下肌瘤活动度大，可见蒂部回声及血供，同时可显示同侧正常形态及大小的卵巢。卵巢肿瘤较大时形态不规则，回声杂乱，无包膜。

·阔韧带肌瘤· 如果探头加压后肿块与子宫活动度一致，可能为阔韧带肌瘤，阔韧带肌瘤往往可以探及同侧正常卵巢。阔韧带肌瘤伴囊性变性，内部出现多个无回声区（图 2-3-6 B）。

·残角子宫畸形· 残角子宫畸形无宫腔者需要与浆膜下肌瘤鉴别，可以在子宫一侧出现实质性肿块（图 2-3-6 C），但子宫观察无蒂部连接及蒂部血供。

四、子宫颈部肌瘤

【超声表现】

子宫颈部肌瘤声像图上呈椭圆形或类圆形低回声肿块（图 2-3-7 A），内部可见液性暗区，与周围组织分界明显（图 2-3-7 B），CDFI 显示为周边环状血流或内部条状血流，可显示较丰富的血流信号（图 2-3-7 C），周边或内部可见强回声斑块，为合并脂肪变性所致。

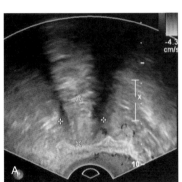 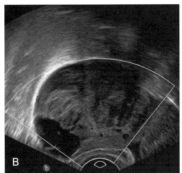 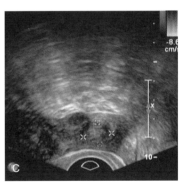

图 2-3-6 子宫浆膜下肌瘤鉴别诊断

A.卵巢卵泡膜细胞瘤；B.阔韧带肌瘤囊性变性；C.左侧残角子宫伴肌瘤

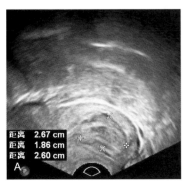 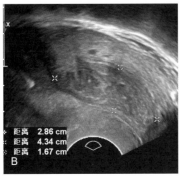 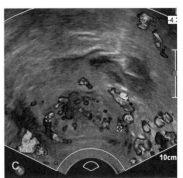

图 2-3-7 子宫颈部肌瘤

A.宫颈黏膜下肌瘤；B.宫颈黏膜下肌瘤；C.宫颈肌瘤血供丰富

【鉴别诊断】

· 宫颈癌· 宫颈癌呈低回声（图 2-3-8 A），边界不清，形态不规整，与周围组织界限不清，无明显的球体感（图 2-3-8 B），可探及周边淋巴结肿大及膀胱、肠管浸润改变。

· 宫颈息肉· 宫颈息肉为中高回声（图 2-3-8 C），内部回声均匀，边界清晰。部分息肉内见一条与宫颈内膜基底层相连的条状血流信号，少数病例息肉根部见短棒状及条状血流信号（RI>0.6），或者低速静脉血流频谱。

五、阔韧带肌瘤

【超声表现】

阔韧带肌瘤常位于子宫一侧，体积较大，外形呈类球体形或不规则形，以实性低回声或中低回声为主（图 2-3-9 A），回声均匀或不均匀，呈旋涡状结构，并可见"栅栏征"，易发生变性使瘤体内部回声表现复杂（图 2-3-9 B），强回声或高回声区（图 2-3-9 C），可有不规则无回声，后方常有不同程度回声衰减，边界清晰或模糊不清，有假包膜。子宫大小正常，子宫体及子宫颈易被肿物推挤到健侧而变得狭长。CDFI 显示瘤体内的血流与子宫不相

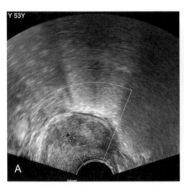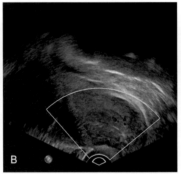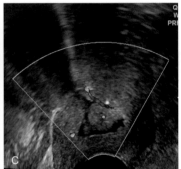

图 2-3-8 子宫颈部肌瘤鉴别诊断

A. 宫颈癌；B. 宫颈癌；C. 宫颈息肉

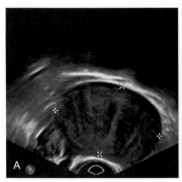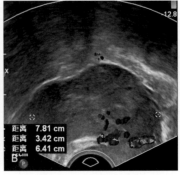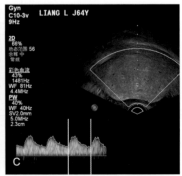

图 2-3-9 阔韧带肌瘤

A. 阔韧带肌瘤；B. 阔韧带肌瘤玻璃样变；C. 阔韧带肌瘤脂肪变性

通，为真性阔韧带肌瘤，频谱多普勒超声可检出低阻力动脉频谱。

【鉴别诊断】

·卵巢肿瘤· 如果实性肿块与子宫无关联，活动不一致，可能来源于卵巢，如果探头加压后肿块与子宫活动度一致，可能为阔韧带肌瘤。阔韧带肌瘤往往可以探及同侧正常卵巢，体积较大的卵巢肿瘤形态不规则，无包膜。

·子宫浆膜下肌瘤· 浆膜下肌瘤向子宫外突出（图 2-3-10 A），活动度大，瘤体的彩色血流与子宫相通（图 2-3-10 B）。

·阔韧带腺肌瘤· 子宫内膜异位至阔韧带，可形成阔韧带腺肌瘤，表现为宫体一侧的低回声肿块，内见多个无回声区，为子宫内膜异位病灶（图 2-3-10 C）。

·腹膜后肿瘤及小肠间质瘤· 后腹膜肿瘤活动度差，与子宫关系不密切。小肠间质瘤血供较丰富，彩色血流信号以周边为主。

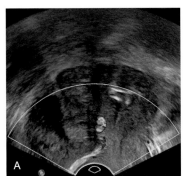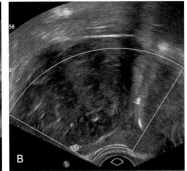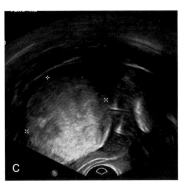

图 2-3-10　阔韧带肌瘤鉴别诊断

A.子宫浆膜下肌瘤；B.子宫浆膜下肌瘤（彩色血流与子宫相通）；C.阔韧带腺肌瘤

六、子宫肌瘤病

【超声表现】

子宫肌瘤病的主要特点是子宫弥漫性增大，肌层布满无数个边界不清的低回声肿块，直径多小于 3 cm（图 2-3-11 A）。

【鉴别诊断】

·多发性子宫肌瘤· 子宫增大，回声不均匀，肌瘤包膜完整，有典型的旋涡状或栅栏状结构，与子宫肌层分界清晰（图 2-3-11 B）。

·静脉血管内平滑肌瘤病· 患者多为 40~50 岁，半数以上有宫外生长，多累及阔韧带静脉，少数向下腔静脉及心脏延伸，术后有复发倾向。

·子宫内膜间质肉瘤· 子宫增大，形态不规则，病灶位置各异，较大时宫腔及肌层均可累及，病灶位置随病情发展可以发生改变，与肌层分界不清，内部回声均匀（图 2-3-11 C）或出现混杂回声。

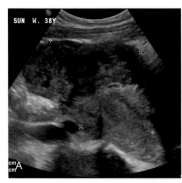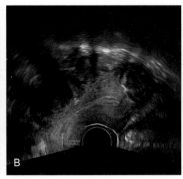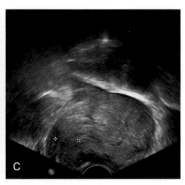

图 2-3-11　子宫肌瘤病鉴别诊断

A. 子宫肌瘤病；B. 多发性肌壁间子宫肌瘤；C. 子宫内膜间质肉瘤

· 子宫肌层肥厚 ·　子宫增大，肌层弥漫性增厚，但无结节表现。

· 子宫腺肌病 ·　肌层弥漫性增厚，形成腺肌瘤时可见低回声结构，占位效应不明显，肿块无明显边界。

七、子宫静脉血管平滑肌瘤病

【超声表现】

世界卫生组织（World Health Organization，WHO）2014 年发布了《第 4 版 WHO 女性生殖器官肿瘤组织学分类》，根据子宫静脉血管平滑肌瘤病的组织学表现特点，将其归类为平滑肌瘤生长结构异常的良性病变[2]，但具有蔓延性生长、易复发等不良生物学行为，可沿子宫静脉、髂静脉生长累及下腔静脉，少数肿瘤可蔓延至右心房和肺动脉。

本病好发于 40~50 岁，根据瘤体形态及分布位置的不同分为以下 3 种类型[3]。①实体型，宫体或宫颈旁实性低回声肿块，其内见多数大小不等的厚壁血管（图 2-3-12 A）。②腹膜播散型，沿子宫静脉走行的串珠样多发结节。③活动性血栓型，肿块呈条索状沿子宫静脉走行。子宫静脉血管平滑肌瘤病子宫切除术后复发，盆腔内见多个低回声肿块（图 2-3-12 B、C）。

【鉴别诊断】

· 子宫平滑肌瘤 ·　实体型子宫静脉血管平滑肌瘤病易发生于宫颈及宫体旁区域，需与宫颈肌瘤、子宫浆膜下肌瘤及阔韧带肌瘤鉴别，前者肿块内部多见裂隙样无回声，CDFI 可测及静脉血流。静脉型和活动性血栓型子宫静脉血管平滑肌瘤病常表现为静脉管腔内见肿物回声，而子宫平滑肌瘤没有此种特征。

· 卵巢肿瘤 ·　实体型子宫静脉血管平滑肌瘤病可表现为附件区实质性肿块，需与卵巢肿瘤鉴别，其内部多发的裂隙状无回声，需与性索来源的卵巢肿瘤鉴别，而前者通过仔细观察能够探及两侧正常形态的卵巢组织，使用经阴道超声有助于两者之间的鉴别诊断。

· 静脉血栓 ·　结合静脉血栓的临床表现及 D- 二聚体检测有助于鉴别诊断。

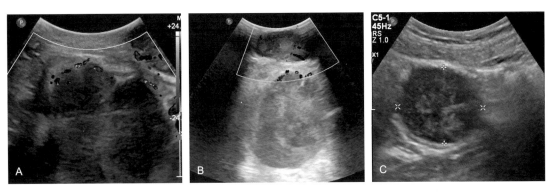

图 2-3-12 子宫静脉血管平滑肌瘤血管病
A. 实体型；B. 腹膜播散型；C. 腹膜播散型（术后复发）

（孙立群 王亚梅）

参考文献

[1] Wamsteker K, Emanuel M H, de Kruif J H.Transcervical hysteroscopic resection of submucous fibroids for abnormal uterine bleeding: results regarding the degree of intramural extension[J]. Obstet Gynecol, 1993, 82(5):736-740.

[2] Lu Z, Chen J.Introduction of WHO classification of tumours of female reproductive organs, fourth edition [J]. Zhonghua Bing Li Xue Za Zhi, 2014, 43(10):649-650.

[3] 刘爽, 吴青青, 詹阳, 等. 子宫静脉血管平滑肌瘤病的超声特征分析 [J]. 中国超声医学杂志 (电子版), 2017, 8(14):630-650.

第二章

第三章
子宫腺肌病（瘤）的影像学诊断

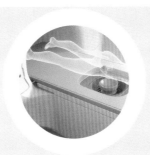

　　子宫腺肌病尤其是子宫腺肌瘤与子宫肌瘤的临床症状和体征相似，且部分病例与子宫肌瘤合并存在，因此单纯依靠临床症状和体征作出诊断存在一定难度。子宫腺肌病（瘤）一直以来诊断的金标准为病理诊断。随着高分辨率影像技术的迅猛发展，对可疑子宫腺肌病（瘤）者，可借助临床症状和影像诊断等非手术检查明显提高诊断的准确率。影像学诊断可实现诊断和鉴别诊断，有助于治疗方案的制订；判断病灶范围及程度，帮助研究病变与症状的关系；动态监测保守治疗的效果。目前MRI、超声尤其是阴道超声，是诊断子宫腺肌病（瘤）较为理想的无创性检查方法。本章主要介绍 MRI、CT、超声在子宫腺肌病（瘤）的应用。

第一节
子宫腺肌病（瘤）的 MRI 诊断

　　子宫腺肌病（adenomyosis）又称为子宫内膜异位症（endometriosis interna），是指正常子宫内膜组织因某种因素侵入异位子宫肌层并在其中生长的一种良性疾病，通常伴随邻近平滑肌细胞的增生和肥大。根据子宫腺肌病生长方式不同又可分为弥漫型和局限型两种，后者常呈结节状，又称子宫腺肌瘤，通常单发，没有假包膜，边界显示不清。子宫腺肌瘤较小时，一般不改变正常子宫的形态，腺肌瘤较大时可引发一侧子宫体局限性的隆起。子宫腺肌病患者的临床表现，除了与子宫肌瘤患者的月经量增多、经期延长等症状相似外，通常表现为痛经，且进行性加重，主要由于子宫内膜侵入肌层、经期内生长于肌层内的内膜反复出血引起。妇科检查可发现子宫均匀性增大或局限性结节隆起，质硬有压痛，经期时压痛尤为明显。实验室检查 CA125 水平明显升高亦提示该病的可能，但由于缺乏特异性，且可与多种妇科疾病同时发生，临床诊断较为困难。MRI 检查病变呈弥漫性、病灶边界不清、结合带厚度 >12 mm、内膜基底部毛躁、T1WI 病灶内有点状高信号，这 5 个观察指标最能提示为子宫腺肌病，可作为该病的诊断依据。T2WI 病灶内弥漫圆点状高信号似"满天繁星"、子宫外形轮廓形态光整等对其诊断也有较大的诊断价值。因此 MRI 目前是国内外公认诊断子宫腺肌病可靠的非创伤性方法。

一、子宫腺肌病

【MRI 表现】

　　常规 T1WI 成像对子宫腺肌病诊断具有较大的意义。子宫腺肌病通常呈稍均匀的等低信号，其内可见特征性的粟粒状、散在点状（图 3-1-1 A）或斑片状（图 3-1-1 G）高信号，提示异位内膜组织内发生小的点状出血。

　　T2WI 成像以矢状位为最佳。通常显示子宫内膜由宫腔向宫壁异位的通道都发生形态学改变，相邻的结合带模糊且厚度 ≥ 12 mm，子宫内膜基底部变毛糙。子宫腺肌病呈弥漫性生长，没有假包膜，边界不明显，可累积子宫体一侧，同时可伴随邻近肌层组织增生和肥大（图 3-1-1 H、I），也可累及子宫体两侧甚至整体子宫肌层（图 3-1-1 B、C）。当腺肌病范围较小时，一般不改变正常子宫的形态（图 3-1-1 M、N），腺肌病范围较大时可引发一侧子宫体局限性的隆起或子宫体弥漫性扩大呈均匀型或球型增大（图 3-1-1 H、I）。T2WI 成像上子宫腺肌病通常呈相对规则的高低混杂信号，其中高信号为出血点（图 3-1-1 I、O）。

相比子宫肌瘤，DWI功能成像对子宫腺肌病的诊断具有一定的特异性，其信号特点通常表现为相对肌层的等信号或稍低信号，其内可见点状稍高信号出血灶（图3-1-1 D、J、P）。

由于腺肌病的出血点都相对较小，以及MRI容积效应的影响，子宫腺肌病T1WI增强通常显示为相对均匀的等高信号（图3-1-1 E），部分可见无灌注的稍低信号出血点（图3-1-1 K、L）。同时由于腺肌病起源于内膜侵入肌层，以及腺肌病生长大小和位置等差异，因此在增强早期可见正常肌层和腺肌病区相对不明显的高低信号差异，部分呈现相对肌层的稍低信号（图3-1-1 F），部分显示为相对肌层的稍高信号（图3-1-1 Q、R）。

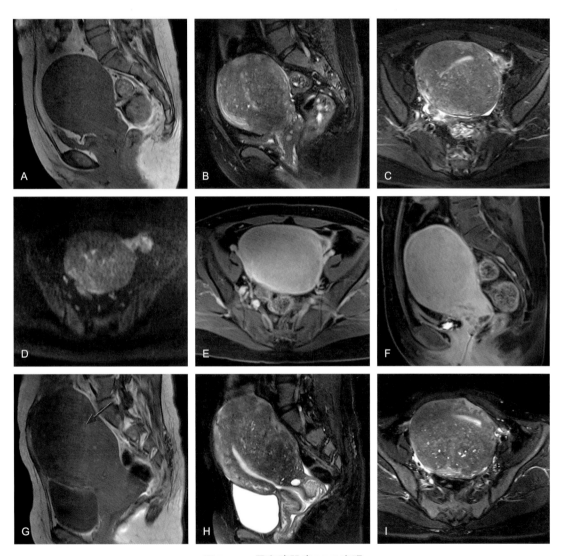

图 3-1-1　子宫腺肌病 MRI 表现

A. T1WI 矢状位；B. T2WI_FS 矢状位；C. T2WI_FS 横断位；D. DWI 横断位（b=800 s/mm²）；E. T1WI_FS+C 横断位；F. T1WI_FS+C 矢状位；G. T1WI 矢状位；H. T2WI_FS 矢状位；I. T2WI_FS 横断位

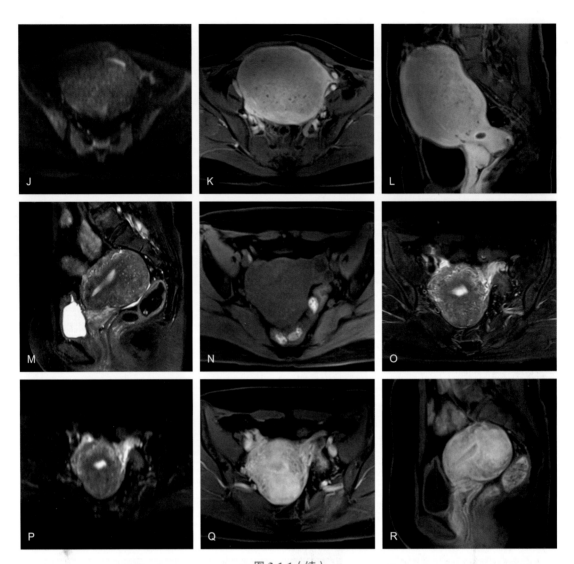

图 3-1-1（续）

J. DWI 横断位（b=800 s/mm²）; K. T1WI_FS+C 横断位; L. T1WI_FS+C 矢状位; M. T2WI_FS 矢状位; N. T1WI 横断位; O. T2WI_FS 横断位; P. DWI 横断位（b=800 s/mm²）; Q. T1WI_FS+C 横断位; R. T1WI_FS+C 矢状位

二、子宫腺肌瘤

【MRI 表现】

子宫腺肌瘤的常规 T1WI 成像特点类似于子宫腺肌病，腺肌瘤整体呈稍均匀的等低信号，其内可见特征性的粟粒状或斑片状高信号出血灶（图 3-1-2 A、D）。

T2WI 成像显示子宫腺肌瘤与子宫腺肌病存在一定的差异，子宫腺肌瘤通常生长相对局限，似可见一定的边界，但无明显的假包膜（图 3-1-2 B、E）。子宫腺肌瘤通常单发，呈类圆形或椭圆形，通常仅累及子宫体一侧，不会累积整个子宫肌层，邻近组织无明显的增生和肥大（图 3-1-2 J）。T2WI 成像上子宫腺肌瘤信号特点与子宫腺肌病类似，通常呈均匀的等低信号，其内可见相对规则的散状高信号出血灶（图 3-1-2 E、F）。

　　DWI 功能成像（图 3-1-2 C、G）和 T1WI 增强成像（图 3-1-2 H、M、N、O）信号特点类似于子宫腺肌病。

【鉴别诊断】

　　· 子宫肌瘤 ·　子宫腺肌瘤与常见的子宫肌瘤不难鉴别，两者可以通过 T1WI 成像特点进行区分。子宫腺肌瘤在 T1WI 成像上表现为特征性的点状或小斑片状高信号出血灶，而子宫肌瘤通常在 T1WI 成像上表现为均匀的等信号。在 T2WI 成像上子宫腺肌瘤的特征表

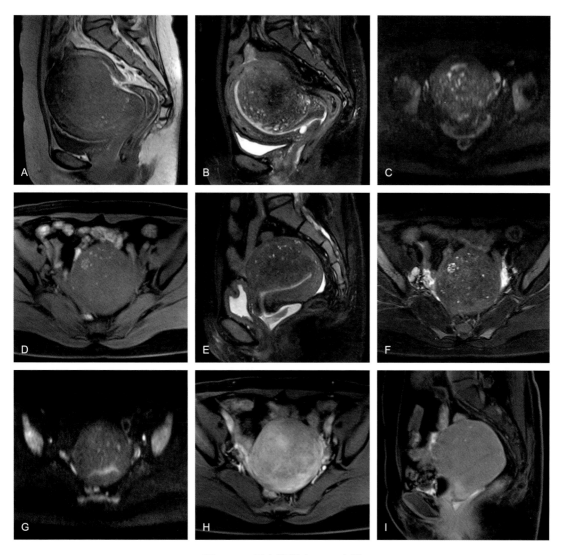

图 3-1-2　子宫腺肌瘤 MRI 表现

A. T1WI 矢状位；B. T2WI_FS 矢状位；C. DWI 横断位（b=800 s/mm²）；D. T1WI_FS 横断位；E. T2WI_FS 矢状位；F. T2WI_FS 横断位；G. DWI 横断位（b=800 s/mm²）；H. T1WI_FS+C 横断位；I. T1WI_FS+C 矢状位

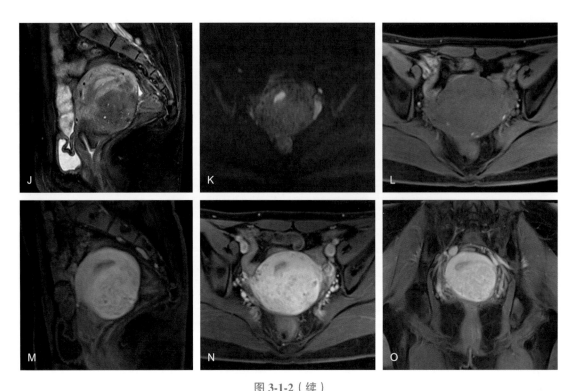

图 3-1-2（续）

J. T2WI_FS 矢状位；K. DWI 横断位（b=800 s/mm^2）；L. T1WI_FS 横断位；M. T1WI_FS+C 矢状位；N. T1WI_FS+C 横断位；O. T1WI_FS+C 冠状位

现为多发散在高信号出血灶，而子宫肌瘤则表现为相对均匀的等信号，部分可见片状或斑片状的高信号囊变坏死区。同时，两者在 DWI 功能成像上也表现出类似的差异。

三、子宫腺肌病（瘤）合并子宫肌瘤

有研究显示，约有 30% 的子宫腺肌病（瘤）患者合并有子宫肌瘤，且与单一的子宫腺肌病（瘤）或肌瘤间，两者间无明显的相关性，实际 MRI 诊断上也不难鉴别[1, 2]。

【MRI 表现】

常规 T1WI 成像可以清楚显示子宫腺肌病（瘤）的典型信号特点，但对合并的子宫肌瘤显示不敏感，通常显示为相对均匀的等信号（图 3-1-3 A）。

T2WI 成像可以清楚显示腺肌病（瘤）和合并肌瘤的信号特点，其中合并的子宫肌瘤类型不一，可以是黏膜下、肌壁间或浆膜下肌瘤，或者多发性肌瘤（图 3-1-3）等。

子宫腺肌病（瘤）与合并的子宫肌瘤的 T2WI 成像、DWI 功能成像和 T1WI 增强成像信号特点类似于肌瘤和腺肌病（瘤）的信号特点，两者间信号差异无明显的相关性（图 3-1-4）。

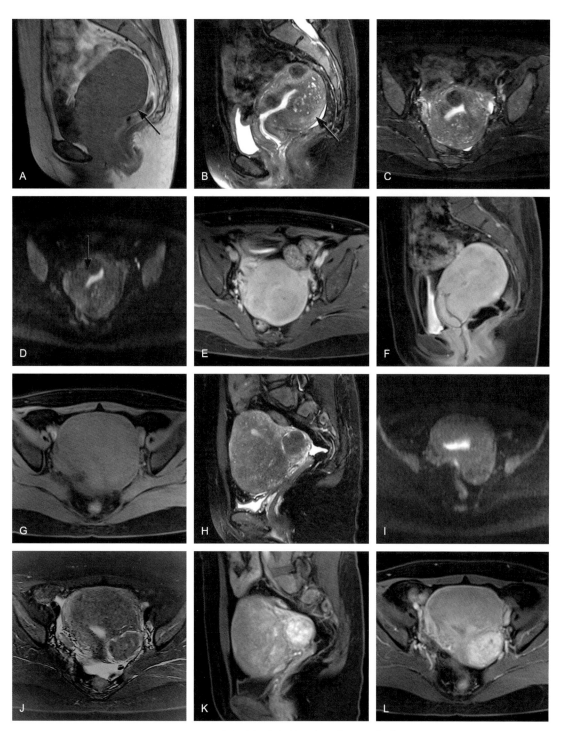

图 3-1-3 子宫腺肌病合并子宫肌瘤 MRI 表现

A. T1WI 矢状位；B. T2WI_FS 矢状位；C. T2WI_FS 横断位；D. DWI 横断位（b=800 s/mm²）；E. T1WI_FS+C 横断位；F. T1WI_FS+C 矢状位；G. T1WI 横断位；H. T2WI_FS 横断位；I. DWI 横断位（b=800 s/mm²）；J. T2WI_FS 横断位；K. T1WI_FS+C 矢状位；L. T1WI_FS+C 横断位

第三章

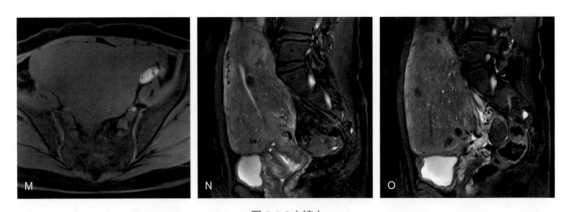

图 3-1-3（续）
M. T1WI_FS 横断位；N. T2WI_FS 矢状位；O. T2WI_FS 矢状位

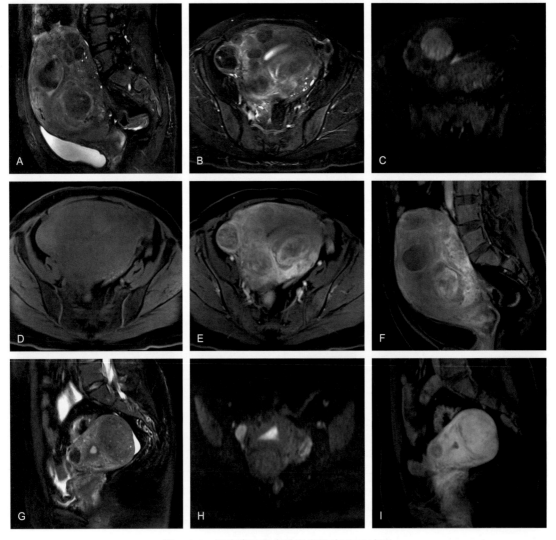

图 3-1-4　子宫腺肌瘤合并子宫肌瘤 MRI 表现
A. T2WI_FS 矢状位；B. T2WI_FS 横断位；C. DWI 横断位（b=800 s/mm²）；D. T1WI_FS 横断位；E. T1WI_
FS+C 横断位；F. T1WI_FS+C 矢状位；G. T2WI_FS 矢状位；H. DWI 横断位（b=800 s/mm²）；I. T1WI_FS+C 矢状位

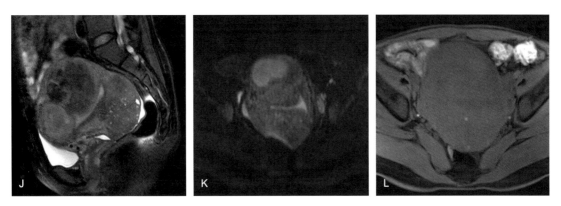

图 3-1-4（续）

J. T2WI_FS 矢状位；K. DWI 横断位（b=800 s/mm^2）；L. T1WI_FS 横断位

（许永华　杨利霞　程　禹　王　伊）

参考文献

[1] Scarperi S, Pontrelli G, Campana C, et al. Laparoscopic radiofrequency thermal ablation for uterine adenomyosis[J]. JSLS, 2015, 19(4):00071.

[2] Yavuzcan A, Caglar M, Ustün Y, et al. Evaluation of the outcomes of laparoscopic hysterectomy for normal and enlarged uterus (>280 g)[J]. Arch Gynecol Obstet, 2014, 289(4):831-837.

第三章

第二节
子宫腺肌病（瘤）的 CT 诊断

子宫腺肌病及子宫腺肌瘤通过 CT 很难实现准确的鉴别及精确诊断。尽管 CT 成像具有更高的组织分辨率，但 CT 成像上并不能观察到 MRI T1WI 成像上比较典型的点状或斑片状的高信号出血灶。

【CT 表现】

1. CT 平扫　子宫腺肌病（瘤）通常表现为子宫体轮廓不规整或弥漫性均匀性增大，子宫壁增厚，子宫体表现为均一的信号密度，未见明显的边界或假包膜（图 3-2-1 A、C、E）。

2. CT 增强扫描　子宫腺肌病（瘤）在 CT 增强扫描后表现为子宫肌层内密度不均，不均匀强化，散在斑点状低密度灶，亦可见局限性结节状，其强化密度不均，可见斑点状低密度区（图 3-2-1 B、D、F）。

【鉴别诊断】

·子宫内膜癌·　子宫腔不规则增厚且伴异常强化。多见老年有阴道出血史。

·子宫肌瘤液化坏死·　坏死区域大多呈水样密度，残留的实质部分与正常子宫肌层同步强化。

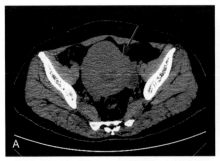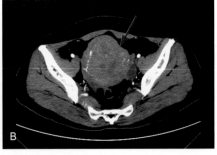

图 3-2-1　子宫腺肌病（瘤）CT 表现
A. CT 平扫横断位；B. CT 增强扫描横断位

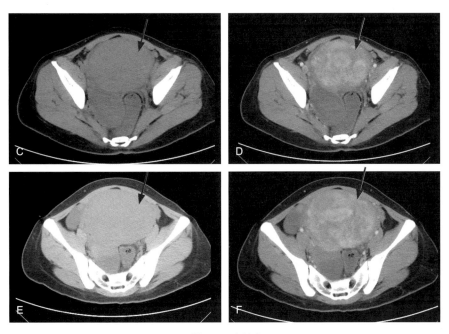

图 3-2-1（续）

C. CT 平扫横断位；D. CT 增强扫描横断位；E. CT 平扫横断位；F. CT 增强扫描横断位

（符忠祥 韩志刚 王 伊）

第三节
子宫腺肌病（瘤）的超声诊断

　　超声检查是妇科疾病最常见的检查方法和手段，腹部超声有时很难对子宫腺肌病（瘤）、子宫平滑肌瘤做出准确的鉴别诊断，而阴道超声具有频率高、分辨率好、声像图清晰的优势，为子宫腺肌病诊断提供了很好的检查途径，提高了超声诊断符合率。

一、弥漫型子宫腺肌病

【超声表现】

　　子宫肌层弥漫性回声不均匀，分为对称性和不对称性，子宫增大，形态饱满，子宫后壁肌层增厚明显，有时可以观察到内膜周围 ≥ 12 mm 的低回声晕（图 3-3-1 A）。内膜回声呈线性或结节状（图 3-3-1 B），子宫肌层肥大增厚，内见呈岛屿状的子宫内膜回声。"百叶窗"征可能是内膜组织的增生性反应形成的线性条纹（图 3-3-1 C）。

【鉴别诊断】

　　·弥漫型子宫肌瘤病·　子宫弥漫性增大，肌层布满无数个边界不清的小肌瘤，直径多小于 3 cm。

　　·子宫肌层肥厚·　子宫增大，肌层弥漫性增厚，呈对称性，无明显回声不均匀。

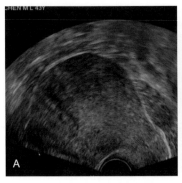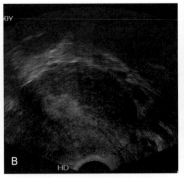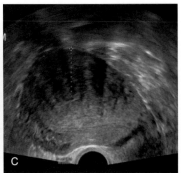

图 3-3-1　弥漫型子宫腺肌病

A. 内膜增厚；B. 前壁内膜结节状增厚；C. 后壁内膜"百叶窗"征

二、子宫腺肌瘤

【超声表现】

子宫呈不同程度的增大，可呈球形，少数为不均匀性增大伴形态改变。病灶部位多位于后壁，子宫肌层明显增厚，宫腔线因后壁增厚常呈弓形，无明显的旋涡状结构，无明显回声衰减。子宫腺肌瘤形态多不规则，边界不清楚，与子宫肌层无明显分界，内部回声不均匀（图 3-3-2 A），CDFI 仅见散在的点状血流信号。

【鉴别诊断】

· 子宫肌壁间肌瘤 · 子宫腺肌瘤无假包膜，内部无旋涡状结构，血流来源于子宫正常血管，肿块周围无环状或半环状血流环绕（图 3-3-2 B）。需观察内部回声与周边组织的关系及血流信号特点，结合病史加以鉴别诊断。

· 子宫恶性肿瘤 · 与肌层分界不清，内部回声均匀，或因出血、坏死或囊性变性出现混杂回声，CDFI 显示肿块内较丰富的条状及树枝状血流信号（图 3-3-2 C）。

三、子宫腺肌病囊肿

【超声表现】

子宫肌层内囊肿或内膜囊肿，子宫肌层回声不均匀，可见小的无回声区，似蜂窝状（图 3-3-3 A），囊壁稍厚且内壁光滑的无分隔，内充满密集点状回声，周边见点线状血流信号。

【鉴别诊断】

· 子宫肌瘤囊性变性 · 子宫肌瘤囊性变性的囊内壁凹凸不平，囊内分隔较多（图 3-3-3 B），血流信号较丰富，呈半环状。

· 剖宫产瘢痕憩室 · 病灶位于子宫前壁峡部肌层，患者有剖宫产史，子宫瘢痕处可见一个或多个无回声，相通或不相通，与宫腔可相通，也可不相通（图 3-3-3 C），结合病史和临床症状比较容易鉴别。

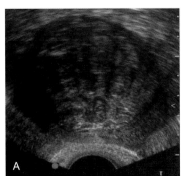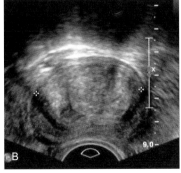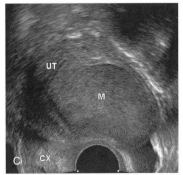

图 3-3-2 子宫腺肌瘤鉴别诊断

A. 子宫腺肌瘤；B. 子宫肌壁间肌瘤；C. 子宫内膜间质肉瘤

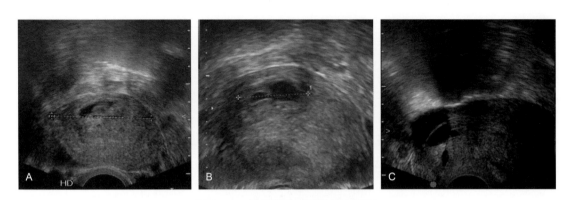

图 3-3-3　子宫腺肌病囊肿鉴别诊断

A. 子宫腺肌病囊肿；B. 子宫肌壁间肌瘤囊性变性；C. 剖宫产瘢痕憩室

（孙立群　熊明涛）

第四章
超声消融治疗子宫肌瘤

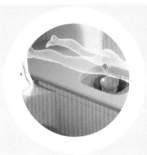

　　聚焦超声消融技术作为具有微无创理念的新兴治疗技术之一，2004 年 FDA 批准 MRI 引导聚焦超声可临床应用于子宫肌瘤的消融治疗。目前该技术已成为全球范围内治疗子宫肌瘤可选择的治疗手段。基于聚焦超声消融技术非侵入性的特点，再加上其在影像引导下能够精准聚焦靶点、消融适形可控，因此原先被认定为不适合或消融困难类型的子宫肌瘤，如宫颈肌瘤（特殊位置）、子宫肌瘤病、部分巨大肌瘤、浆膜下肌瘤、阔韧带肌瘤以及 0 型黏膜下肌瘤等，均可实现较为满意的治疗效果。各种类型子宫肌瘤超声消融情况分述如下。

第一节
超声消融治疗黏膜下子宫肌瘤

─── 病例 1　0 型黏膜下肌瘤 ───

【病历摘要】

患者，女性，41 岁。2 年前无诱因出现经期延长，伴经量增多及少量凝血块。四肢乏力，重度贫血。超声消融治疗后随访，患者出血及贫血症状明显改善。

【治疗前评估】

MRI 显示多发带蒂黏膜下肌瘤位于宫腔内，T2WI 为等信号（图 4-1-1 A），最大肌瘤直径约 10 mm。增强扫描显示黏膜下肌瘤逐渐强化且部分血供丰富（图 4-1-1 B、C）。治疗前预测较难消融。

【治疗要点】

1. 超声消融治疗参数　平均功率：219 W，超声辐照时间：2 703 秒，治疗时间：153 分钟，总能量：592 670 J。

2. 超声消融治疗技巧　通常黏膜下肌瘤消融所需能量要高于肌壁间肌瘤至少 2 倍以上，防止此类肌瘤复发的关键是从肌瘤蒂的基底部开始进行消融治疗，达到彻底消融灭活的目的。

【治疗后评估】

治疗后 24 小时内 MRI 复查　前腹壁软组织明显水肿（图 4-1-2 A）。黏膜下肌瘤消融率高达 99%，肌瘤相邻内膜未强化，提示部分内膜被消融组织凝固坏死（图 4-1-2 B、C）。

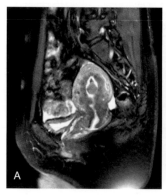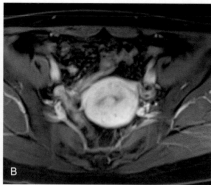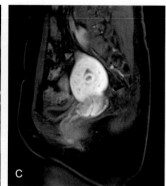

图 4-1-1　0 型黏膜下肌瘤治疗前
A. T2WI 矢状位；B. T1WI+C 横断位；C. T1WI+C 矢状位

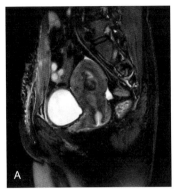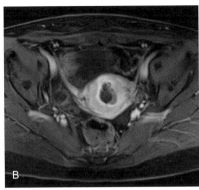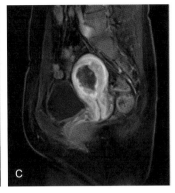

图 4-1-2　0 型黏膜下肌瘤治疗后 24 小时内复查
A. T2WI 矢状位；B. T1WI+C 横断位；C. T1WI+C 矢状位

【专家点评】

• 子宫肌瘤完全在子宫腔里面而且还有蒂相连（0 型黏膜下子宫肌瘤），最适合的治疗方案应该是宫腔镜下肌瘤剔除术。由于聚焦超声辐照时的超声机械冲击波会影响肌瘤位置的稳定性，可能使焦域相对移动，治疗有一定难度，一般不建议此类型肌瘤选择超声消融治疗。

• 本病例曾有多次宫腔镜手术史，黏膜下肌瘤反复复发，贫血症状严重，所以选择聚焦超声消融治疗，以避免反复手术。从本病例的结果来看，治疗效果满意。

------------ 病例 2　Ⅰ型黏膜下肌瘤（1） ------------

【病历摘要】

患者，女性，36 岁。月经量多，中度贫血。

【治疗前评估】

MRI 显示子宫肌瘤自肌层向宫腔内扩展，且大部分（>50%）位于宫腔内，肌瘤最大长径约为 67 mm，肌瘤 T2WI 呈低信号（图 4-1-3 A）。增强扫描显示黏膜下肌瘤血供丰富（图 4-1-3 B）。虽然肌瘤位于黏膜下且血供丰富，但 T2WI 显示肌瘤为低信号，位于子宫前壁，声通道良好，因此超声消融治疗前预测相对容易消融。

【治疗要点】

1. 超声消融治疗参数　平均功率：350 W，超声辐照时间：1 163 秒，治疗时间：58 分钟，总能量：406 870 J。

2. 超声消融治疗技巧　治疗靶点主要集中在黏膜下肌瘤基底部，目的是切断其血液供应，达到理想的消融效果。

【治疗后评估】

治疗后 6 个月 MRI 复查　黏膜下肌瘤大部分排出，子宫体形态也恢复正常，肌壁完整，内膜线清晰，病灶处仅可见很少许残留组织（图 4-1-3 C）。

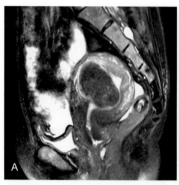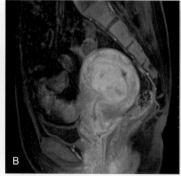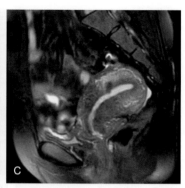

图 4-1-3 Ⅰ型黏膜下肌瘤治疗前（A、B）和治疗后 6 个月复查（C）
A. T2WI 矢状位；B. T1WI+C 矢状位；C. T2WI 矢状位

【专家点评】

● Ⅰ型黏膜下子宫肌瘤可以考虑采用宫腔镜手术或者超声消融，此病例肌瘤较大且为血供丰富类型，宫腔镜手术治疗容易大量出血，而且肌壁间肌瘤部分剔除困难。

● 该患者治疗后复查显示黏膜下子宫肌瘤几乎完全排出，病灶仅留少许组织痕迹。超声消融治疗能够将整个肌瘤消融，坏死的肌瘤组织可通过生理性腔道排出。

病例 3　Ⅰ型黏膜下肌瘤（2）

【病历摘要】

患者，女性，44 岁。月经量大，伴有血块。

【治疗前评估】

MRI 显示子宫黏膜下肌瘤 T2WI 呈不均匀稍低信号，大小约 50 mm（图 4-1-4 A），增强扫描显示肌瘤有假包膜，血供丰富（图 4-1-4 B、C）。肌瘤位于右前壁，声通道良好，因此治疗前预测超声消融肌瘤相对容易。

【治疗要点】

1. 超声消融治疗参数　平均功率：352 W，超声辐照时间：2 400 秒，治疗时间：128 分钟，总能量：844 750 J。

2. 超声消融治疗技巧　从肌瘤边缘血供少的区域布置焦域靶点开始治疗，这样可以有效减少治疗能量，达到较好的消融效果，但仍需注意保护好相邻内膜。

【治疗后评估】

治疗后 24 小时内 MRI 复查　腹壁水肿（图 4-1-5 A）。增强扫描显示肌瘤消融率达99%（图 4-1-5 B、C）。

【专家点评】

● 此病例黏膜下肌瘤宽基底位于肌层，宫腔镜下剔除术很容易发生大出血，风险较高。

第四章

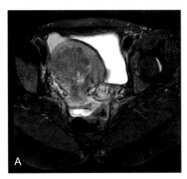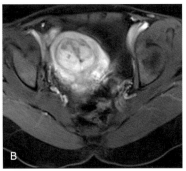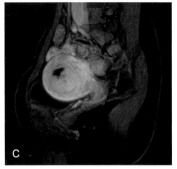

图 4-1-4 Ⅰ型黏膜下肌瘤治疗前
A. T2WI 横断位；B. T1WI+C 横断位；C. T1WI+C 矢状位

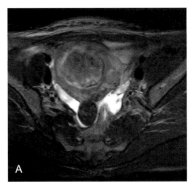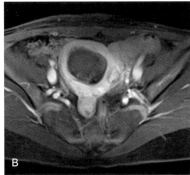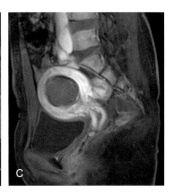

图 4-1-5 Ⅰ型黏膜下肌瘤治疗后 24 小时内复查
A. T2WI 横断位；B. T1WI+C 横断位；C. T1WI+C 矢状位

• 行宫腔镜手术时，为了避免子宫穿孔发生，往往对位于肌壁间的部分不能完全处理。而超声消融治疗能够在安全前提下对Ⅰ型黏膜下肌瘤完全消融，是一种具有前景的治疗方式。

病例 4 Ⅰ型黏膜下肌瘤（3）

【病历摘要】

患者，女性，34 岁。子宫肌瘤剥除术后复发，月经量大伴痛经，偶有恶心、呕吐。治疗后半年随访，痛经消失，月经正常。治疗后 3 年复查，月经量开始增多。

【治疗前评估】

MRI 显示肌瘤为 T2WI 低信号（图 4-1-6 A），虽然肌瘤位于黏膜下且血供较丰富（图 4-1-6 B、C），治疗前预测容易消融。

【治疗要点】

1. 超声消融治疗参数 平均功率：253 W，超声辐照时间：3 000 秒，治疗时间：147 分钟，总能量：757 980 J。

2. 超声消融治疗技巧 治疗靶点主要集中在肌瘤基底部，切断血液供应，用较少的能量，达到消融效果。

【治疗后评估】

1. 治疗后 24 小时内 MRI 复查 腹壁无水肿（图 4-1-7 A），增强扫描显示子宫黏膜下肌瘤消融率达 99%（图 4-1-7 B、C）。

2. 治疗后 6 个月复查 肌瘤缩小约 70%，且增强后肌瘤仍呈无灌注改变（图 4-1-7 D~F）。

3. 治疗后 3 年复查 肌瘤缩小超过 90%，其大部分呈 T1WI 高信号其余小部分呈 T2WI 液性信号（提示该肌瘤未存活复发），但子宫右前壁和底部可见新发的较小肌瘤（图 4-1-7 G~I）。

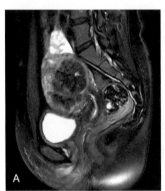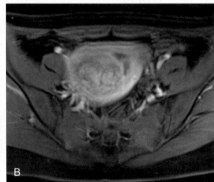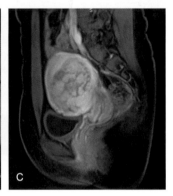

图 4-1-6　Ⅰ型黏膜下肌瘤治疗前
A. T2WI 矢状位；B. T1WI+C 横断位；C. T1WI+C 矢状位

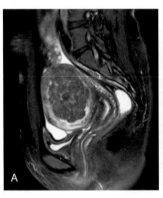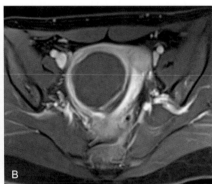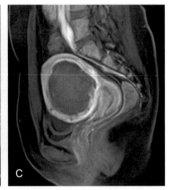

图 4-1-7　Ⅰ型黏膜下肌瘤治疗后 24 小时内（A~C）、6 个月（D~F）及 3 年（G~I）复查
A. T2WI 矢状位；B. T1WI +C 横断位；C. T1WI +C 矢状位

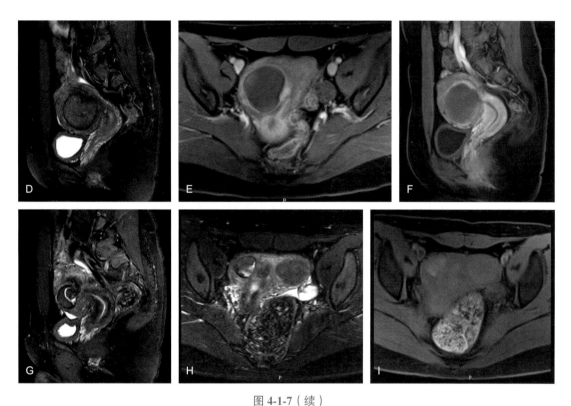

图 4-1-7（续）
D. T2WI 矢状位；E. T1WI +C 横断位；F. T1WI +C 矢状位；G. T2WI 矢状位；H. T2WI 横断位；I. T1WI 横断位

【专家点评】

• 此病例肌瘤较大，压迫宫腔，聚焦超声消融能够将整个肌瘤消融。

• 因此对于较大黏膜下肌瘤适合的方案是首先让肌瘤缩小缓解临床症状，而不是将整个肌瘤消融完全坏死，因为后者在通过生理性腔道排出的过程中可能会在宫颈处嵌顿，反而需要进一步宫腔镜干预。

• 该肌瘤治疗后半年和 3 年复查，肌瘤显著缩小无复发。治疗后 3 年在子宫其他部位发现新肌瘤，且出现相应的症状，结合以往肌瘤剔除复发的病史，说明对此类子宫易发肌瘤体质的患者，无创聚焦超声消融或许是比较适宜的治疗方法。

病例 5　Ⅰ型黏膜下肌瘤（4）

【病历摘要】

患者，女性，30 岁。月经量大伴中度贫血。患者明确生育要求，治疗后月经正常，贫血好转。

第四章

【治疗前评估】

MRI 显示子宫肌瘤 T2WI 为低信号（图 4-1-8 A），肌瘤位于黏膜下且血供丰富（图 4-1-8 B、C），肌瘤位于子宫前壁，声通道较好。治疗前预测容易消融。

【治疗要点】

1. 超声消融治疗参数　平均功率：366 W，超声辐照时间：2 663 秒，治疗时间：135 分钟，总能量：973 370 J。

2. 超声消融治疗技巧　治疗靶区主要布点在黏膜下肌瘤基底部，可以给予较高的声功率。

【治疗后评估】

1. 治疗后 24 小时内 MRI 复查　子宫前壁水肿明显（图 4-1-9 A）。增强扫描显示子宫黏膜下肌瘤消融率达 97%（图 4-1-9 B、C）。

2. 治疗后 6 个月 MRI 复查　子宫黏膜下肌瘤已排出，病灶仅留少许组织痕迹。黏膜下肌瘤基底部后方另外一个肌壁间肌瘤明显缩小。子宫形态恢复正常，肌壁基本完整，内膜线清晰（图 4-1-10）。

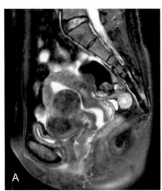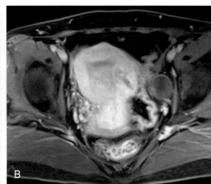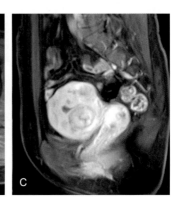

图 4-1-8　Ⅰ型黏膜下肌瘤治疗前
A. T2WI 矢状位；B. T1WI+C 横断位；C. T1WI+C 矢状位

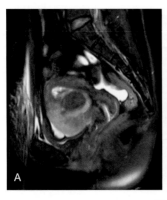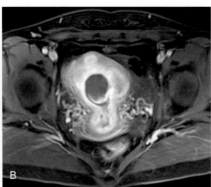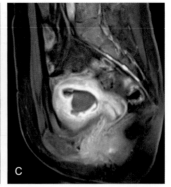

图 4-1-9　Ⅰ型黏膜下肌瘤治疗后 24 小时内复查
A. T2WI 矢状位；B. T1WI+C 横断位；C. T1WI+C 矢状位

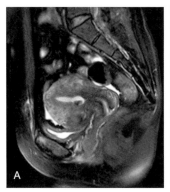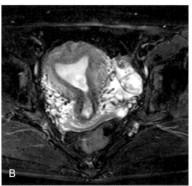

图 4-1-10　Ⅰ型黏膜下肌瘤治疗后 6 个月复查
A. T2WI 矢状位；B. T2WI 横断位

【专家点评】

• 本病例Ⅰ型黏膜下肌瘤相邻肌壁间一个肌瘤，手术剔除肌瘤可能会贯穿整个子宫前壁，增加子宫穿孔的可能性。因此对此类型肌瘤，聚焦超声消融是一种比较好的选择，使正常子宫组织损伤更小，有助于有生育要求的育龄期妇女怀孕。

病例 6　Ⅰ型黏膜下肌瘤（5）

【病历摘要】

患者，女性，39 岁。月经量增多，有剖宫产病史。治疗后 6 个月复查有坏死肌瘤排出，月经量恢复正常。

【治疗前评估】

MRI 显示子宫后壁黏膜下肌瘤 T2WI 呈均匀低信号（图 4-1-11 A、B），边界清晰（图 4-1-11 C），治疗前预测容易消融。子宫后壁另外可见一较大的浆膜下肌瘤。

【治疗要点】

1. 超声消融治疗参数　平均功率：260 W，超声辐照时间：2 700 秒，治疗时间：160 分钟，总能量：702 000 J。

2. 超声消融治疗技巧　可以选择先治疗靠近盆腔深面的子宫右后壁浆膜下肌瘤。黏膜下肌瘤治疗的靶焦域主要布点于其基底部，因此先布点肌瘤深面治疗，通过热量前方扩散取得整个肌瘤的消融。

【治疗后评估】

1. 治疗后 24 小时内 MRI 复查　前腹壁肌层水肿（图 4-1-12 A）。增强扫描显示子宫黏膜下肌瘤消融率约 98%，子宫右后壁浆膜下肌瘤消融率超过 90%（图 4-1-12 B、C）。

2. 治疗后 6 个月 MRI 复查　显示子宫黏膜下肌瘤基本排出，仅残留少许组织，子宫腔形态恢复正常，内膜线清晰，子宫右后壁浆膜下肌瘤缩小（图 4-1-13）。

第四章

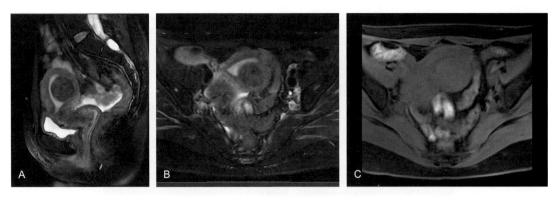

图 4-1-11　Ⅰ型黏膜下肌瘤治疗前
A. T2WI 矢状位；B. T2WI 横断位；C. T1WI 横断位

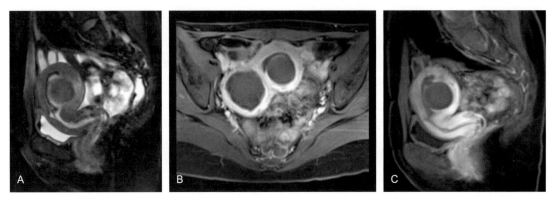

图 4-1-12　Ⅰ型黏膜下肌瘤治疗后 24 小时内复查
A. T2WI 矢状位；B. T1WI+C 横断位；C. T1WI+C 矢状位

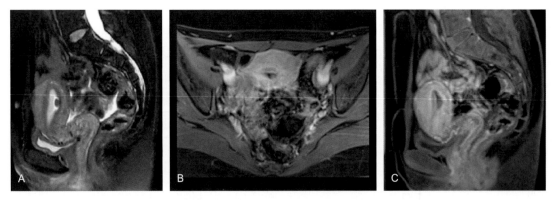

图 4-1-13　Ⅰ型黏膜下肌瘤治疗后 6 个月复查
A. T2WI 矢状位；B. T1WI+C 横断位；C. T1WI+C 矢状位

【专家点评】

• Ⅰ型黏膜下子宫肌瘤首选宫腔镜手术。此病例同时伴有较大的浆膜下肌瘤，故选择无创的超声消融，可以一并治疗两个肌瘤。

• 聚焦超声消融治疗黏膜下肌瘤，坏死肌瘤完全排出。对于有剖宫产史又有生育要求的患者，尽量避免外科剔除手术，以免对子宫造成更多的损伤影响以后生育。

病例 7　Ⅱ型黏膜下肌瘤（1）

【病历摘要】

患者，女性，42 岁。月经量减少，月经周期延长，伴有下腹部坠胀。

【治疗前评估】

MRI 显示子宫前壁黏膜下肌瘤呈 T2WI 低信号（图 4-1-14 A）。增强扫描显示肌瘤为乏血供类型（图 4-1-14 B、C），且肌瘤位于前壁，声通道良好，治疗前预测容易消融。

【治疗要点】

1. 超声消融治疗参数　平均功率：240 W，超声辐照时间：1 454 秒，治疗时间：99 分钟，总能量：210 100 J。

2. 超声消融治疗技巧　肌瘤位于前壁，体积较小，可以降低超声释放功率。

【治疗后评估】

1. 治疗后 24 小时内 MRI 复查　前腹壁水肿不明显（图 4-1-15 A）。增强扫描显示子宫黏膜下肌瘤消融率达 99%（图 4-1-15 B、C）。

2. 治疗后 5 个月复查　肌瘤体积明显缩小，且增强扫描显示仍呈非灌注表现，未见复发征象（图 4-1-16）。

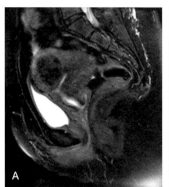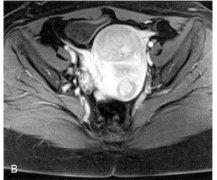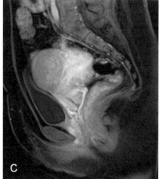

图 4-1-14　Ⅱ型黏膜下肌瘤治疗前

A. T2WI 矢状位；B. T1WI+C 横断位；C. T1WI+C 矢状位

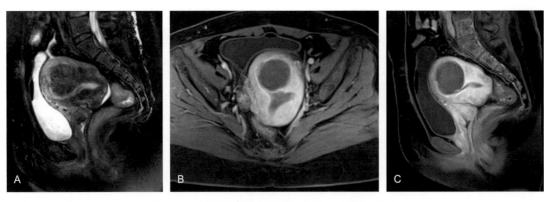

图 4-1-15　Ⅱ型黏膜下肌瘤治疗后 24 小时内复查
A. T2WI 矢状位；B. T1WI+C 横断位；C. T1WI+C 矢状位

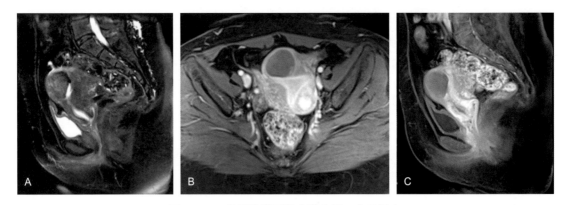

图 4-1-16　Ⅱ型黏膜下肌瘤治疗后 5 个月复查
A. T2WI 矢状位；B. T1WI+C 横断位；C. T1WI+C 矢状位

【专家点评】

• Ⅱ型黏膜下子宫肌瘤的特性是肌瘤大部分（50% 以上）在子宫肌壁内，因此宫腔镜手术对其治疗有一定的局限性。

• 超声消融治疗使整个肌瘤坏死的同时，可保护内膜完好或损伤很小，所以Ⅱ型黏膜下肌瘤是聚焦超声消融治疗的较好适应证。

病例 8　Ⅱ型黏膜下肌瘤（2）

【病历摘要】

患者，女性，45 岁。月经量增大，痛经史 3 年余，近来加重。

【治疗前评估】

MRI 显示子宫底部黏膜下肌瘤呈 T2WI 略低信号突入子宫腔内（图 4-1-17 A）。增强扫描显示肌瘤包膜完整，血供丰富（图 4-1-17 B、C）。子宫前位且肌瘤位于子宫底部，声通道良好，治疗前预测相对容易消融，但需注意肌瘤后缘离骶骨较近。盆腔内可见子宫内膜异位症，多发巧克力囊肿。

【治疗要点】

1. 超声消融治疗参数　平均功率：300 W，超声辐照时间：499 秒，治疗时间：37 分钟，总能量：149 700 J。

2. 超声消融治疗技巧　由于肌瘤后缘离骶骨较近，可以降低声功率，先布点肌瘤深面治疗，待深面形成"声屏障"后，在其较浅面提高声功率辐照。

【治疗后评估】

治疗后 24 小时内 MRI 复查　子宫肌瘤 T2WI 信号增高（图 4-1-18 A）。增强扫描显示超声消融后肌瘤呈无灌注完全消融，内膜保护完整（图 4-1-18 B、C）。

【专家点评】

• 超声消融黏膜下肌瘤时尽可能避免和减少对子宫内膜的损伤。本病例通过超声消融治疗后，肌瘤完全消融，相应的子宫内膜保护完好。如果超声消融治疗运用得当，则可以安全有效地完全消融黏膜下肌瘤。

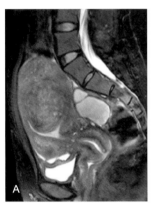 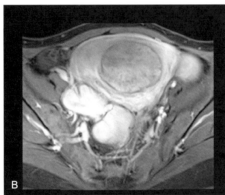 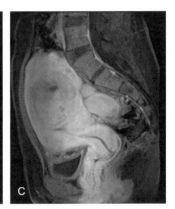

图 4-1-17　Ⅱ型黏膜下肌瘤治疗前
A. T2WI 矢状位；B. T1WI+C 横断位；C. T1WI+C 矢状位

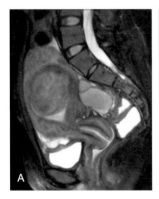 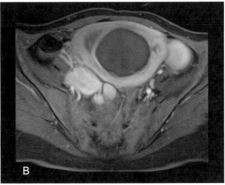 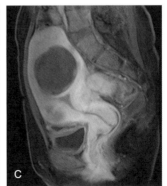

图 4-1-18　Ⅱ型黏膜下肌瘤治疗后 24 小时内复查
A. T2WI 矢状位；B. T1WI+C 横断位；C. T1WI+C 矢状位

第四章

病例 9 Ⅱ型黏膜下肌瘤（3）

【病历摘要】

患者，女性，49 岁。月经量增大，贫血。

【治疗前评估】

MRI 显示子宫底部及后壁黏膜下肌瘤呈混杂 T2WI 高信号（图 4-1-19 A）。增强扫描显示肌瘤血供丰富，但约占 1/3 肌瘤的 T2WI 高信号区域呈无血供非灌注区（图 4-1-19 B、C）。因肌瘤为 T2WI 混杂信号且声通道良好，治疗前预测较容易消融。

【治疗要点】

1. 超声消融治疗参数　平均功率：385 W，超声辐照时间：2 000 秒，治疗时间：105 分钟，总能量：770 620 J。

2. 超声消融治疗技巧　治疗靶焦域集中于肌瘤 T2WI 低信号区域，以减少辐照能量达到完全消融肌瘤的目的。

【治疗后评估】

治疗后 24 小时内 MRI 复查　前腹壁肌层有少量水肿（图 4-1-20 A）。增强扫描显示子宫黏膜下肌瘤消融率达 98%，同时其内膜及浆膜保护完整（图 4-1-20 B、C）。

【专家点评】

• 超声消融治疗 T2WI 混杂高信号的子宫肌瘤也可取得良好的消融率。

• 治疗前子宫肌瘤 T2WI 高信号且增强扫描显示无强化的区域，即有可能提示肌瘤变性（即退行性变），对这类病例超声消融治疗后需要随访观察。

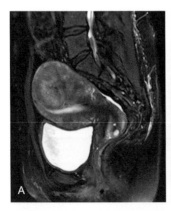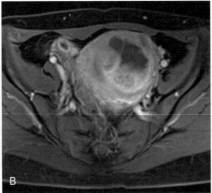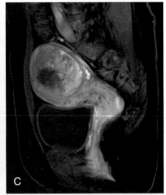

图 4-1-19　Ⅱ型黏膜下肌瘤治疗前
A. T2WI 矢状位；B. T1WI+C 横断位；C. T1WI+C 矢状位

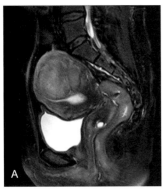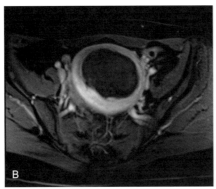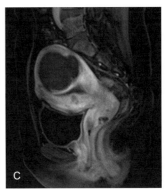

图 4-1-20　Ⅱ型黏膜下肌瘤治疗后 24 小时内复查
A. T2WI 矢状位；B. T1WI+C 横断位；C. T1WI+C 矢状位

病例 10　Ⅱ型黏膜下肌瘤（4）

【病历摘要】

患者，女性，42 岁。体检发现子宫肌瘤 5 年余，月经量增多近 1 年。超声消融治疗后随访，月经量明显减少。

【治疗前评估】

MRI 显示子宫前壁黏膜下肌瘤为 T2WI 混杂信号，其中间大部分为低信号，周边高信号（图 4-1-21 A）。增强扫描显示肌瘤为乏血供类型（图 4-1-21 B、C）。肌瘤位于前壁，腹壁和子宫间充满肠道，需要用膀胱和水囊推移，以获得良好的声通道，治疗前预测肌瘤容易消融。

【治疗要点】

1. 超声消融治疗参数　平均功率：209 W，超声辐照时间：1 763 秒，治疗时间：79 分钟，总能量：368 700 J。

2. 超声消融治疗技巧　对子宫前壁黏膜下肌瘤，超声消融治疗时布点离内膜面下10 mm，并降低治疗声功率（肌瘤深面声功率不大于 200 W），在取得肌瘤消融的同时保护好子宫内膜。

【治疗后评估】

治疗后 24 小时内 MRI 复查　前腹壁无水肿征象（图 4-1-22 A）。增强扫描显示子宫黏膜下肌瘤消融率超过 90%，内膜保护完好（图 4-1-22 B、C）。

【专家点评】

• Ⅱ型黏膜下肌瘤生长突向子宫腔内，可引起痛经和 / 或月经量增大的症状，超声消融治疗通过对肌瘤消融，以改善临床症状为主。

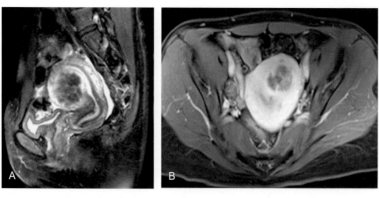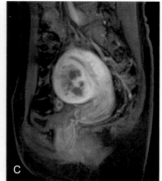

图 4-1-21 Ⅱ型黏膜下肌瘤治疗前
A. T2WI 矢状位；B. T1WI+C 横断位；C. T1WI+C 矢状位

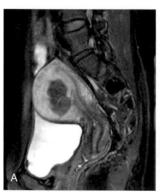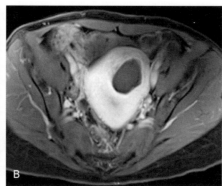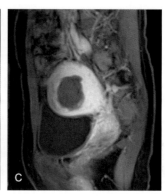

图 4-1-22 Ⅱ型黏膜下肌瘤治疗后 24 小时内复查
A. T2WI 矢状位；B. T1WI+C 横断位；C. T1WI+C 矢状位

病例 11 Ⅱ型黏膜下肌瘤（5）

【病历摘要】

患者，女性，41 岁。月经量明显增多，伴血块。近半年经期延长，经前腹痛，偶尔伴下腹部坠胀。

【治疗前评估】

MRI 显示后倾子宫前壁黏膜下肌瘤呈 T2WI 低信号（图 4-1-23 A）。增强扫描显示肌瘤中间部分乏血供，周边血供丰富（图 4-1-23 B、C），治疗前预测肌瘤中间部分容易消融。

【治疗要点】

1. 超声消融治疗参数 平均功率：315 W，超声辐照时间：2 001 秒，治疗时间：111 分钟，总能量：629 660 J。

2. 超声消融治疗技巧 治疗靶点置于肌瘤深面离内膜 10 mm 处，力求保护好内膜以避免其损伤。后倾位的子宫和前腹壁间有较多肠道，治疗时需要充盈的膀胱和体外水囊推移这些肠道，创造安全的声通道。

【治疗后评估】

1. *治疗后24小时内MRI复查*　前腹壁水肿，肌层肿胀（图4-1-24 A）。增强扫描显示子宫黏膜下肌瘤消融率约85%，肌瘤在内膜下部分残留，内膜完整保护（图4-1-24 B、C）。

2. *治疗后6个月MRI复查*　子宫肌瘤体积明显缩小，黏膜下未消融残留肌瘤组织血供丰富，这部分未见明显增长（图4-1-25）。

【专家点评】

• 位于子宫前壁的黏膜下肌瘤，为保护内膜避免其损伤，聚焦超声靶点焦域置于内膜下10 mm处，可能使内膜下肌瘤残留。

• 本病例半年随访显示肌瘤明显缩小，但内膜下残留肌瘤组织未见明显生长，因此聚焦超声消融治疗不一定追求完美的消融，应尽可能减少和避免正常组织的损害，符合微无创治疗的原则。

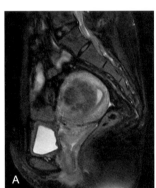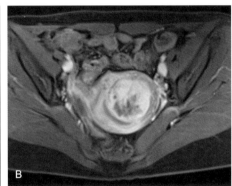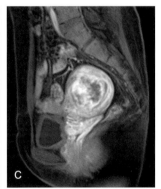

图 4-1-23　Ⅱ型黏膜下肌瘤治疗前
A. T2WI 矢状位；B. T2WI+C 横断位；C. T1WI+C 矢状位

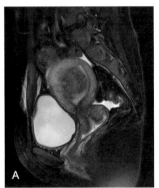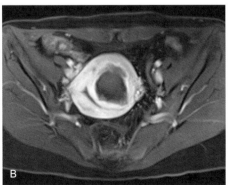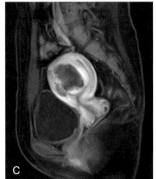

图 4-1-24　Ⅱ型黏膜下肌瘤治疗后24小时内复查
A. T2WI 矢状位；B. T1WI+C 横断位；C. T1WI+C 矢状位

第四章

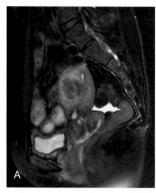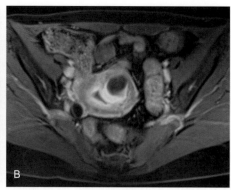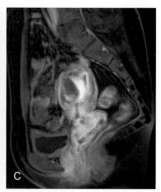

图 4-1-25　Ⅱ型黏膜下肌瘤治疗后 6 个月复查
A. T2WI 矢状位；B. T1WI+C 横断位；C. T1WI+C 矢状位

病例 12　Ⅱ型黏膜下肌瘤（6）

【病历摘要】

患者，未婚未育女性，25 岁。月经量进行性增多，经期延长，轻度贫血。

【治疗前评估】

MRI 显示子宫右前壁Ⅱ型黏膜下肌瘤呈 T2WI 低信号，最长径 96 mm（图 4-1-26 A）。增强扫描显示其为乏血供类型（图 4-1-26 B、C），声通道良好。因此，治疗前预测肌瘤比较容易消融。

【治疗要点】

1. 超声消融治疗参数　平均功率：347 W，超声辐照时间：2 271 秒，治疗时间：115 分钟，总能量：788 600 J。

2. 超声消融治疗技巧　声通道良好且 T2WI 低信号的黏膜下肌瘤，治疗时焦域中心距离内膜需 ≥ 10 mm，在保护好子宫内膜的同时，给予足够的辐照能量充分消融肌瘤。

【治疗后评估】

1. 治疗后 24 小时内 MRI 复查　前腹壁未见明显水肿（图 4-1-27 A）。增强扫描显示黏膜下肌瘤消融率约 98%，仅其边缘少量肌瘤组织残留，内膜保护完整（图 4-1-27 B、C）。

2. 治疗后 6 个月 MRI 复查　子宫肌瘤体积缩小约 57%，原后缘黏膜下残留肌瘤组织消失（图 4-1-28）。

【专家点评】

• 超声消融治疗黏膜下子宫肌瘤需注意保护好内膜，尤其是未婚未育的患者。由于治疗焦域中心需要距离内膜 ≥ 10 mm，因此治疗后未能取得肌瘤的完全消融坏死。

• 本病例半年后复查肌瘤少量残留部分消失，可能是这些残留肌瘤组织延迟坏死所致。

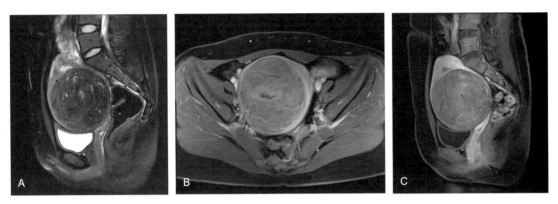

图 4-1-26　Ⅱ型黏膜下肌瘤治疗前
A. T2WI 矢状位；B. T2WI+C 横断位；C. T1WI+C 矢状位

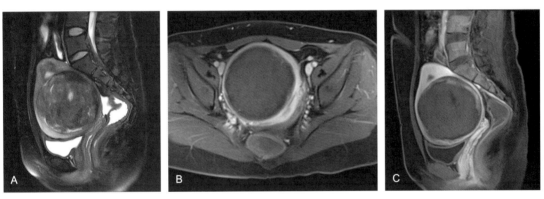

图 4-1-27　Ⅱ型黏膜下肌瘤治疗后 24 小时内复查
A. T2WI 矢状位；B. T1WI+C 横断位；C. T1WI+C 矢状位

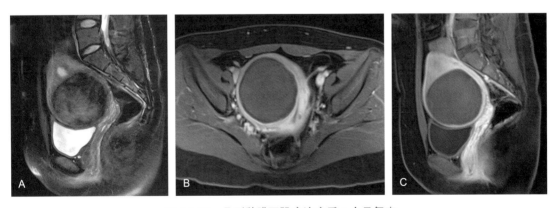

图 4-1-28　Ⅱ型黏膜下肌瘤治疗后 6 个月复查
A. T2WI 矢状位；B. T1WI+C 横断位；C. T1WI+C 矢状位

（许永华　杨利霞　王　伊　程　禹）

第二节
超声消融治疗肌壁间子宫肌瘤

────────── 病例 1　Ⅲ型肌壁间肌瘤（1） ──────────

【病历摘要】

患者，女性，38 岁。宫腔镜子宫肌瘤剥除术后复发。

【治疗前评估】

MRI T2WI 显示子宫后壁肌瘤呈不均匀高低混杂信号，压迫子宫腔（图 4-2-1 A），伴后壁子宫腺肌病。增强扫描显示肌瘤为富血供类型，有假包膜（图 4-2-1 B、C），治疗前预测相对容易消融。

【治疗要点】

1. 超声消融治疗参数　平均功率：383 W，超声辐照时间：2 599 秒，治疗时间：134 分钟，总能量：994 800 J。

2. 超声消融治疗技巧　子宫后壁肌瘤，邻近子宫后方的肠道，治疗深面焦域布点需离子宫后缘浆膜 15 mm 以上。

【治疗后评估】

1. 治疗后 24 小时内 MRI 复查　前腹壁未见明显水肿征象（图 4-2-2 A）。增强扫描显示肌瘤消融率约 95%，仅肌瘤后部边缘区域有少量残留（图 4-2-2 B、C）。

2. 治疗后 9 个月 MRI 复查　肌瘤体积明显缩小，坏死肌瘤部分已经排出，子宫体积缩

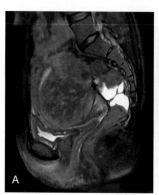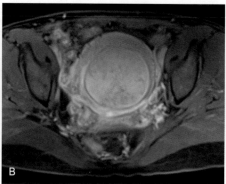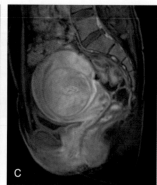

图 4-2-1　Ⅲ型肌壁间肌瘤治疗前
A. T2WI 矢状位；B. T1WI+C 横断位；C. T1WI+C 矢状位

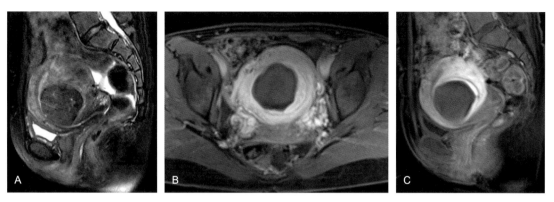

图 4-2-2　Ⅲ型肌壁间肌瘤治疗后 24 小时内复查
A. T2WI 矢状位；B. T1WI+C 横断位；C. T1WI+C 矢状位

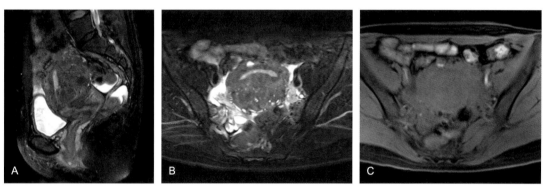

图 4-2-3　Ⅲ型黏膜下肌瘤治疗后 9 个月复查
A. T2WI 矢状位；B. T2WI 横断位；C. T1WI 横断位

小（图 4-2-3）。

【专家点评】

· 子宫后壁肌瘤在超声消融治疗时即使焦域远离内膜，由于聚焦超声焦域近声场的能量累积，可能导致内膜的损伤，这样使得靠近宫腔的肌壁间肌瘤组织脱落及排出。因此，治疗时焦域尽可能置于肌瘤的深面。

· 子宫后壁肌瘤邻近其后侧的肠道，为避免肠道损伤，保证治疗安全，焦域布点必须和子宫后缘浆膜保持一定的间距（≥15 mm），因此可能会使肌瘤后缘的组织部分残留。

病例 2　Ⅲ型肌壁间肌瘤（2）

【病历摘要】

患者，女性，36 岁。体检发现子宫肌瘤，近年来自感腹部逐渐增大，伴月经量增多，尿频、尿急症状明显，重度贫血。

【治疗前评估】

MRI T2WI 成像显示子宫前壁肌壁间巨大肌瘤，呈不均匀高信号，大小约为 80 mm×131 mm×122 mm（图 4-2-4 A、D）。增强扫描显示肌瘤血供不丰富（图 4-2-4 B、C）。子宫肌瘤体积巨大，但属于乏血供类型，声通道良好，治疗前预测可以消融。

【治疗要点】

1. 超声消融治疗参数　平均功率：351 W，超声辐照时间：3 270 秒，治疗时间：188 分钟，总能量：1 147 620 J。

2. 超声消融治疗技巧　肌瘤比较大，声通道良好，治疗时无须推挤腹壁，直接让前腹壁皮肤浸泡在低温脱气水中，采用较高声功率并辅以超声微泡造影剂增效进行聚焦超声辐照，注意避免腹壁皮肤烫伤。

【治疗后评估】

1. 治疗后 24 小时内 MRI 复查　腹壁皮下组织及腹肌水肿明显（图 4-2-5 A）。增强扫描显示子宫肌瘤消融率达 95%（图 4-2-5 B、C）。T1WI 成像显示坏死肌瘤内部高信号，考虑出血性坏死（图 4-2-5 D）。

2. 治疗后 8 个月 MRI 复查　肌瘤体积明显缩小，子宫体形态逐渐恢复（图 4-2-6）。

【专家点评】

• 对于大的子宫肌瘤治疗，在声通道良好的情况下，可以采用较高声功率辅以超声微

第四章

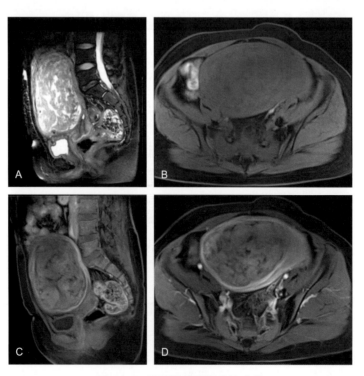

图 4-2-4　Ⅲ型肌壁间肌瘤治疗前

A. T2WI 矢状位；B. T1WI 横断位；C. T1WI+C 矢状位；D. T1WI+C 横断位

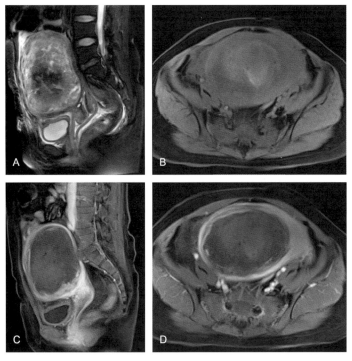

图 4-2-5　Ⅲ型肌壁间肌瘤治疗后 24 小时内复查
A. T2WI 矢状位；B. T1WI 横断位；C. T1WI+C 矢状位；D. T1WI+C 横断位

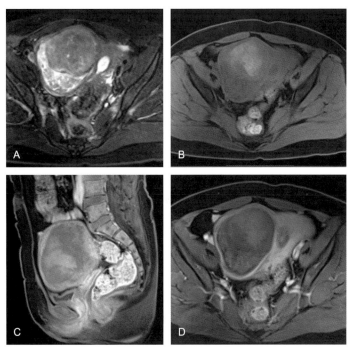

图 4-2-6　Ⅲ型肌壁间肌瘤治疗后 8 个月复查
A. T2WI 横断位；B. T1WI 横断位；C. T1WI+C 矢状位；D. T1WI+C 横断位

第四章

泡造影剂增强消融效果，提高治疗效率，避免治疗时间过长。

• 治疗后注意随访，一旦子宫肌瘤继续增大，建议手术切除。

-------- 病例3　Ⅲ型肌壁间肌瘤（3） --------

【病历摘要】

患者，女性，47岁。月经量增大，有尿频等膀胱压迫症状。治疗后月经恢复正常，尿频逐渐好转。

【治疗前评估】

MRI显示子宫前壁肌壁间肌瘤呈不均匀T2WI稍高信号。增强扫描显示肌瘤呈不均质强化，血供丰富，其内可见流空血管影（图4-2-7）。治疗前预测消融有难度。

【治疗要点】

1. 超声消融治疗参数　平均功率：386 W，超声辐照时间：2 700秒，治疗时间：145分钟，总能量：1 043 020 J。

2. 超声消融治疗技巧　子宫肌瘤位于前倾子宫的前壁，声通道佳，但T2WI不均匀轻度高信号，血供丰富，消融有难度，因此需要采用高功率，增加辐照时间，达到足够的超声能量沉积于靶区。

【治疗后评估】

1. 治疗后24小时内MRI复查　耻骨联合上方局部皮下软组织水肿（图4-2-8 A），增强扫描显示肌瘤完全消融，子宫内膜保护完整（图4-2-8 B、C）。

2. 治疗后6个月MRI复查　肌瘤体积缩小约60%。增强扫描显示肌瘤无残留复发，腹壁皮下水肿已吸收（图4-2-9）。

【专家点评】

• 子宫肌壁间肌瘤突向内膜下并压迫内膜使其面积增大，大多数有月经量增多症状，

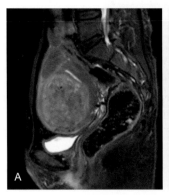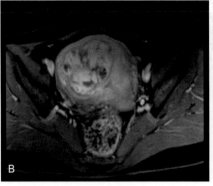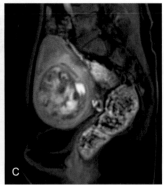

图4-2-7　Ⅲ型肌壁间肌瘤治疗前

A. T2WI矢状位；B. T1WI+C横断位；C. T1WI+C矢状位

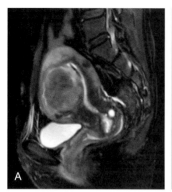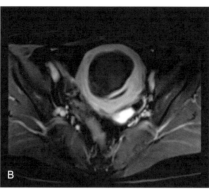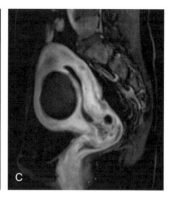

图 4-2-8 Ⅲ型肌壁间肌瘤治疗后 24 小时内复查
A. T2WI 矢状位；B. T1WI+C 横断位；C. T1WI+C 矢状位

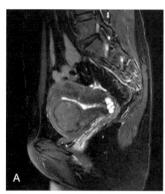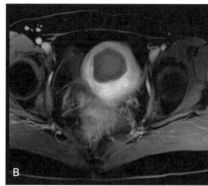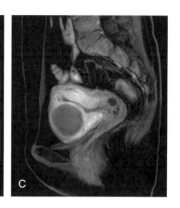

图 4-2-9 Ⅲ型肌壁间肌瘤治疗后 6 个月复查
A. T2WI 矢状位；B. T1WI+C 横断位；C. T1WI+C 矢状位

而单纯的宫腔镜手术无法治疗，腹腔镜手术剔除肌瘤容易损伤内膜甚至引起医源性的子宫腺肌病。

※ 聚焦超声消融是对肌瘤的原位灭活，该病例肌瘤在取得完全消融的同时内膜无损伤。

---- 病例 4　Ⅲ型肌壁间肌瘤（4）----

【病历摘要】

患者，女性，48 岁。盆腔压迫症状，经常便秘。治疗后临床症状明显改善。

【治疗前评估】

MRI 显示后位子宫，肌瘤位于子宫后壁，呈均匀 T2WI 稍高信号，向后压迫直肠（图 4-2-10 A）。增强扫描显示肌瘤为中等血供类型伴少部分变性坏死（图 4-2-10 B、C）。肌瘤位于子宫后壁，紧邻直肠和骶尾丛，腹壁脂肪厚，因此治疗前预测该肌瘤消融难度较大，但有缺血坏死区域，这个区域可以作为消融突破口。

第四章

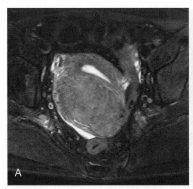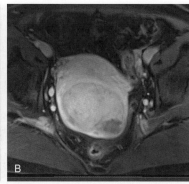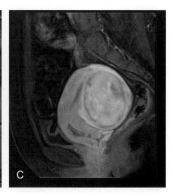

图 4-2-10　Ⅲ型肌壁间肌瘤治疗前
A. T2WI 矢状位；B. T1WI+C 横断位；C. T1WI+C 矢状位

【治疗要点】

1. 超声消融治疗参数　平均功率：397 W，超声辐照时间：944 秒，治疗时间：131 分钟，总能量：375 100 J。

2. 超声消融治疗技巧　治疗焦域布点在子宫肌瘤深面少许缺血坏死的区域，可以快速消融坏死并向周围累积，达到理想消融目的。

【治疗后评估】

1. 治疗后 24 小时内 MRI 复查　肌瘤信号不均匀且明显增高，可见低信号环（图 4-2-11 A）。增强扫描显示肌瘤整体消融效果良好，完全消融无灌注边界清晰光整，消融率高达 99%，内膜保护完整（图 4-2-11 B、C）。

2. 治疗后 7 个月、5 年 8 个月和 7 年 MRI 复查　显示子宫和肌瘤体积均显著缩小，分别约为 50%、60% 和 80%，无复发征象（图 4-2-11 D~L）。

【专家点评】

• 子宫肌瘤 T2WI 为均匀稍高信号，一般属于难于超声消融的。治疗前与患者充分沟通，因患者仅有便秘症状而无明显其他症状，而且接近围绝经期，拒绝手术切除肌瘤，要求先采用无创的超声消融治疗。

• 本病例肌瘤超声消融效果满意，而且长期随访无复发，提示 MRI T2WI 肌瘤呈均匀稍高信号也可以尝试超声消融治疗，因此治疗前采用磁共振检查预测治疗效果仍需进一步研究探索。

病例 5　Ⅲ型肌壁间肌瘤（5）

【病历摘要】

患者，女性，39 岁。体检发现子宫肌瘤 4 年余。月经量增多 2 年余伴血块，经期延长。贫血 1 年余。

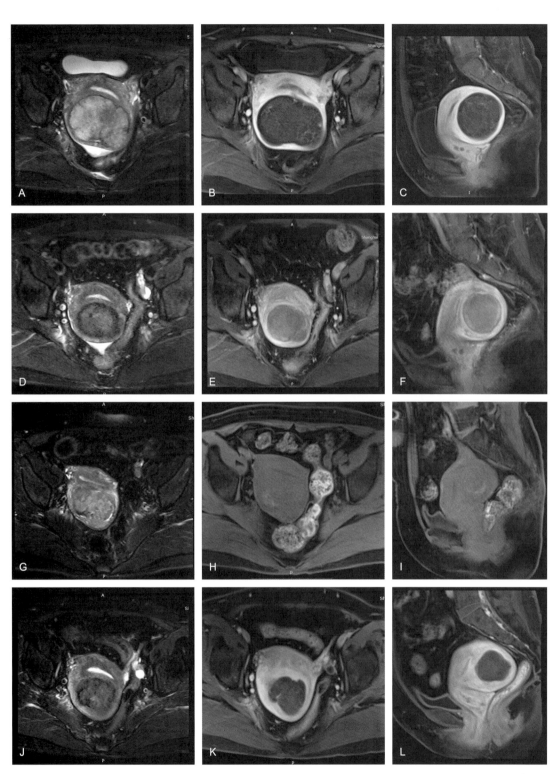

图 4-2-11　Ⅲ型肌壁间肌瘤治疗后 24 小时内（A~C）、7 个月（D~F）、5 年 8 个月（G~I）和 7 年（J~L）复查
A. T2WI 横断位；B. T1WI+C 横断位；C. T1WI+C 矢状位；D. T2WI 横断位；E. T1WI+C 横断位；F. T1WI+C 矢状位；G. T2WI 横断位；H. T1WI 横断位；I. T1WI 矢状位；J. T2WI 横断位；K. T1WI+C 横断位；L. T1WI+C 矢状位

【治疗前评估】

MRI 显示肌瘤呈不均匀 T2WI 稍高信号，宫腔和内膜有受压（图 4-2-12 A），增强扫描显示肌瘤血供丰富，其中心有少量变性坏死（图 4-2-12 B、C）。因此，治疗前预测消融较困难。

【治疗要点】

1. 超声消融治疗参数　平均功率：387 W，超声辐照时间：4 400 秒，治疗时间：215 分钟，总能量：1 704 450 J。

2. 超声消融治疗技巧　因肌瘤位于前壁，为保护内膜，布点焦域离内膜 10 mm 以上距离。预测肌瘤难消融，故增加治疗强度（400 W 左右，2:1）。高强度出现下肢神经损伤风险高，在治疗过程中应该边治疗边观察，把握好治疗节奏，防止发生损伤。

【治疗后评估】

1. 治疗后 24 小时内 MRI 复查　前腹壁脐下局部软组织水肿，肌瘤呈中间低周边高的混杂信号（图 4-2-13 A）。增强扫描显示肌瘤消融率约 75%，邻近内膜的肌瘤组织残留较多（图 4-2-13 B、C）。

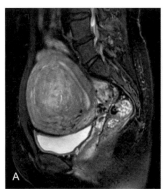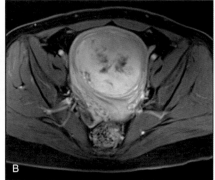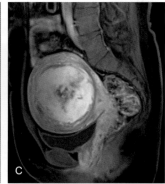

图 4-2-12　Ⅲ型肌壁间肌瘤治疗前
A. T2WI 矢状位；B. T1WI+C 横断位；C. T1WI+C 矢状位

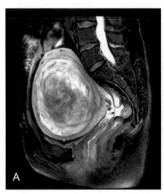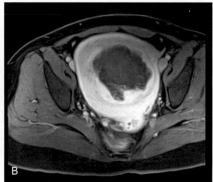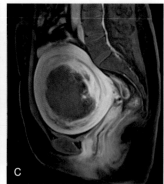

图 4-2-13　Ⅲ型肌壁间肌瘤治疗后 24 小时内复查
A. T2WI 矢状位；B. T1WI+C 横断位；C. T1WI+C 矢状位

2. 治疗后 4 个月 MRI 复查　前腹壁软组织水肿消失，肌瘤体积略缩小，增强扫描显示肌瘤坏死区域明显缩小，但残留部分范围增大复发（图 4-2-14）。

【专家点评】

• T2WI 为高信号的子宫肌瘤，往往肌瘤含水成分较多，而胶原纤维成分少，超声消融时不利于能量的沉积，因而此类肌瘤可能难于被消融。

• 本病例虽然采用高功率长达 4 000 多秒的聚焦超声辐照，仍然仅取得 75% 左右的消融率，而且残留肌瘤组织易复发再生长，其转归需要进一步研究探索。建议治疗后 3~6 个月肌瘤缩小且血供减少，同时治疗后腹壁水肿消失期间行微创手术切除。

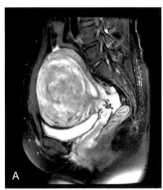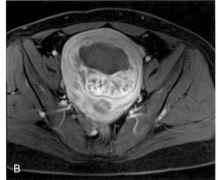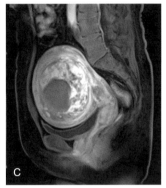

图 4-2-14　Ⅲ型肌壁间肌瘤治疗后 4 个月复查
A. T2WI 矢状位；B. T1WI+C 横断位；C. T1WI+C 矢状位

病例 6　Ⅲ型肌壁间肌瘤（6）

【病历摘要】

患者，女性，47 岁。月经量增多，不孕。2 次 HIFU 治疗，间隔 6 个月。治疗后月经量减少。

【治疗前评估】

MRI 显示子宫前壁肌瘤呈 T2WI 高低混杂信号，宫腔明显受压变扁；增强扫描显示肌瘤血供丰富，边缘可见完整的假包膜（图 4-2-15 A、B）。治疗前预测超声消融相对容易，但邻近子宫内膜且血供丰富的肌瘤，治疗后如果残留容易复发。

【治疗要点】

1. 超声消融治疗参数　第一次平均功率：400 W，超声辐照时间：709 秒，治疗时间：102 分钟，总能量：283 600 J。第二次平均功率：366 W，超声辐照时间：1 398 秒，治疗时间：124 分钟，总能量：273 370 J。

2. 超声消融治疗技巧　肌瘤位于前壁，通过充盈膀胱后可建立良好的声通道，可以在离内膜 ≥ 10 mm 处布点焦域，采用高功率超声辐照。

【治疗后评估】

1. 治疗后 24 小时内 MRI 复查　增强扫描显示肌瘤消融率高约 95%，内膜保护完整，但紧邻内膜残留少许肌瘤组织（图 4-2-15 C）。

2. 治疗后 3 个月和 6 个月 MRI 复查　增强扫描显示坏死区范围逐渐缩小，但紧邻内膜残留瘤组织逐渐增厚复发（图 4-2-16 A、B）。

3. 第二次间隔 6 个月后消融治疗后 24 小时内 MRI 复查　增强扫描显示残留复发的肌瘤部分呈完全消融无灌注表现，未见明显边缘残留，内膜保护完好（图 4-2-16 C）。

【专家点评】

• 紧邻黏膜的肌瘤超声消融时，为了保留患者生育功能，或是避免术后出现持续性阴道流液，一般会对肌瘤覆盖面的内膜尽可能的保护。如果黏膜覆盖面肌瘤组织残留较多，或者肌瘤属于富血供型，术后残留肌瘤继续生长复发概率高。

• 对于术后出现残余肌瘤生长，可以再次行超声消融治疗，由于既往坏死区域存在，超声能量能够较好沉积，治疗可以相对容易消融。

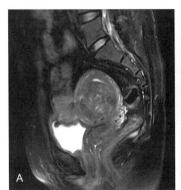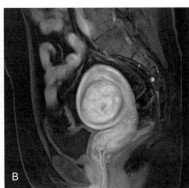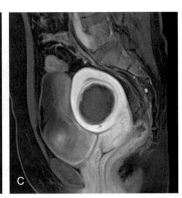

图 4-2-15　Ⅲ型肌壁间肌瘤治疗前（A、B）和治疗后 24 小时内（C）

A. T2WI 矢状位；B. T1WI+C 矢状位；C. T1WI+C 矢状位

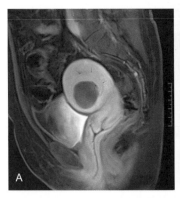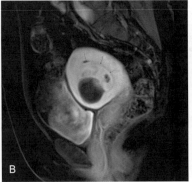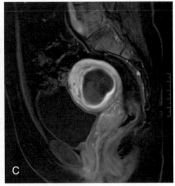

图 4-2-16　Ⅲ型肌壁间肌瘤治疗后 3 个月（A）、6 个月（B）及二次治疗后 24 小时内（C）

A. T1WI+C 矢状位；B. T1WI+C 矢状位；C. T1WI+C 矢状位

病例 7　Ⅲ型肌壁间肌瘤（7）

【病历摘要】

患者，女性，36 岁。月经量大，痛经，伴腰痛。

【治疗前评估】

MRI T2WI 显示子宫前壁肌瘤呈不均匀高信号，宫腔明显受压，其内可见血管流空现象（图 4-2-17 A）。增强扫描显示肌瘤血供丰富（图 4-2-17 B、C）。由于子宫肌瘤内快速血流会带走局部超声辐照能量，因此治疗前预测超声消融比较困难。

【治疗要点】

1. 超声消融治疗参数　平均功率：351 W，超声辐照时间：4 800 秒，治疗时间：198 分钟，总能量：1 686 320 J。

2. 超声消融治疗技巧　肌瘤位于子宫前壁，虽然声通道良好，但肌瘤 T2WI 高信号且血供丰富，超声消融治疗比较困难，希望通过增加聚焦超声的强度取得消融治疗效果。

【治疗后评估】

治疗后 24 小时内 MRI 复查　前腹壁水肿明显（图 4-2-18 A）。增强扫描显示仅肌瘤的中心少量非灌注区，消融治疗效果不佳（图 4-2-18 B、C）。

【专家点评】

• 一般情况下 MRI T2WI 高信号且血供丰富类型的子宫肌瘤，提示超声消融治疗效果可能不佳，而且较高声功率及长时间的聚焦超声辐照，前腹壁烫伤等不良反应的风险也会增加，因此治疗前磁共振检查预测治疗效果非常重要。

第四章

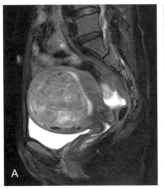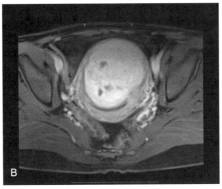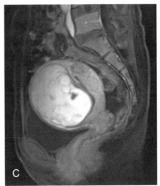

图 4-2-17　Ⅲ型肌壁间肌瘤治疗前
A. T2WI 矢状位；B. T1WI+C 横断位；C. T1WI+C 矢状位

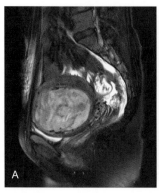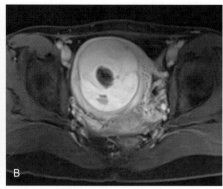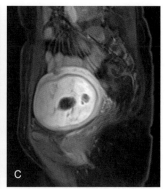

图 4-2-18　Ⅲ型肌壁间肌瘤治疗后 24 小时内复查
A. T2WI 矢状位；B. T1WI+C 横断位；C. T1WI+C 矢状位

病例 8　Ⅲ型肌壁间肌瘤（8）

【病历摘要】

患者，女性，47 岁。月经量大，14 岁月经来潮开始起出现痛经，并进行性加重。

【治疗前评估】

MRI 显示子宫前壁 2 个肌瘤呈 T2WI 低信号（图 4-2-19 A）。增强扫描显示肌瘤为乏血供类型（图 4-2-19 B、C）。由于子宫前倾位且 2 个肌瘤均位于子宫前壁，紧邻前腹壁，声通道良好，治疗前预测相对容易消融。

【治疗要点】

1. 超声消融治疗参数　平均功率：295 W，超声辐照时间：1 401 秒，治疗时间：100 分钟，总能量：413 400 J。

2. 超声消融治疗技巧　依据患者对治疗的反应和靶区超声回声灰度变化，调节治疗剂量和强度。

【治疗后评估】

1. 治疗后 24 小时内 MRI 复查　前腹壁软组织未见水肿征象（图 4-2-20 A）。增强扫描显示两个肌瘤消融率均超过 95%（图 4-2-20 B、C）。

2. 治疗后 3 年 MRI 复查　子宫前壁 2 个肌瘤显著缩小至 10 mm 左右（图 4-2-21 B），子宫后壁有新发的大小约 10 mm 的小肌瘤（图 4-2-21 A、C）。

【专家点评】

• 子宫肌瘤经超声消融后肌瘤体积随着时间的推移逐渐缩小，然而多发性子宫肌瘤治疗后仍会新发肌瘤，超声消融作为一种无创的治疗方法可以反复进行，所以适用于多发性子宫肌瘤。

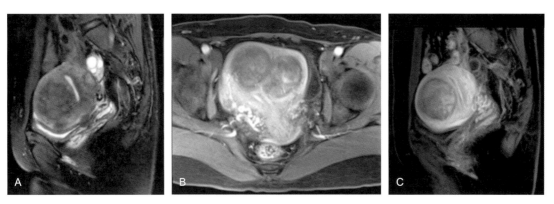

图 4-2-19　Ⅲ型肌壁间肌瘤治疗前
A. T2WI 矢状位；B. T1WI+C 横断位；C. T1WI+C 矢状位

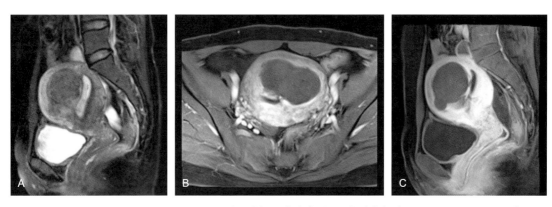

图 4-2-20　Ⅲ型肌壁间肌瘤治疗后 24 小时内复查
A. T2WI 矢状位；B. T1WI+C 横断位；C. T1WI+C 矢状位

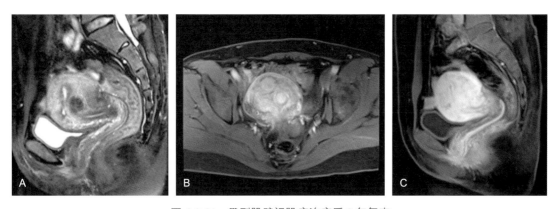

图 4-2-21　Ⅲ型肌壁间肌瘤治疗后 3 年复查
A. T2WI 矢状位；B. T1WI+C 横断位；C. T1WI+C 矢状位

第四章

病例9 Ⅲ型肌壁间肌瘤（9）

【病历摘要】

患者，女性，39岁。经期延长，月经淋漓不净，轻度贫血。超声消融治疗后1个多月的月经后期，剧烈活动后出现持续性腹痛伴阵发性加剧，伴有低热和白细胞增高。复查磁共振显示坏死的肌瘤正在排出，阴道镜检查可见宫颈口大块坏死肌瘤组织，将肌瘤突出部分取出，随后腹痛缓解，其他相关症状同时消失。

【治疗前评估】

MRI T2WI显示子宫前壁较大肌瘤呈不均匀高低混杂信号，并突向宫腔（图4-2-22 A）。增强扫描显示肌瘤中等血供类型（部分血供丰富），其边缘有明显假包膜（图4-2-22 B、C）。治疗前预测相对容易消融。

【治疗要点】

1. 超声消融治疗参数　平均功率：241 W，超声辐照时间：4 650秒，治疗时间：167分钟，总能量：1 120 320 J。

2. 超声消融治疗技巧　患者疼痛耐受性较差时，可以适当降低辐照声功率，减少或避免子宫内膜损伤。

【治疗后评估】

1. 治疗后24小时内MRI复查　前腹壁水肿（图4-2-23 A），增强扫描显示肌瘤完全消融呈无灌注区，边缘清晰光整，内膜保存完整（图4-2-23 B、C）。

2. 治疗后1.5个月、2个月及3个月MRI复查　内膜不完整，部分肌瘤明显突入宫腔内，坏死肌瘤正在逐渐排出（图4-2-24 A）。内膜呈现"V"形缺口，坏死肌瘤完全排出消失（图4-2-24 B），再过1个月后复查内膜完成修复（图4-2-24 C），前后壁肌壁间小肌瘤大小未见变化。

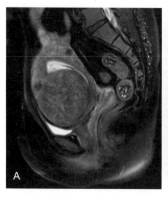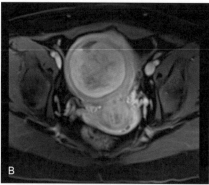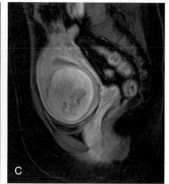

图4-2-22　Ⅲ型肌壁间肌瘤治疗前

A. T2WI矢状位；B. T1WI+C横断位；C. T1WI+C矢状位

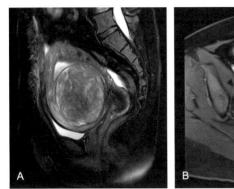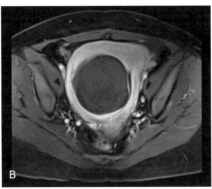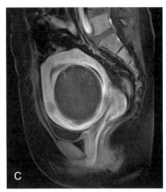

图 4-2-23　Ⅲ型肌壁间肌瘤治疗后 24 小时内复查
A. T2WI 矢状位；B. T1WI+C 横断位；C. T1WI+C 矢状位

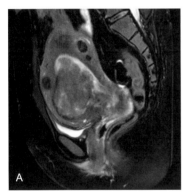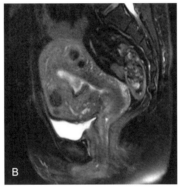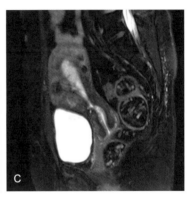

图 4-2-24　Ⅲ型肌壁间肌瘤治疗后 1.5 个月（A）、2 个月（B）和 3 个月（C）复查
A. T2WI 矢状位；B. T2WI 矢状位；C. T2WI 矢状位

【专家点评】

• 除了黏膜下肌瘤，子宫肌壁间肌瘤经超声消融治疗后，坏死的肌瘤也会经生理性腔道排出。较大的肌瘤坏死组织排出时，可能在宫颈处受阻，需要借助宫腔镜的帮助。

病例 10　Ⅳ型肌壁间肌瘤（1）

【病历摘要】

患者，女性，发现子宫肌瘤 3 年，无症状，因患者焦虑，要求治疗。

【治疗前评估】

MRI 显示子宫后壁 2 个 T2WI 均匀低信号肌瘤（图 4-2-25 A、B）。增强扫描显示其中一个为乏血供类型，另一个为中等血供类型（图 4-2-25 C）。治疗前预测超声消融治疗比较容易，但由于肌瘤位于子宫后壁，而且前腹壁和子宫间充满较多的肠道，操作技术方面有一定难度。

【治疗要点】

1. *超声消融治疗参数* 平均功率：396 W，超声辐照时间：1 025 秒，治疗时间：80 分钟，总能量：405 830 J。

2. *超声消融治疗技巧* 需要通过充盈的膀胱将子宫前方的肠道推挤出声通道，由于后壁肌壁间肌瘤处于盆腔的深部，焦域布点可能达不到肌瘤的深面，因此可以采用较高的声功率。

【治疗后评估】

治疗后 24 小时内 MRI 复查 盆腔后壁组织水肿（图 4-2-26 A、B）。增强扫描显示子宫后壁头侧的肌瘤被完全消融，子宫浆膜和内膜保护良好，近宫颈部肌瘤消融率约 94%，其下缘部分区域有少量肌瘤组织残留（图 4-2-26 C）。

【专家点评】

• 子宫前方较多的肠道且是后壁肌瘤，需要充盈膀胱将肠道推移出声通道，这是治疗成功的关键。

• 本病例膀胱内充满 700 mL 生理盐水，将肠道推移形成良好的声通道（图 4-2-26 C）。同时必须注意治疗后盆腔后壁组织水肿明显，虽然没有骶尾骨和神经的损伤，但提示邻近子宫后缘的肌瘤其深面治疗时需要降低声功率。

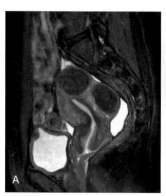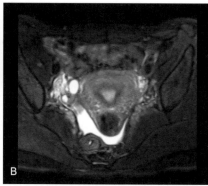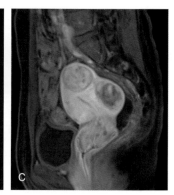

图 4-2-25 Ⅳ型肌壁间肌瘤治疗前
A. T2WI 矢状位；B. T1WI+C 横断位；C. T1WI+C 矢状位

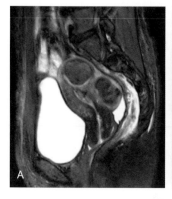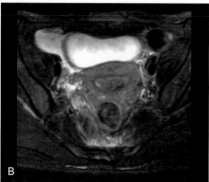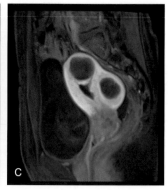

图 4-2-26 Ⅳ型肌壁间肌瘤治疗后 24 小时内复查
A. T2WI 矢状位；B. T1WI+C 横断位；C. T1WI+C 矢状位

病例 11　Ⅳ型肌壁间肌瘤（2）

【病历摘要】

患者，女性，35 岁。发现子宫肌瘤，有生育需求。超声消融治疗后 1 个多月怀孕，生育健康女孩。

【治疗前评估】

MRI 显示子宫右侧肌壁间肌瘤（较大）和子宫底部浆膜下小肌瘤均为 T2WI 低信号（图 4-2-27 A）。增强扫描显示肌瘤为富血供类型（图 4-2-27 B、C）。因此，治疗前预测可以行超声消融治疗。

【治疗要点】

1. 超声消融治疗参数　平均功率：179 W，超声辐照时间：2 015 秒，治疗时间：146 分钟，总能量：361 350 J。

2. 超声消融治疗技巧　肌瘤为 T2WI 低信号，特别是浆膜下肌瘤，可以降低治疗声功率辐照。

【治疗后评估】

1. 治疗后 24 小时内 MRI 复查　肌瘤信号不均匀增高，腹壁无水肿，膀胱充盈将肠道推移，形成良好声通道（图 4-2-28 A）。增强扫描显示肌瘤几乎完全消融，其包膜完整（图 4-2-28 B、C）。

2. 治疗后 3 年 5 个月 MRI 复查　肌瘤体积明显缩小，缩小约 85%。增强扫描显示肌瘤大部分呈非灌注状态，子宫左前壁可见新生的肌壁间小肌瘤（图 4-2-29）。

【专家点评】

• 该病例为超声消融治疗助孕的典型案例，患者于超声消融治疗 1 个多月后成功受孕，并足月生育健康小孩。

• 多发性子宫肌瘤的备孕患者通过无创的超声消融干预肌瘤后可以预期近期受孕，而无须像肌瘤剔除手术后近 2 年的等待备孕期，其间可能有新生的肌瘤，如本病例后期复查子宫左前壁出现新的肌瘤。

第四章

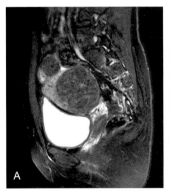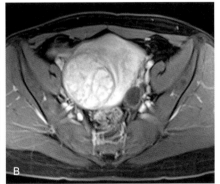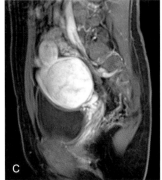

图 4-2-27　Ⅳ型肌壁间肌瘤治疗前
A. T2WI 矢状位；B. T1WI+C 横断位；C. T1WI+C 矢状位

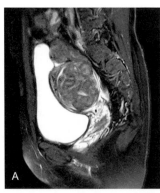
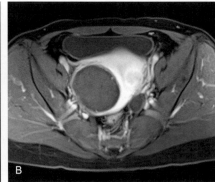
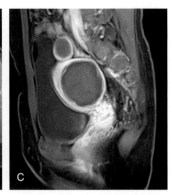

图 4-2-28　Ⅳ型肌壁间肌瘤治疗后 24 小时内复查
A. T1WI 矢状位；B. T1WI+C 横断位；C. T1WI+C 矢状位

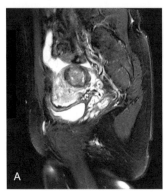
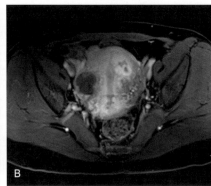
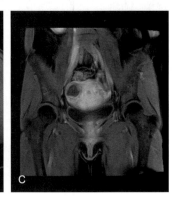

图 4-2-29　Ⅳ型肌壁间肌瘤治疗后 3 年 5 个月复查
A. T2WI 矢状位；B. T1WI+C 横断位；C. T1WI+C 冠状位

病例 12　Ⅳ型肌壁间肌瘤（3）

【病历摘要】

患者，女性，43 岁。长期便秘。患者为瘢痕体质，有剖宫产史。

【治疗前评估】

MRI 显示子宫后壁肌瘤为 T2WI 低信号，位于盆腔的深部（图 4-2-30 A），增强扫描显示肌瘤为乏血供类型，其中心可见少量变性坏死（图 4-2-30 B、C）。治疗前预测容易超声消融，但子宫前方肠道较多，而且肌瘤位置较深操作技术有一定难度。

【治疗要点】

1. 超声消融治疗参数　平均功率：388 W，超声辐照时间：769 秒，治疗时间：72 分钟，总能量：298 200 J。

2. 超声消融治疗技巧　通过充盈的膀胱和水囊需要将子宫前方肠道推移出声通道。治疗时注意腹壁剖宫产瘢痕处发生皮肤烫伤的可能，需要及时通过系统冷水循环对皮肤降温。

【治疗后评估】

治疗后24小时内MRI复查 前腹壁剖宫产瘢痕处皮下组织水肿明显（图4-2-31 A）。增强扫描显示肌瘤消融效果较好，消融率高达95%，且邻近内膜和浆膜保护完好（图4-2-31 B、C）。

【专家点评】

- 剖宫产瘢痕处皮肤的保护至关重要，皮下软组织水肿可以在1~3个月内完全吸收。由于子宫肌瘤后缘邻近骶丛和骶尾骨，焦域布点离开子宫后缘浆膜一定距离（≥15 mm），因此肌瘤后缘可能有残留层，其复发的概率存在个体差异。

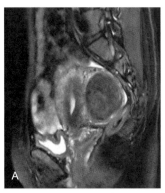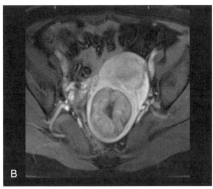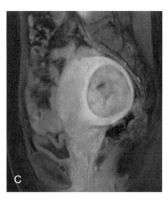

图 4-2-30 Ⅳ型肌壁间肌瘤治疗前
A. T2WI 矢状位；B. T1WI+C 横断位；C. T1WI+C 矢状位

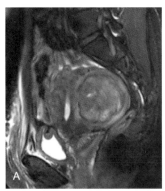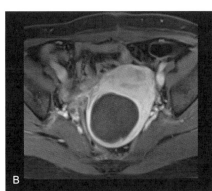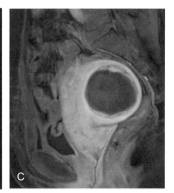

图 4-2-31 Ⅳ型肌壁间肌瘤治疗后24小时内复查
A. T2WI 矢状位；B. T1WI+C 横断位；C. T1WI+C 矢状位

病例 13 Ⅳ型肌壁间肌瘤（4）

【病历摘要】

患者，女性，41岁。发现子宫肌瘤2年伴膀胱压迫症状。

第四章

【治疗前评估】

MRI 显示子宫右前壁肌瘤呈不均匀稍低信号，向外突出（图 4-2-32 A），增强扫描显示肌瘤中等血供类型（图 4-2-32 B、C）。治疗前预测超声消融相对容易。

【治疗要点】

1. 超声消融治疗参数　平均功率：399 W，超声辐照时间：1 139 秒，治疗时间：108 分钟，总能量：454 700 J。

2. 超声消融治疗技巧　子宫肌瘤右前方和前腹壁之间可见肠道，需要充盈的膀胱将肠道推移出声通道。

【治疗后评估】

治疗后 24 小时内 MRI 复查　前腹壁软组织水肿不明显（图 4-2-33 A）。增强扫描显示肌瘤完全消融，消融累及其前壁部分浆膜（图 4-2-33 B、C）。

【专家点评】

• 本病例前壁浆膜部分被消融，提示焦域前声场的能量过高，因此对子宫前壁 T2WI 低信号肌瘤，以降低声功率为宜。虽然聚焦超声消融的结果是凝固性坏死，但以保护浆膜完好为最佳。

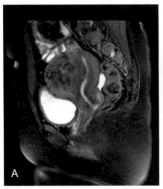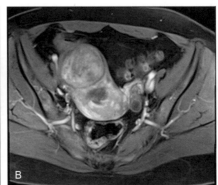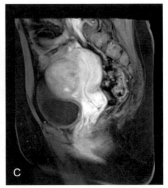

图 4-2-32　Ⅳ型肌壁间肌瘤治疗前
A. T2WI 矢状位；B. T1WI+C 横断位；C. T1WI+C 矢状位

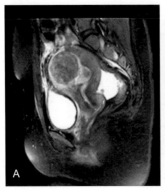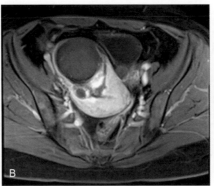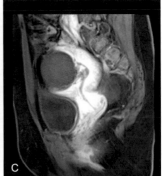

图 4-2-33　Ⅳ型肌壁间肌瘤治疗后 24 小时内复查
A. T2WI 矢状位；B. T1WI+C 横断位；C. T1WI+C 矢状位

病例 14　Ⅳ型肌壁间肌瘤（5）

【病历摘要】

患者，女性，38 岁。3 年前超声检查发现子宫肌瘤，近两年逐渐增大。备孕二胎，要求治疗干预。

【治疗前评估】

MRI 显示子宫前壁肌瘤为 T2WI 低信号，大小约 32 mm×39 mm。增强扫描显示肌瘤血供丰富，有明显的假包膜（图 4-2-34）。治疗前判断相对容易消融。

【治疗要点】

1. 超声消融治疗参数　平均功率：139 W，超声辐照时间：1 184 秒，治疗时间：82 分钟，总能量：164 400 J。

2. 超声消融治疗技巧　后倾子宫的肌瘤后上缘邻近骶骨，需要降低辐照声功率，避免骶骨和骶丛的损伤。

【治疗后评估】

1. 治疗后 24 小时内 MRI 复查　子宫前壁肌瘤消融率达 97%，其肌瘤在前缘相邻浆膜部分被消融，前后缘均有少量薄层肌瘤组织残留（图 4-2-35）。

2. 治疗后 6 个月 MRI 复查　子宫前壁肌瘤大小约 26 mm×28 mm，较治疗前体积明显缩小（缩小率约 55%）。其消融损伤的部分左前缘浆膜已修复，肌瘤前缘残留层消失，后缘残留层未见复发（图 4-2-36）。

【专家点评】

• T2WI 低信号的子宫肌瘤，而且邻近骶尾骨和骶丛，尽量降低功率，在取得消融效果的同时，避免神经损伤。

• 肌瘤前缘残留层因处于焦域的前声场，往往没有复发甚至吸收消失，而肌瘤后缘残留组织有复发可能。

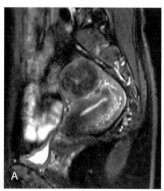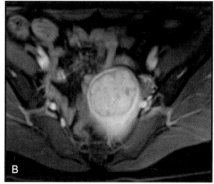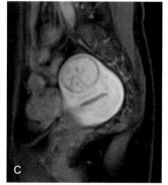

图 4-2-34　Ⅳ型肌壁间肌瘤治疗前

A. T2WI 矢状位；B. T1WI+C 横断位；C. T1WI+C 矢状位

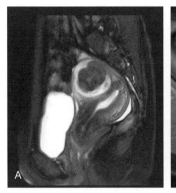
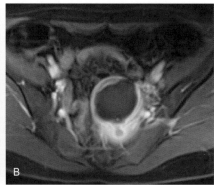
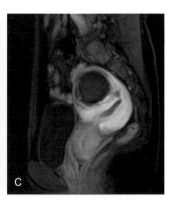

图 4-2-35　Ⅳ型肌壁间肌瘤治疗后 24 小时内复查
A. T2WI 矢状位；B. T1WI+C 横断位；C. T1WI+C 矢状位

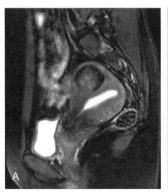
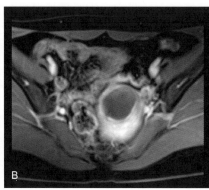
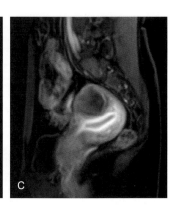

图 4-2-36　Ⅳ型肌壁间肌瘤治疗后 6 个月复查
A. T2WI 矢状位；B. T1WI+C 横断位；C. T1WI+C 矢状位

• 虽然采用低于 150 W 的声功率，子宫左前壁浆膜有部分局限性消融，短期复查显示浆膜已完整修复。

病例 15　Ⅳ型肌壁间肌瘤（6）

【病历摘要】

患者，女性，27 岁。痛经伴月经量增多，加重半年。消融治疗后痛经消失，月经正常。

【治疗前评估】

MRI 显示后壁腺肌病，前壁明显均匀低信号小肌瘤（图 4-2-37 A）。增强扫描显示肌瘤强化程度略低于子宫肌壁强化，提示肌瘤血供不丰富（图 4-2-37 B、C）。肌瘤较小（仅 10 mm），且紧贴膀胱，因此治疗前预测定位困难，而后壁腺肌病定位治疗容易。

【治疗要点】

1. 超声消融治疗参数　平均功率：178 W，超声辐照时间：3 000 秒，治疗时间：136 分钟，总能量：534 170 J。

2. 超声消融治疗技巧　治疗中后壁腺肌病容易定位，前壁小肌瘤太小，位置容易变化，定位困难，为了避免损伤周围正常组织，消融过程中焦点需确保时刻位于肌瘤中心。

【治疗后评估】

治疗后 24 小时内 MRI 复查　腹壁水肿明显，肌瘤周边组织水肿（图 4-2-38 A）。增强扫描显示小肌瘤未能完全消融（图 4-2-38 B、C）。

【专家点评】

• 肌瘤直径 ≤ 20 mm 的定义为小肌瘤。小肌瘤在安全前提下可以消融，不必特别勉强治疗。

• 该患者因为腺肌病合并小肌瘤，以治疗腺肌病为主，顺便治疗小肌瘤。因为肌瘤太小，又紧贴浆膜，治疗时位置变化较大，定位困难。虽然肌瘤小并且低信号，但治疗并不理想，因此小肌瘤如果没有临床症状，不建议超声消融治疗。

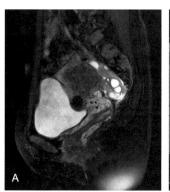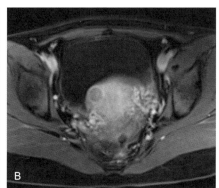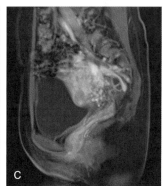

图 4-2-37　Ⅳ型肌壁间肌瘤治疗前
A. T2WI 矢状位；B. T1WI+C 横断位；C. T1WI+C 矢状位

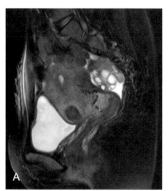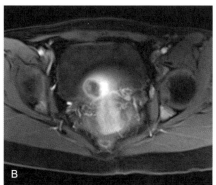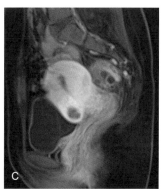

图 4-2-38　Ⅳ型肌壁间肌瘤治疗后 24 小时内复查
A. T2WI 矢状位；B. T1WI+C 横断位；C. T1WI+C 矢状位

病例 16　Ⅳ型肌壁间肌瘤（7）

【病历摘要】

患者，女性，41 岁。子宫肌瘤病史，有盆腔压迫症状，便秘。

【治疗前评估】

MRI 显示子宫后壁肌瘤呈 T2WI 低信号混杂瘤中心高信号，肌瘤紧贴骶尾骨（图 4-2-39 A）。增强扫描显示肌瘤为乏血供类型（图 4-2-39 B、C）。因子宫和前腹壁之间充满大量肠道，声通道较差，而且紧邻骶丛的位置，治疗前预测超声消融有一定难度。

【治疗要点】

1. 超声消融治疗参数　平均功率：289 W，超声辐照时间：1 466 秒，治疗时间：104 分钟，总能量：424 350 J。

2. 超声消融治疗技巧　通过充盈的膀胱和外压水囊将肠道推移出声通道。肌瘤位于盆腔深部，邻近其后壁，合理布点焦域以取得肌瘤完全消融，同时治疗时密切关注患者的反应，避免神经损伤。

【治疗后评估】

治疗后 24 小时内 MRI 复查　肌瘤后缘 T2WI 信号增高，盆腔后壁软组织水肿（图 4-2-40 A）。增强扫描显示肌瘤完全消融，子宫浆膜保护完整（图 4-2-40 B、C）。

治疗后 6 个月 MRI 复查　肌瘤缩小约 65%，没有复发（图 4-2-40 D、F），盆腔后壁水肿吸收。

【专家点评】

• 该病例为子宫后壁肌瘤，位于盆腔深部，紧贴骶骨和骶丛，而且前腹壁与子宫间声通道充满大量肠道，要做到子宫肌瘤的完全消融，技术上具有挑战性。

• 盆腔后壁组织水肿可完全恢复，但治疗过程需密切注意观察患者的反应，确保治疗安全性！

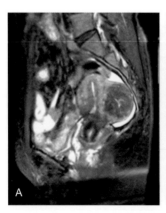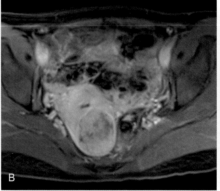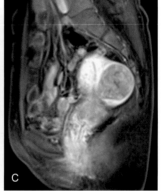

图 4-2-39　Ⅳ型肌壁间肌瘤治疗前
A. T2WI 矢状位；B. T1WI+C 横断位；C. T1WI+C 矢状位

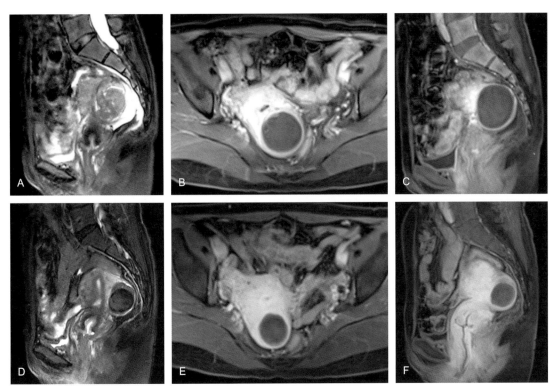

图 4-2-40　Ⅳ型肌壁间肌瘤治疗后 24 小时内（A~C）和 6 个月复查（D~F）
A. T2WI 矢状位；B. T1WI+C 横断位；C. T1WI+C 矢状位；D. T2WI 矢状位；E. T1WI+C 横断位；F. T1WI+C
矢状位

病例 17　Ⅳ型肌壁间肌瘤（8）

【病历摘要】

患者，女性，40 岁。体检发现子宫肌瘤，无临床症状，患者心理压力大，要求治疗。

【治疗前评估】

MRI 显示子宫后倾，其右前壁肌瘤 T2WI 呈均匀低信号（图 4-2-41 A），增强扫描显示肌瘤为中等血供类型，有假包膜（图 4-2-41 B、C）。因此，治疗前预测相对容易消融。

【治疗要点】

1. 超声消融治疗参数　平均功率：300 W，超声辐照时间：2 499 秒，治疗时间：144 分钟，总能量：149 700 J。

2. 超声消融治疗技巧　子宫及肌瘤均位于盆腔深部，首先应通过充盈的膀胱将子宫前方声通道内肠道推移。由于肌瘤为 T2WI 低信号，可以用较低聚焦声能取得消融效果，但声源至肌瘤的焦距路径较长，治疗时相应提高辐照声功率。

【治疗后评估】

1. 治疗后 24 小时内 MRI 复查　肌瘤周边 T2WI 较治疗前信号增高前腹壁无水肿，充盈膀胱推移肠道（图 4-2-42 A），增强扫描显示肌瘤完全消融，相邻浆膜保护完整（图 4-2-42 B、C）。

2. 治疗后 6 个月 MRI 复查 消融治疗的肌瘤呈完全非灌注区，无复发征象，体积缩小约 70%（图 4-2-43）。

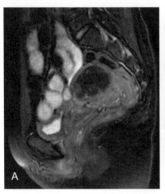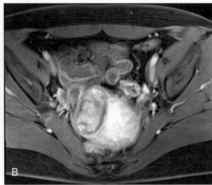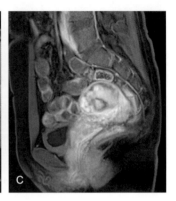

图 4-2-41　Ⅳ型肌壁间肌瘤治疗前
A. T2WI 矢状位；B. T1WI+C 横断位；C. T1WI+C 矢状位

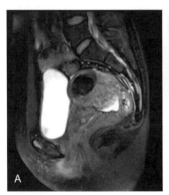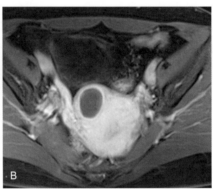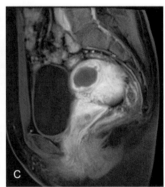

图 4-2-42　Ⅳ型肌壁间肌瘤治疗后 24 小时内复查
A. T1WI 矢状位；B. T1WI+C 横断位；C. T1WI+C 矢状位

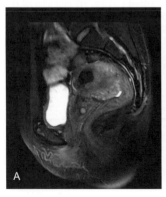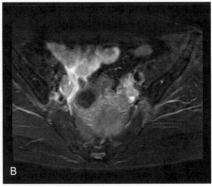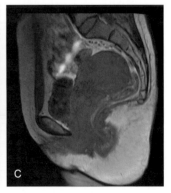

图 4-2-43　Ⅳ型肌壁间肌瘤治疗后 6 个月复查
A. T2WI 矢状位；B. T2WI 横断位；C. T1WI 矢状位

【专家点评】

• 超声监控 HIFU 疗效和损伤范围是非常重要的，70%~80% 的肿瘤在 HIFU 治疗后可见到治疗区回声增强，但部分肿瘤可表现为治疗区域回声减低或回声无明显变化。

• 可能见于以下情况：治疗剂量不够；治疗区域水肿，出现回声减低征象；治疗区位置移动，出现假象；入射声通道中的组织结构肿胀增厚，造成治疗区到皮肤表面的距离增加，出现治疗区假性回声减低；声通道上组织结构被损伤，使声衰减增加，导致治疗区已增高的回声突然变低。

病例 18　Ⅳ型肌壁间肌瘤（9）

【病历摘要】

患者，女性，47 岁。曾接受子宫肌瘤切除术，定期随访，肌瘤复发。治疗前 MRI 显示 T2WI 为高信号，口服低剂量米非司酮停经治疗（1.0~2.5 mg/d），半年后行超声消融治疗。

【治疗前评估】

MRI 显示子宫左侧壁肌瘤 T2WI 呈均匀稍高信号。增强扫描显示肌瘤血供丰富（图 4-2-44）。治疗前预测超声消融较困难。口服低剂量米非司酮 6 个月后复查肌瘤体积稍缩小，呈不均匀 T2WI 高信号伴囊性变性（图 4-2-45），预测超声消融有可行性。

【治疗要点】

1. 超声消融治疗参数　平均功率：356 W，超声辐照时间：3 159 秒，治疗时间：175 分钟，总能量：1 123 220 J。

2. 超声消融治疗技巧　肌瘤较大且为 T2WI 高信号，消融相对较难，需要采用高功率聚焦超声辐照，提高治疗能量强度和效率。

【治疗后评估】

1. 治疗后 24 小时内 MRI 复查　肌瘤 T2WI 信号强度明显增高。增强扫描显示肌瘤消

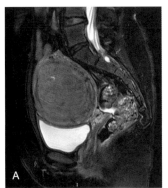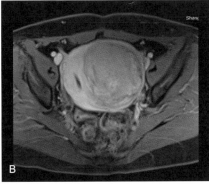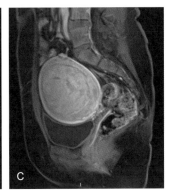

图 4-2-44　Ⅳ型肌壁间肌瘤口服米非司酮治疗前
A. T2WI 矢状位；B. T1WI+C 横断位；C. T1WI+C 矢状位

融率约 95%，主要在其侧后缘呈薄层少许残留（图 4-2-46 A~C）。

2. 治疗后 6 个月 MRI 复查　T1WI 平扫显示肌瘤整体呈高信号改变，体积缩小约 74%。增强扫描显示肌瘤未见复发征象，呈完全坏死表现（图 4-2-46 D~F）。

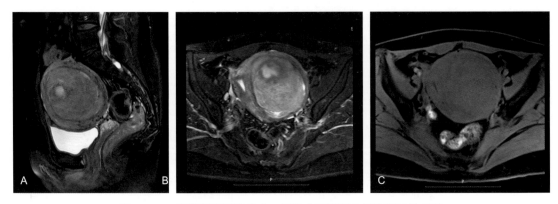

图 4-2-45　Ⅳ型肌壁间肌瘤（口服米非司酮后）超声消融治疗前
A. T2WI 矢状位；B. T2WI 横断位；C. T1WI 横断位

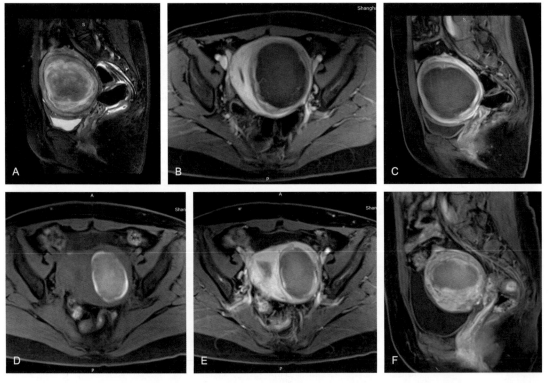

图 4-2-46　Ⅳ型肌壁间肌瘤治疗后 24 小时内（A~C）及 6 个月（D~F）复查
A. T1WI 矢状位；B. T1WI+C 横断位；C. T1WI+C 矢状位；D. T1WI 横断位；E. T1WI+C 横断位；F. T1WI+C 矢状位

【专家点评】

• 文献报道，米非司酮可缩小肌瘤体积、缩短手术时间、减少术中出血量，诱导患者暂时性闭经，纠正贫血，是一种安全、有效、经济的子宫肌瘤术前辅助药物。

• T2WI 均匀稍高信号伴血供丰富的子宫肌瘤是难于被超声消融的类型，此病例治疗前口服米非司酮可使肌瘤性状改变，例如部分囊变坏死，使其适合超声消融治疗。

• 子宫肌瘤超声消融治疗后磁共振增强扫描复查，肌瘤边缘少量残留，随访发现当时残留的部分也坏死，不复发。

• 这是一例子宫肌瘤均匀稍高信号且血供比较丰富类型，治疗前预测超声消融效果可能不佳的典型病例，但通过治疗前口服米非司酮后再行超声消融治疗，效果较好。

病例 19　Ⅴ型肌壁间肌瘤（1）

【病历摘要】

患者，女性，33 岁。体检发现子宫肌瘤 3 年余。

【治疗前评估】

MRI 显示子宫左侧肌壁间肌瘤呈 T2WI 低信号，向宫腔内突入，邻近子宫颈部还有一小肌瘤（图 4-2-47 A）。增强扫描显示两个肌瘤均为血供丰富类型（图 4-2-47 B、C）。位于子宫偏左侧前壁，肌瘤 T2WI 低信号，声通道较好，因此治疗前判断相对容易消融。由于肌瘤邻近内膜和左侧坐骨神经区域，治疗中应注意保护好内膜和浆膜层。子宫颈部肌瘤只要声通道允许就同时治疗。

【治疗要点】

1. 超声消融治疗参数　平均功率：378 W，超声辐照时间：1 601 秒，治疗时间：80 分钟，总能量：605 871 J。

2. 超声消融治疗技巧　从矢状位肌瘤的中间层面，这样即使位于肌瘤的深面也离开内

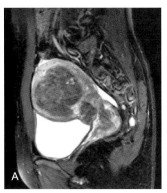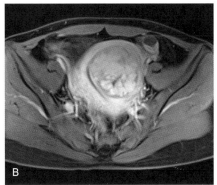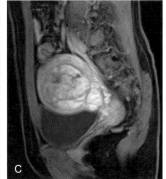

图 4-2-47　Ⅴ型肌壁间肌瘤超声消融治疗前
A. T2WI 矢状位；B. T1WI+C 横断位；C. T1WI+C 矢状位

膜和左侧坐骨神经区域有足够的距离。开始辐照通过热量扩散向其两侧依次消融。

【治疗后评估】

1. 治疗后 24 小时内 MRI 复查　T2WI 显示肌瘤边缘信号明显增高，腹壁无水肿（图 4-2-48A）。增强扫描显示肌瘤消融率约 97%，其左侧边缘有薄层残留，内膜保护完整，子宫颈部小肌瘤完全消融（图 4-2-48 B、C）。

2. 治疗后 6 个月 MRI 复查　子宫体积明显缩小，较大肌瘤缩小约 85%，较小肌瘤完全消失，没有复发（图 4-2-48 D~F）。

【专家点评】

● 子宫肌壁间肌瘤增大后突向宫腔，这类肌瘤超声消融治疗时注意避免内膜损伤。

● 子宫颈部较小肌瘤（<3 cm）往往因其声通道不佳，不适宜做超声消融。本病例子宫颈部肌瘤通过膀胱充盈后声通道比较好，因此在治疗肌壁间肌瘤的同时将其消融。

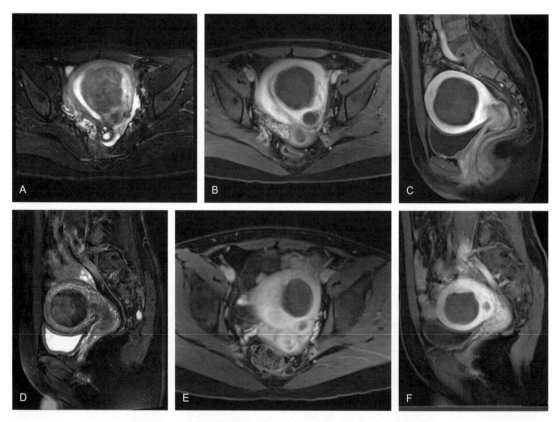

图 4-2-48　V 型肌壁间肌瘤治疗后 24 小时内和 6 个月复查

A. T2WI 矢状位；B. T1WI+C 横断位；C. T1WI+C 矢状位；D. T2WI 矢状位；E. T1WI+C 横断位；F. T1WI+C 矢状位

病例 20　Ⅴ型肌壁间肌瘤（2）

【病历摘要】

患者，女性，44 岁。月经量增多 2 年，加重 2 个月。

【治疗前评估】

外院 MRI 显示右前壁肌壁间肌瘤（Ⅴ型），T2WI 均匀低信号，位于子宫前壁，因此治疗前预测相对容易消融治疗。

【治疗要点】

1. 超声消融治疗参数　平均功率：243 W，超声辐照时间：1 560 秒，治疗时间：89 分钟，总能量：379 820 J。

2. 超声消融治疗技巧　位于子宫前壁的较大肌瘤，声通道内有较多肠道，需要充盈的膀胱将其推移至头侧腹腔内，形成良好的治疗声通道。

【治疗后评估】

1. 治疗后 24 小时内 MRI 复查　肌瘤 T2WI 信号均匀略增高（图 4-2-49 A）；增强扫描显示肌瘤完全消融，浆膜保护完整（图 4-2-49 B、C）。

2. 治疗后 1~5 年 MRI 复查　1 年后复查肌瘤体积明显缩小，部分肌瘤组织经子宫腔逐渐排出（图 4-2-50）。3 年后随访，肌瘤体积显著缩小，子宫体形态恢复正常，内膜完整，清晰可见（图 4-2-51）。5 年后随访，肌瘤变得非常小，无复发征象（图 4-2-52）。

【专家点评】

• 本病例为典型的子宫肌瘤经超声消融治疗后随访 5 年的转归过程，长期效果满意且不复发。

第四章

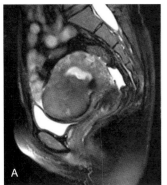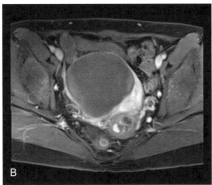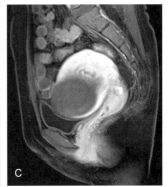

图 4-2-49　Ⅴ型肌壁间肌瘤治疗后 24 小时内复查
A. T1WI 矢状位；B. T1WI+C 横断位；C. T1WI+C 矢状位

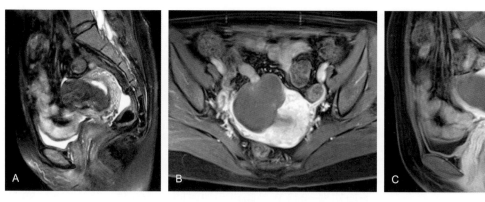

图 4-2-50　Ⅴ型肌壁间肌瘤治疗后 1 年复查
A. T1WI 矢状位；B. T1WI+C 横断位；C. T1WI+C 矢状位

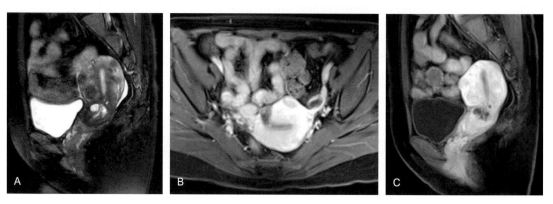

图 4-2-51　Ⅴ型肌壁间肌瘤治疗后 3 年复查
A. T1WI 矢状位；B. T1WI+C 横断位；C. T1WI+C 矢状位

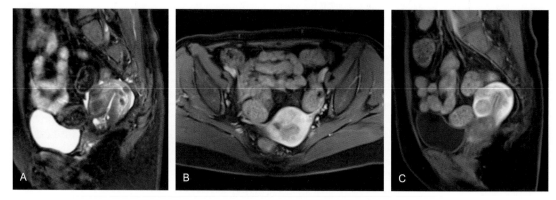

图 4-2-52　Ⅴ型肌壁间肌瘤治疗后 5 年复查
A. T1WI 矢状位；B. T1WI+C 横断位；C. T1WI+C 矢状位

病例 21　Ⅴ型肌壁间肌瘤（3）

【病历摘要】

患者，女性，49 岁。月经量增多，伴下腹部胀痛。

【治疗前评估】

MRI 显示子宫右前壁肌瘤不均匀 T2WI 混杂高低信号，边界欠清晰（图 4-2-53 A）。增强扫描显示肌瘤血供丰富（图 4-2-53 B、C）。肌瘤位于子宫右侧肌壁，声通道良好，治疗前预测可以消融，但较 T2WI 低信号的肌瘤需要增加辐照能量。

【治疗要点】

1. 超声消融治疗参数　平均功率：300 W，超声辐照时间：2 435 秒，治疗时间：157 分钟，总能量：731 340 J。

2. 超声消融治疗技巧　在确保前腹壁降温避免热损伤的前提下，适当提高辐照声功率，增加超声辐照时间。

【治疗后评估】

治疗后 24 小时内 MRI 复查　肌瘤 T2WI 信号增高，前腹壁局限性水肿（图 4-2-54 A）。增强扫描显示肌瘤完全消融，呈边界清晰的无灌注区域（图 4-2-54 B、C）。

【专家点评】

• 虽然子宫肌瘤血供丰富，而且 T2WI 高信号，但只要其 T2WI 信号是不均匀的，有可能会取得良好的消融治疗效果。

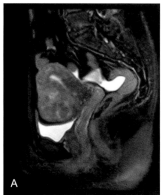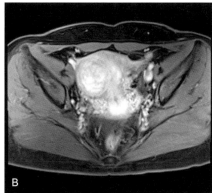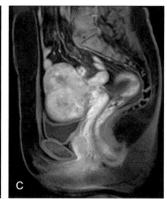

图 4-2-53　Ⅴ型肌壁间肌瘤治疗前
A. T2WI 矢状位；B. T1WI+C 横断位；C. T1WI+C 矢状位

第四章

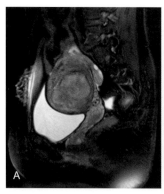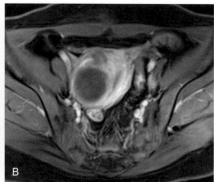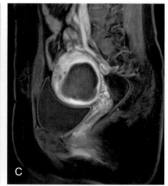

图 4-2-54　Ⅴ型肌壁间肌瘤治疗后 24 小时内复查
A. T2WI 矢状位；B. T1WI+C 横断位；C. T1WI+C 矢状位

病例 22　Ⅴ型肌壁间肌瘤（4）

【病历摘要】

患者，女性，37 岁。发现肌瘤 2 年余，逐渐增大，出现盆腔压迫症状。

【治疗前评估】

MRI 显示子宫右后壁近宫颈部肌瘤 T2WI 呈低信号伴中心少量高信号，邻近盆腔右后壁血管神经丛（图 4-2-55 A）。增强扫描显示肌瘤血供丰富，中心少许变性坏死，有假包膜（图 4-2-55 B、C）。肌瘤位于右侧后壁，声通道较差，紧邻血管神经骶丛，因此治疗前预测超声消融在技术上有一定难度。但该肌瘤 T2WI 以低信号为主，是超声消融治疗的适应证。

【治疗要点】

1. 超声消融治疗参数　平均功率：252 W，超声辐照时间：2 469 秒，治疗时间：100 分钟，总能量：621 850 J。

2. 超声消融治疗技巧　治疗时可以适当降低辐照声功率，密切注意患者是否有右腿痛麻等症状出现，避免超声消融导致的神经损伤。

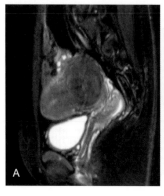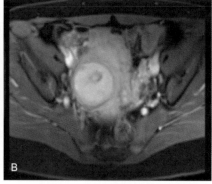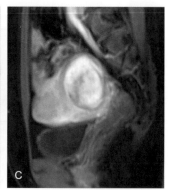

图 4-2-55　Ⅴ型肌壁间肌瘤治疗前
A. T2WI 矢状位；B. T1WI+C 横断位；C. T1WI+C 矢状位

【治疗后评估】

1. 治疗后 24 小时内 MRI 复查 仅肌瘤前缘 T2WI 信号增高（图 4-2-56 A）。增强扫描显示肌瘤基本完全消融，相邻浆膜保护完整，前腹壁软组织和盆腔后壁未见明显水肿征象（图 4-2-56 B、C）。

2. 治疗后 6 个月 MRI 复查 消融治疗坏死的肌瘤体积缩小约 60%，但肌瘤后上缘可见薄层强化层，可能是坏死后修复的组织（图 4-2-57 A~C）。

3. 治疗后 20 个月 MRI 复查 治疗后的肌瘤缩小至 2 cm 以下，非灌注区已不明显，子宫基本恢复正常形态（图 4-2-57 D~F）。

【专家点评】

• 对于邻近盆腔后壁血管神经丛的子宫肌瘤，超声消融治疗时必须在确保安全性的前提下获取最佳的治疗效果。

• 本病例是一个兼顾安全性和有效性的典型病例，长期随访复查肌瘤缩小趋于愈合状态，子宫形态基本恢复。

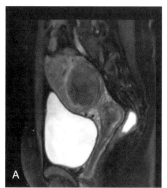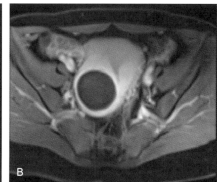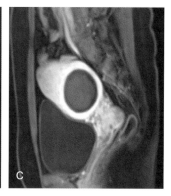

图 4-2-56 Ⅴ型肌壁间肌瘤治疗后 24 小时内复查
A. T2WI 矢状位；B. T1WI+C 横断位；C. T1WI+C 矢状位

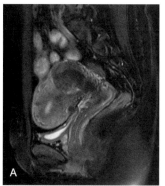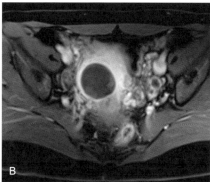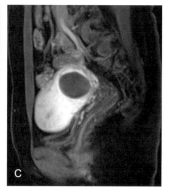

图 4-2-57 Ⅴ型肌壁间肌瘤治疗后 6 个月（A~C）及 20 个月（D~F）复查
A. T2WI 矢状位；B. T1WI+C 横断位；C. T1WI+C 矢状位

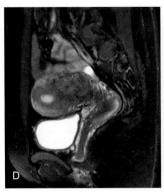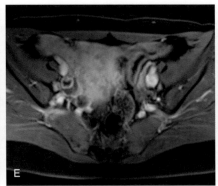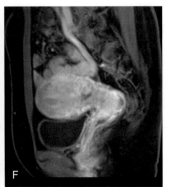

图 4-2-57（续）

D. T2WI 矢状位；E. T1WI+C 横断位；F. T1WI+C 矢状位

---- 病例 23　Ⅴ型肌壁间肌瘤（5）----

【病历摘要】

患者，女性，46 岁。发现子宫肌瘤 1 年余，有尿频和腰背酸痛等盆腔压迫症状。

【治疗前评估】

MRI 显示子宫右前壁 T2WI 稍低信号肌瘤，与黏膜及浆膜相邻（图 4-2-58 A）。增强扫描显示肌瘤血供丰富，有明显的假包膜（图 4-2-58 B、C）。肌瘤位于子宫前壁，声通道较好，虽然为血供丰富类型，但 T2WI 为稍低信号。因此，治疗前预测超声消融相对容易。

【治疗要点】

1. 超声消融治疗参数　平均功率：392 W，超声辐照时间：1 122 秒，治疗时间：117 分钟，总能量：439 669 J。

2. 超声消融治疗技巧　声通道比较好，因肌瘤为血供丰富类型，而且 T2WI 为稍低信号，治疗时需采用较高的声功率。

【治疗后评估】

1. 治疗后 24 小时内 MRI 复查　肌瘤边缘区域 T2WI 信号明显增高，盆腔后壁软组织水肿。增强扫描显示肌瘤完全消融，且相应浆膜和黏膜保护完整（图 4-2-59）。

2. 治疗后 7 个月 MRI 复查　盆腔后壁组织水肿消失，肌瘤体积明显缩小，且增强扫描显示仍然呈完全无灌注状态，无复发征象（图 4-2-60）。

【专家点评】

• 该病例患者子宫肌瘤血供丰富，经超声消融治疗后达到完全消融，而且声通道区腹壁软组织未见水肿，但盆腔后壁组织水肿较明显，可能与采用较高声功率（392 W）致后声场能量较多有关，但复查水肿吸收消失，提示超声消融治疗是安全的，水肿可完全吸收恢复。MRI 对软组织水肿较为敏感，可以作为复查的主要方法。

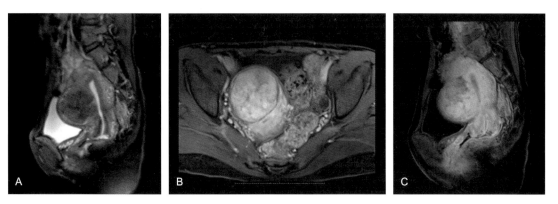

图 4-2-58　Ⅴ型肌壁间肌瘤治疗前
A. T2WI 矢状位；B. T1WI+C 横断位；C. T1WI+C 矢状位

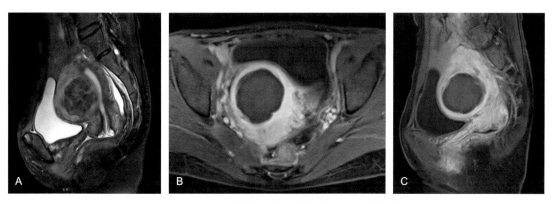

图 4-2-59　Ⅴ型肌壁间肌瘤治疗后 24 小时内复查
A. T2WI 矢状位；B. T1WI+C 横断位；C. T1WI+C 矢状位

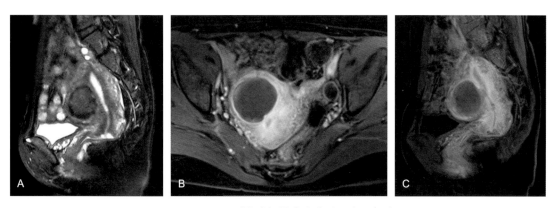

图 4-2-60　Ⅴ型肌壁间肌瘤治疗后 7 个月复查
A. T2WI 矢状位；B. T1WI+C 横断位；C. T1WI+C 矢状位

第四章

病例 24　Ⅴ型肌壁间肌瘤（6）

【病历摘要】

患者，女性，33 岁。发现子宫肌瘤 2 年余，有明显的腰背酸痛病史。

【治疗前评估】

MRI 显示子宫后壁肌瘤呈明显高低明显信号，子宫前壁可见一稍低信号肌壁间小肌瘤（图 4-2-61 A）。增强扫描显示后壁较大肌瘤血供丰富，有明显的假包膜，且有一定程度的坏死囊变（图 4-2-61 B、C）。T2WI 高信号肌瘤位于后位子宫后壁，声通道较差，治疗前预测消融困难，需与患者充分沟通。

【治疗要点】

1. 超声消融治疗参数　平均功率：285 W，超声辐照时间：2 945 秒，治疗时间：155 分钟，总能量：424 350 J。

2. 超声消融治疗技巧　肌瘤供血丰富，T2WI 信号较高，而且位于后位子宫的后壁，需要充盈的膀胱推移肠道声焦距较远，治疗较困难，因此需要增加治疗辐照声场能量，高功率 400 W（2:3 或 3:3）。

【治疗后评估】

治疗后 24 小时内 MRI 复查　肌瘤整体信号较治疗前未见明显改变（图 4-2-62 A）。增强扫描显示后壁肌瘤消融无灌注区不明显，而子宫前壁肌壁间小肌瘤有一定程度消融（图 4-2-62 B、C）。

【专家点评】

- 治疗强度已达到 400 W（2:3），但是肌瘤消融效果并不令人满意。
- 专家共识：MRI T2WI 显示肌瘤为高信号，即肌瘤的信号高于或等于子宫肌壁的信号，同时增强时肌瘤明显强化，称为 T2WI 高信号肌瘤。常见于比较年轻的患者，一般小于 40 岁。这类肌瘤通常血供丰富，生长快、容易复发，是超声消融治疗难点。
- 尤其该病例 T2WI 高信号，血供丰富，特别是位于后位子宫的后壁肌瘤，超声消融可能

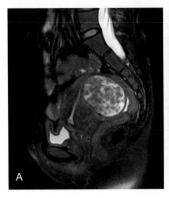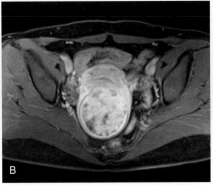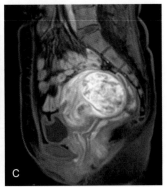

图 4-2-61　Ⅴ型肌壁间肌瘤治疗前
A. T2WI 矢状位；B. T1WI+C 横断位；C. T1WI+C 矢状位

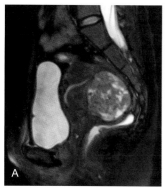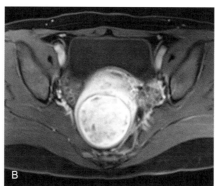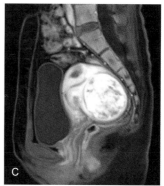

图 4-2-62　Ⅴ型肌壁间肌瘤治疗后 24 小时内复查

A. T1WI 矢状位；B. T1WI+C 横断位；C. T1WI+C 矢状位

比较困难，一般推荐手术切除治疗。该患者不愿手术切除，亦不愿意 GnRHa 治疗前辅助缩小肌瘤后再消融治疗，愿意试一试行单纯超声消融治疗。目前事实证明此类肌瘤单纯依靠超声消融治疗效果较差，对于此类肌瘤不推荐单纯超声消融治疗。值得注意的是，子宫前壁 T2WI 低信号肌瘤治疗时焦域没有布点，行超声辐照，仅是处于声通道上，也可取得较好的消融治疗效果。

病例 25　Ⅴ型肌壁间肌瘤（7）

【病历摘要】

患者，女性，38 岁。轻度贫血，偶有尿频。曾自服中药治疗子宫肌瘤。

【治疗前评估】

MRI 显示子宫前壁肌瘤呈 T2WI 高信号（图 4-2-63 A）。增强扫描显示肌瘤血供丰富，部分变性（图 4-2-63 B、C）。后位子宫的肌瘤紧邻骶骨和直肠，根据肌瘤的特性和位置，治疗前预测超声消融有一定的难度。

【治疗要点】

1. 超声消融治疗参数　平均功率：337 W，超声辐照时间：3 301 秒，治疗时间：181 分钟，总能量：1 112 990 J。

2. 超声消融治疗技巧　为提高肌瘤的消融率，需要较长时间高声功率的超声辐照，治疗时注意尽可能减少损伤周围脏器和组织。

【治疗后评估】

1. 治疗后 24 小时内 MRI 复查　肌瘤 T2WI 信号较治疗前明显增高，前腹壁广泛水肿，盆腔后壁组织也可见水肿（图 4-2-64 A）。增强扫描显示肌瘤消融率约 95%，部分边缘少量残留的肌瘤组织（图 4-2-64 B、C）。

2. 治疗后 6 个月 MRI 复查　肌瘤体积稍缩小，原未消融残留部分明显复发，几乎占满原消融非灌注区，前腹壁和盆腔后壁软组织水肿吸收消失（图 4-2-65）。

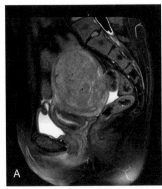
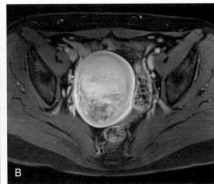
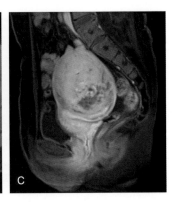

图 4-2-63　Ⅴ型肌壁间肌瘤治疗前
A. T2WI 矢状位；B. T1WI+C 横断位；C. T1WI+C 矢状位

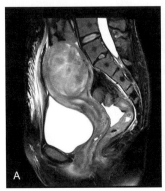
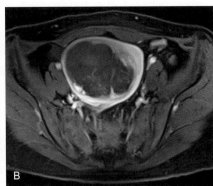
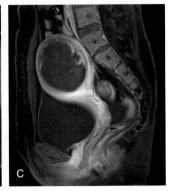

图 4-2-64　Ⅴ型肌壁间肌瘤治疗后 24 小时内复查
A. T1WI 矢状位；B. T1WI+C 横断位；C. T1WI+C 矢状位

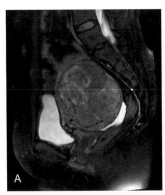
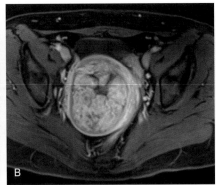
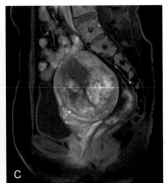

图 4-2-65　Ⅴ型肌壁间肌瘤治疗后 6 个月复查
A. T2WI 矢状位；B. T1WI+C 横断位；C. T1WI+C 横断位

第四章

【再次治疗前评估】

9个月后复查，MRI显示肌瘤T2WI呈轻度不均匀高信号，肌瘤体积增大，增强呈中等血供类型，边缘可见假包膜（图4-2-66）。

【再次治疗要点】

第二次超声消融治疗参数　平均功率：360 W，超声辐照时间：3 890秒，治疗时间：204分钟，总能量：1 463 330 J。

【再次治疗后评估】

第二次治疗后24小时内MRI复查　肌瘤T2WI信号较治疗前明显增高，可见腹壁皮下组织及腹肌明显水肿（图4-2-67 A）。增强扫描显示肌瘤部分消融，消融率约35%（图4-2-67 B、C）。

【专家点评】

• 本病例患者因间隔两次超声消融疗效仍欠佳，后行手术剔除子宫肌瘤，病理结果为富于细胞型子宫平滑肌瘤。这类富于细胞型子宫平滑肌瘤，即使超声消融治疗后取得如本

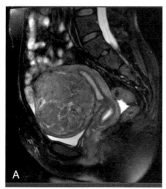 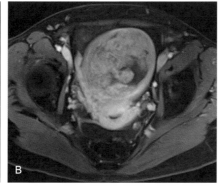 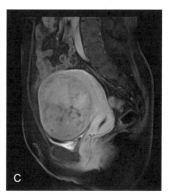

图 4-2-66　Ⅴ型肌壁间肌瘤第二次治疗前
A. T2WI 矢状位；B. T1WI+C 横断位；C. T1WI+C 矢状位

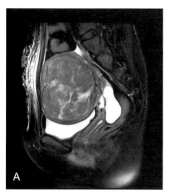 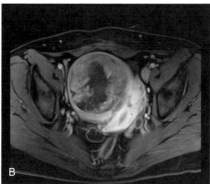 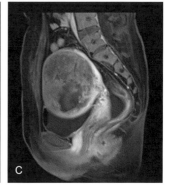

图 4-2-67　Ⅴ型肌壁间肌瘤第二次治疗后 24 小时内复查
A. T2WI 矢状位；B. T1WI+C 横断位；C. T1WI+C 矢状位

第四章

病例约 95% 的消融率，半年后复查，残留的肌瘤组织迅速复发生长，而且再次超声消融治疗效果不佳。

病例 26　Ⅴ型肌壁间肌瘤（8）

【病历摘要】

患者，女性，46 岁。月经量增多且经期提前，近半年尿频、尿急。

【治疗前评估】

MRI 显示子宫前壁肌瘤呈 T2WI 高低混杂信号（图 4-2-68 A）。增强扫描显示肌瘤为乏血供类型（图 4-2-68 B）。根据其 MR 信号特性且声通道良好，治疗前预测可以行超声消融治疗。

【治疗要点】

1. 超声消融治疗参数　平均功率：254 W，超声辐照时间：2 560 秒，总治疗时间：126 分钟，总能量：649 570 J。

2. 超声消融治疗技巧　子宫前壁肌瘤 T2WI 信号较高，提示肌瘤组织内含水量较高，需要足够的辐照能量才能取得较好消融效果。

【治疗后评估】

1. 治疗后 24 小时内 MRI 复查　前腹壁肌层局部水肿，肌瘤 T2WI 信号显著增高（图 4-2-69 A）。增强扫描显示肌瘤消融率约 87%，其边缘区域可见残留组织（图 4-2-69 B）。

2. 治疗后 6 个月 MRI 复查　子宫肌瘤体积明显缩小。残留肌瘤组织未见复发（图 4-2-70）。

【专家点评】

• 本病例患者子宫肌瘤经超声消融治疗后其边缘残留肌瘤随访复查未见复发，是否与患者年龄较大及治疗后残留肌瘤 T2WI 信号显著增高等因素有关，值得进一步研究探讨。

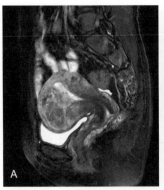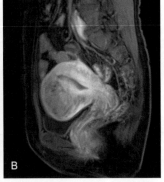

图 4-2-68　Ⅴ型肌壁间肌瘤治疗前
A. T2WI 矢状位；B. T1WI+C 矢状位

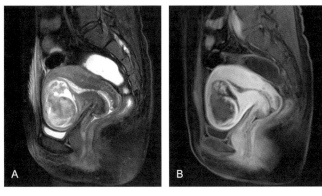

图 4-2-69　Ⅴ型肌壁间肌瘤治疗后 24 小时内复查
A. T2WI 矢状位；B. T1WI+C 矢状位

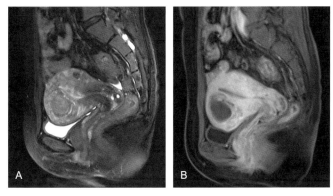

图 4-2-70　Ⅴ型肌壁间肌瘤治疗后 6 个月复查
A. T2WI 矢状位；B. T1WI+C 矢状位

（许永华　杨利霞　王　伊　程　禹）

第三节
超声消融治疗浆膜下子宫肌瘤

------ 病例1　Ⅵ型浆膜下肌瘤（1）------

【病历摘要】

患者，女性，38岁。发现子宫肌瘤，有尿频症状。

【治疗前评估】

MRI显示子宫右前壁肌瘤呈T2WI低信号，且肌瘤向下压迫膀胱（图4-3-1 A）。增强扫描显示肌瘤不均匀强化，为血供丰富类型（图4-3-1 B、C）。前腹壁和肌瘤间无肠道，声通道较好，因此治疗前预测超声消融比较容易。

【治疗要点】

1. 超声消融治疗参数　平均功率：254 W，超声辐照时间：2 098秒，治疗时间：106分钟，总能量：532 640 J。

2. 超声消融治疗技巧　T2WI均匀低信号的肌瘤位于子宫前壁，声通道良好，可以降低声功率辐照，尤其是肌瘤与子宫壁连接处。

【治疗后评估】

1. 治疗后24小时内MRI复查　T2WI显示前腹壁皮下软组织水肿。增强扫描显示肌瘤消融率约98%，仅在肌瘤左后边缘和子宫连接处有少量残留（图4-3-2）。

2. 治疗后中长期MRI复查　显示前腹壁皮下软组织水肿范围逐渐缩小。增强扫描显

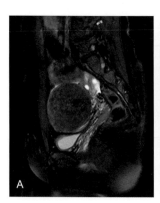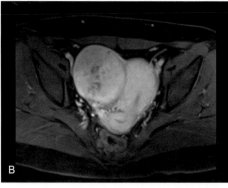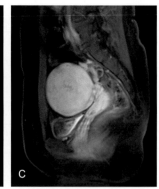

图4-3-1　Ⅵ型浆膜下肌瘤治疗前

A. T2WI矢状位；B. T1WI+C横断位；C. T1WI+C矢状位

第四章

示治疗后 6 个月时肌瘤未见明显复发，治疗后 18 个月、26 个月及 38 个月残留肌瘤组织复发，其范围逐渐增大，在治疗后 26 个月随访复查肌瘤整个体积逐渐缩小，在治疗后 38 个月复查显示经超声消融后坏死组织范围继续缩小，但因肌瘤复发部位范围增大，使肌瘤体积较治疗后 26 个月时稍增大，较治疗前体积仍然缩小约 30%（图 4-3-3~图 4-3-6）。

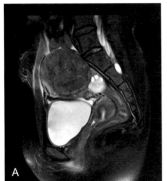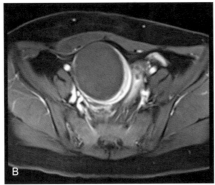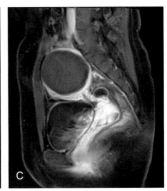

图 4-3-2　Ⅵ型浆膜下肌瘤治疗后 24 小时内复查
A. T1WI 矢状位；B. T1WI+C 横断位；C. T1WI+C 矢状位

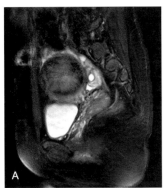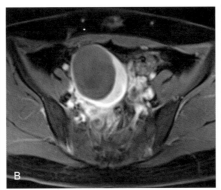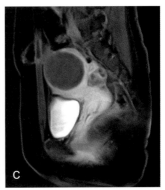

图 4-3-3　Ⅵ型浆膜下肌瘤治疗后 6 个月复查
A. T2WI 矢状位；B. T1WI+C 横断位；C. T1WI+C 矢状位

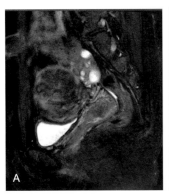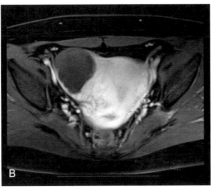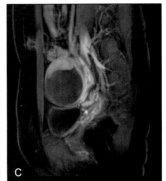

图 4-3-4　Ⅵ型浆膜下肌瘤治疗后 18 个月复查
A. T2WI 矢状位；B. T1WI+C 横断位；C. T1WI+C 矢状位

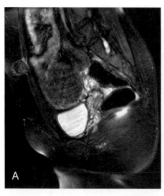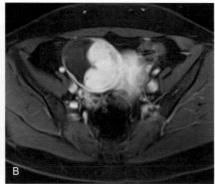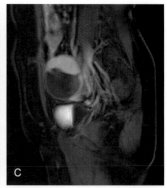

图 4-3-5　Ⅵ型浆膜下肌瘤治疗后 26 个月复查
A. T2WI 矢状位；B. T1WI+C 横断位；C. T1WI+C 矢状位

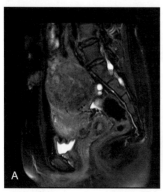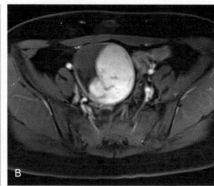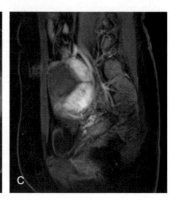

图 4-3-6　Ⅵ型浆膜下肌瘤治疗后 38 个月复查
A. T2WI 矢状位；B. T1WI+C 横断位；C. T1WI+C 矢状位

【专家点评】

• 浆膜下子宫肌瘤一直是介入治疗子宫动脉栓塞术的禁忌证，主要的顾虑为坏死的肌瘤可能会脱落而入腹盆腔内。对于不愿意手术切除的患者，超声消融治疗可以利用其精准适形的优势选择与子宫缘连接较宽的肌瘤进行治疗。

• 本病例浆膜下子宫肌瘤瘤体与子宫边缘连接处宽度超过 3 cm，经超声消融治疗后肌瘤整体坏死。虽然肌瘤和子宫连接处消融治疗比较保守，致该处少量残留，但肌瘤体积缩小达到了治疗目的，复发的肌瘤组织可以择期再次做超声消融治疗。

---------------- 病例 2　Ⅵ型浆膜下肌瘤（2） ----------------

【病历摘要】

患者，女性，34 岁。月经量减少，伴下腹部坠胀、腰背酸痛。

【治疗前评估】

MRI 显示子宫浆膜下肌瘤呈 T2WI 低信号，与子宫底部宽蒂相连（图 4-3-7 A），增强扫描显示肌瘤为富血供类型（图 4-3-7 B、C）。治疗前预测可以行超声消融，但治疗时定位存在一定困难。

【治疗要点】

1. 超声消融治疗参数　平均功率：209 W，超声辐照时间：1 300 秒，治疗时间：90 分钟，总能量：271 850 J。

2. 超声消融治疗技巧　子宫底部浆膜下肌瘤位置较为特殊，活动度较大，注意避免周围肠道等组织结构的损伤。因此除了充盈膀胱使肌瘤相对固定做到准确适形消融外，还需降低声功率，避免浆膜突破。

【治疗后评估】

1. 治疗后 24 小时内 MRI 复查　肌瘤位置变化，腹壁少许水肿（图 4-3-8 A）。增强扫描显示肌瘤消融率约 98%，浆膜保护完整（图 4-3-8 B、C）。

2. 治疗后 6 个月 MRI 复查　肌瘤体积缩小约 32%，未见明显复发（图 4-3-8 D~F）。

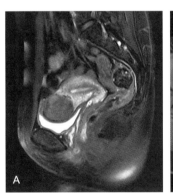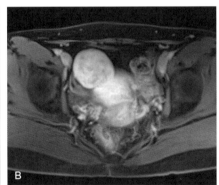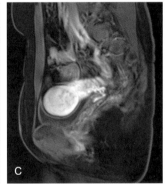

图 4-3-7　Ⅵ型浆膜下肌瘤治疗前
A. T2WI 矢状位；B. T1WI+C 横断位；C. T1WI+C 矢状位

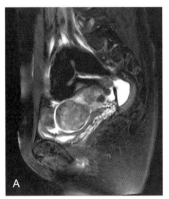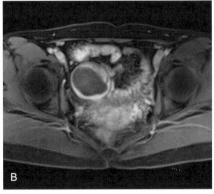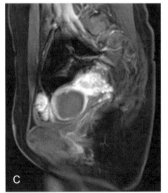

图 4-3-8　Ⅵ型浆膜下肌瘤治疗后 24 小时内及 6 个月复查
A. T2WI 矢状位；B. T1WI+C 横断位；C. T1WI+C 矢状位

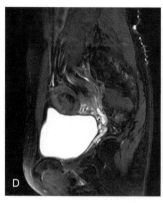
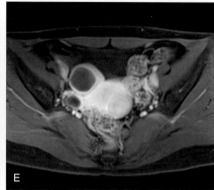
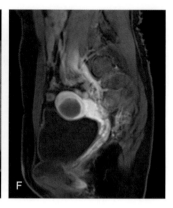

图 4-3-8（续）

D. T2WI 矢状位；E. T1WI+C 横断位；F. T1WI+C 矢状位

【专家点评】

- T2WI 低信号浆膜下子宫肌瘤宜采用较低声功率进行聚焦超声辐照，通过增加辐照时间给予肌瘤足够的超声聚焦能量，这样既可以尽可能多地消融肌瘤，又可以保护浆膜的完整，提高治疗的安全性。

病例 3　VI 型浆膜下肌瘤（3）

【病历摘要】

患者，女性，39 岁。自觉腹部增大，尿频。

【治疗前评估】

MRI 显示子宫右侧浆膜下肌瘤呈 T2WI 均匀低信号，向下挤压膀胱（图 4-3-9 A）。增强扫描显示肌瘤为中等血供类型（图 4-3-9 B、C）。肌瘤偏右前侧，声通道良好，且有明显的假包膜，治疗前预测相对容易消融。

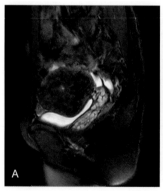
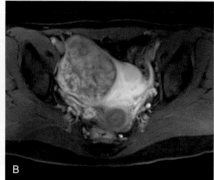
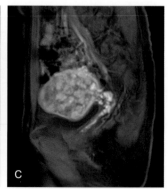

图 4-3-9　VI 型浆膜下肌瘤治疗前

A. T2WI 矢状位；B. T1WI+C 横断位；C. T1WI+C 矢状位

【治疗要点】

1. 超声消融治疗参数　平均功率：209 W，超声辐照时间：1 769 秒，治疗时间：109 分钟，总能量：370 320 J。

2. 超声消融治疗技巧　浆膜下肌瘤较大且占据盆腔右侧附件区域，超声辐照时注意避开相邻卵巢和周围血管神经丛等。

【治疗后评估】

1. 治疗后 24 小时内 MRI 复查　T2WI 显示前腹壁及腹肌水肿。增强扫描显示肌瘤消融率超过 90%，仅肌瘤后缘残留小部分（图 4-3-10）。

2. 治疗后 6 个月 MRI 复查　肌瘤体积缩小约 56%，腹壁水肿吸收消失（图 4-3-11）。

【专家点评】

• 肌瘤 T2WI 低信号且血供不丰富，可以采用较低辐照声功率。

• 治疗后肌瘤前缘的浆膜部分消融，大部分浆膜完好，治疗时注意不影响浆膜。

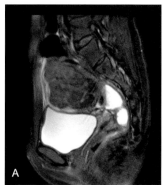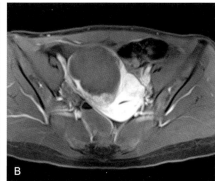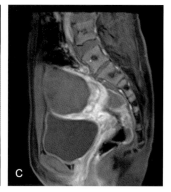

图 4-3-10　Ⅵ型浆膜下肌瘤治疗后 24 小时内复查
A. T2WI 矢状位；B. T1WI+C 横断位；C. T1WI+C 矢状位

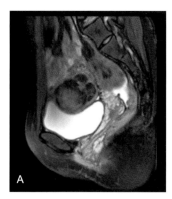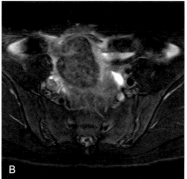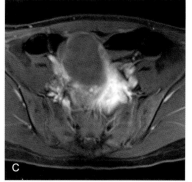

图 4-3-11　Ⅵ型浆膜下肌瘤治疗后 6 个月复查
A. T2WI 矢状位；B. T2WI 横断位；C. T1WI 横断位

病例 4　Ⅵ型浆膜下肌瘤（4）

【病历摘要】

患者，女性，30 岁。5 年前体检发现子宫肌瘤。近年出现尿频，偶感下腹隐痛。

【治疗前评估】

MRI 显示子宫前壁浆膜下肌瘤呈不均匀 T2WI 低信号，子宫明显受压呈后倾位，盆腔内占位效应明显（图 4-3-12 A），增强扫描显示肌瘤为乏血供类型伴部分变性坏死（图 4-3-12 B、C）。T2WI 低信号肌瘤位于子宫前壁，声通道良好，且与子宫壁相连处有明显分界，因此治疗前预测相对容易消融。

【治疗要点】

1. 超声消融治疗参数　平均功率：250 W，超声辐照时间：1 400 秒，治疗时间：90 分钟，总能量：349 760 J。

2. 超声消融治疗技巧　紧贴前腹壁的子宫前壁 T2WI 低信号肌瘤，适合低功率超声辐照，尽量避免或减少前腹壁软组织损伤。

【治疗后评估】

治疗后 24 小时内 MRI 复查　T2WI 显示前腹壁未见明显水肿，增强扫描显示肌瘤消融率超过 95%，其后缘宽基底处有少量残留组织（图 4-3-13）。

【专家点评】

• 对于紧贴前腹壁的子宫肌瘤超声消融时，应降低声功率，尽可能避免浆膜层受损，本病例治疗后前腹壁没有明显水肿出现。

• 为避免坏死的浆膜下肌瘤脱离子宫，其基底部连接处治疗时保留少量肌瘤组织。

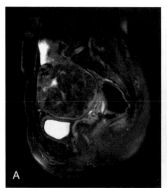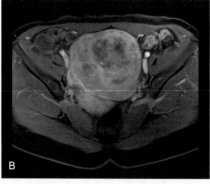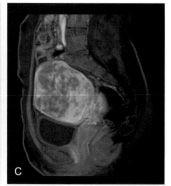

图 4-3-12　Ⅵ型浆膜下肌瘤治疗前

A. T2WI 矢状位；B. T1WI+C 横断位；C. T1WI+C 矢状位

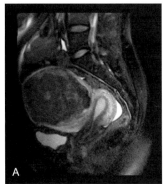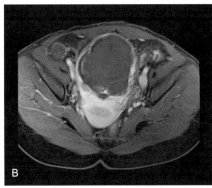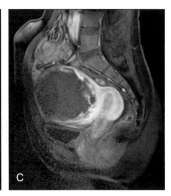

图 4-3-13　Ⅵ型浆膜下肌瘤治疗后 24 小时内复查
A. T2WI 矢状位；B. T1WI+C 横断位；C. T1WI+C 矢状位

病例 5　Ⅵ型浆膜下肌瘤（5）

【病历摘要】

患者，女性，28 岁。子宫肌瘤逐渐增大伴尿急、尿频症状，近期月经期延长。

【治疗前评估】

MRI 显示子宫前壁浆膜下肌瘤为 T2WI 低信号混杂少许高信号，与浆膜有较宽蒂相连（图 4-3-14 A）。浆膜下肌瘤位置容易变换，超声消融时治疗定位可能存在一定难度。

【治疗要点】

1. 超声消融治疗参数　平均功率：195 W，超声辐照时间：1 569 秒，治疗时间：139 分钟，总能量：306 090 J。

2. 再次超声消融治疗参数　平均功率：179 W，超声辐照时间：1 500 秒，治疗时间：92 分钟，总能量：268 750 J。

3. 超声消融治疗技巧　充盈膀胱使子宫前壁浆膜下肌瘤相对固定，肌瘤为 T2WI 低信号，可降低辐照声功率，避免浆膜消融突破。

【治疗后评估】

1. 治疗后 24 小时内 MRI 复查　浆膜下肌瘤呈 T2WI 高信号，以其边缘区域显著，腹壁水肿，盆腔少量积液（图 4-3-14 B）。增强显示肌瘤消融率约 96%，其前上缘浆膜层消融不完整（图 4-3-14 C、D）。

2. 治疗后 3 年 MRI 复查　肌瘤复发仅中央少量无灌注区，其体积仍然较 3 年前缩小 20%（图 4-3-15 A~C），考虑再次进行超声消融治疗。

3. 再次治疗后 24 小时内 MRI 复查　腹壁及肌层明显水肿，肌瘤消融率约 80%，其左前缘浆膜有小部分消融突破，肌瘤左后缘可见残留组织（图 4-3-15 D~F）。

【专家点评】

• 该病例患者浆膜下子宫肌瘤经超声消融治疗后消融率较高，但其边缘残留的组织导致 3 年后肌瘤复发。治疗尽可能取得肌瘤完全消融，但此病例肌瘤前缘浆膜少量突破，必须停止治疗，因为安全更重要。

• 复发的肌瘤再次行超声消融治疗仍未取得完全消融，可口服小剂量米非司酮辅以增强治疗。

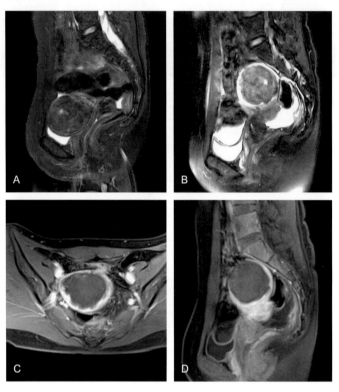

图 4-3-14　Ⅵ型浆膜下肌瘤治疗前和治疗后 24 小时内复查
A. T2WI 矢状位；B. T2WI 矢状位；C. T1WI+C 横断位；D. T1WI+C 矢状位

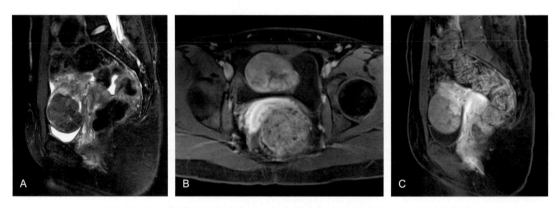

图 4-3-15　Ⅵ型浆膜下肌瘤治疗后 3 年和再次超声消融治疗后 24 小时内复查
A. T2WI 矢状位；B. T1WI+C 横断位；C. T1WI+C 矢状位

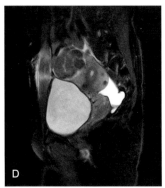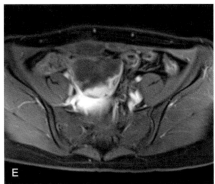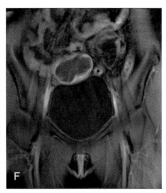

图 4-3-15（续）

D. T2WI 矢状位；E. T1WI+C 横断位；F. T1WI+C 冠状位

病例 6　Ⅵ型浆膜下肌瘤（6）

【病历摘要】

患者，女性，31 岁。下腹部坠胀伴轻度贫血。

【治疗前评估】

MRI 显示子宫前壁肌瘤均匀低信号，明显压迫下方膀胱（图 4-3-16 A）。增强扫描显示肌瘤为中等血供类型（图 4-3-16 B、C）。肌瘤位于前壁，声通道好，因此治疗前预测相对容易消融。

【治疗要点】

1. 超声消融治疗参数　平均功率：151 W，超声辐照时间：1 300 秒，治疗时间：86 分钟，总能量：196 080 J。

2. 超声消融治疗技巧　T2WI 低信号子宫肌瘤紧贴膀胱，可以采用低声功率辐照。

【治疗后评估】

治疗后 24 小时内 MRI 复查　T2WI 显示前腹壁未见明显水肿，子宫肌瘤边缘区域水

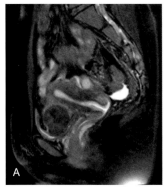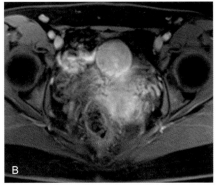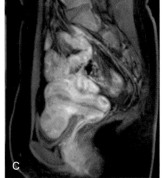

图 4-3-16　Ⅵ型浆膜下肌瘤治疗前

A. T2WI_FS 矢状位；B. T1WI+C 横断位；C. T1WI+C 矢状位

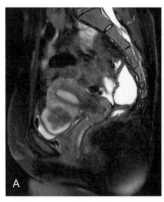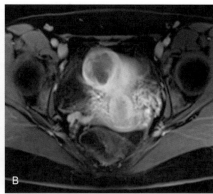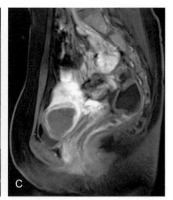

图 4-3-17　Ⅵ型浆膜下肌瘤治疗后 24 小时内复查
A. T2WI_FS 矢状位；B. T1WI+C 横断位；C. T1WI+C 矢状位

肿改变，增强扫描显示肌瘤消融率约 95%，其紧邻子宫壁的肌瘤边缘可见少量薄层残留（图 4-3-17）。

【专家点评】

● T2WI 低信号肌瘤邻近周围脏器行超声消融治疗时，可以采用低声功率辐照，可以取得消融肌瘤的良好效果，这样周围器官组织损伤的可能性降到最小。

病例 7　Ⅵ型浆膜下肌瘤（7）

【病历摘要】

患者，女性，29 岁。痛经，伴下腹部胀痛及腰背酸痛。近期，经期偶有右侧耻骨抽痛且放射至大腿，有生育需求。该患者经超声消融治疗后 3 个月怀孕，足月产下健康婴儿。

【治疗前评估】

MRI 显示子宫左前壁浆膜下肌瘤呈 T2WI 均匀低信号（图 4-3-18 A），增强扫描显示肌瘤为中等血供类型（图 4-3-18 B、C）。肌瘤压迫膀胱，离耻骨联合近，可以通过充盈膀胱上抬肌瘤以避免损伤。治疗前预测肌瘤相对容易消融。

【治疗要点】

1. 超声消融治疗参数　平均功率：160 W，超声辐照时间：1 232 秒，治疗时间：82 分钟，总能量：197 430 J。

2. 超声消融治疗技巧　需要充盈膀胱，使肌瘤远离耻骨联合，治疗时注意避免肌瘤周围肠道的损伤。

【治疗后评估】

治疗后 24 小时内 MRI 复查　膀胱充盈，肌瘤远离耻骨联合，腹壁无水肿（图 4-3-19 A），增强扫描显示肌瘤消融率超过 90%，肌瘤两侧边缘有小部分残留（图 4-3-19 B、C）。

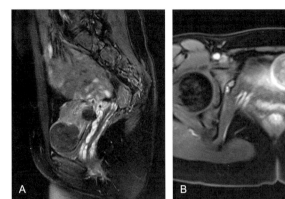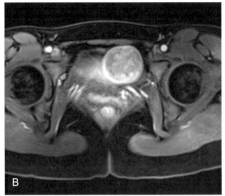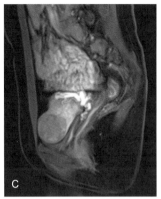

图 4-3-18 Ⅵ型浆膜下肌瘤治疗前
A. T2WI 矢状位；B. T1WI+C 横断位；C. T1WI+C 矢状位

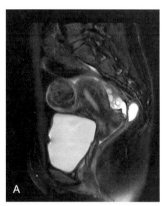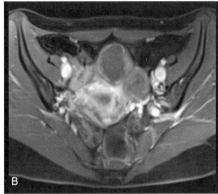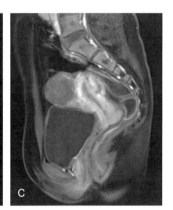

图 4-3-19 Ⅵ型浆膜下肌瘤治疗后 24 小时内复查
A. T2WI 矢状位；B. T1WI+C 横断位；C. T1WI+C 矢状位

第
四
章

【专家点评】

• 通过生理盐水灌注充盈的膀胱将子宫浆膜下肌瘤向头侧移位，这样耻骨处于治疗声通道之外。

• 向子宫外突出的浆膜下肌瘤周围往往有肠道，本病例治疗针对肌瘤中内层面治疗，其左、右侧边缘层面，主要依靠热量扩散取得消融效果，这样可避免锥形声通道内有肠道受到超声辐照，确保治疗的安全性。

病例 8 Ⅵ型浆膜下肌瘤（8）

【病历摘要】

患者，女性，41 岁。月经量增大伴有痛经 1 年余，伴有尿频症状。

【治疗前评估】

MRI 显示子宫底部前后壁有两个浆膜下肌瘤，T2WI 呈低信号混杂少量高信号影（图 4-3-20 A），增强扫描显示肌瘤中等血供丰富，同时子宫腔内可见一个 0 型黏膜下小肌瘤，最大径约 17 mm（图 4-3-20 B、C）。治疗前预测两个具有良好声通道的浆膜下肌瘤相对容易消融，0 型黏膜下肌瘤超声消融有一定难度。

【治疗要点】

1. 超声消融治疗参数　平均功率：294 W，超声辐照时间：3 267 秒，治疗时间：172 分钟，总能量：960 300 J。

2. 超声消融治疗技巧　两个浆膜下子宫肌瘤的前方声通道安全，其中后壁肌瘤紧邻腰骶椎，治疗时可能会出现腰背痛，在治疗中根据患者反应可适当调低辐照声功率。黏膜下带蒂肌瘤治疗时注意保护子宫内膜。

【治疗后评估】

1. 治疗后 24 小时内 MRI 复查　腹壁和肌层少许水肿（图 4-3-21 A），增强扫描显示前、后壁浆膜下肌瘤消融率分别约 98% 和 95%，浆膜和内膜保护完好（图 4-3-21 B、C）。

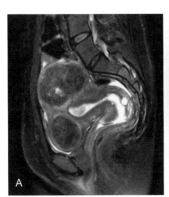 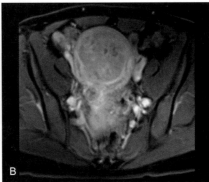 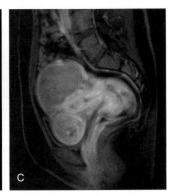

图 4-3-20　Ⅵ型浆膜下肌瘤治疗前
A. T2WI 矢状位；B. T1WI+C 横断位；C. T1WI+C 矢状位

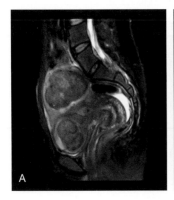 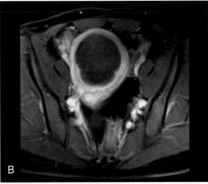 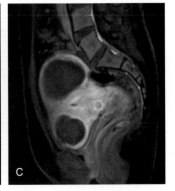

图 4-3-21　Ⅵ型浆膜下肌瘤治疗后 24 小时内复查
A. T2WI 矢状位；B. T1WI+C 横断位；C. T1WI+C 矢状位

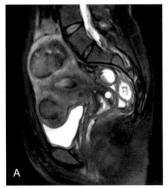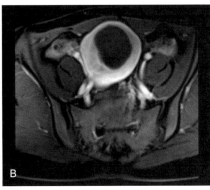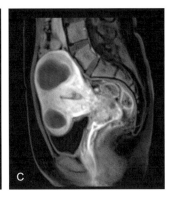

图 4-3-22　Ⅵ型浆膜下肌瘤治疗后 6 个月复查
A. T2WI 矢状位；B. T1WI+C 横断位；C. T1WI+C 矢状位

2. 治疗后 6 个月 MRI 复查　腹壁水肿消失，两个浆膜下肌瘤体积分别缩小约 53% 和 55%（图 4-3-22A），后壁肌瘤后缘和两侧缘、前壁肌瘤下缘均可见薄层复发征象，黏膜下小肌瘤可见部分坏死或将脱落（图 4-3-22 B、C）。

【专家点评】
• 邻近腰骶椎、肠道和膀胱的浆膜下肌瘤超声消融治疗时焦域布点必须保持离其边缘安全距离（≥ 15 mm），可以通过热量扩散消融相应边缘区域。然而这样操作的缺陷是这些区域可能有残留的肌瘤组织，本病例 6 个月复查可见有少量残留复发。
• 0 型子宫黏膜下肌瘤不是超声消融的适应证。本病例因患者月经量较大，患者知情同意后采用超声消融试验治疗，6 个月复查黏膜下肌瘤有缺血坏死且有部分脱落趋势。

病例 9　Ⅵ型浆膜下肌瘤（9）

【病历摘要】
患者，女性，41 岁。月经量较大，伴尿频、尿急、腰背酸痛，经前有便秘。

【治疗前评估】
MRI T2WI 显示子宫右前壁浆膜下肌瘤呈低信号伴中央混杂小囊样变性改变，盆腔内占位效应明显，向下压迫膀胱（图 4-3-23 A）。增强扫描显示肌瘤为中等血供类型，有假包膜（图 4-3-23 B、C）。根据其特性及声通道良好，因此治疗前预测相对容易消融。

【治疗要点】
1. 超声消融治疗参数　平均功率：258 W，超声辐照时间：2 570 秒，治疗时间：98 分钟，总能量：664 100 J。
2. 超声消融治疗技巧　子宫前壁浆膜下肌瘤突向外生长，紧贴前腹壁，可以降低声功率，避免其热损伤腹壁。

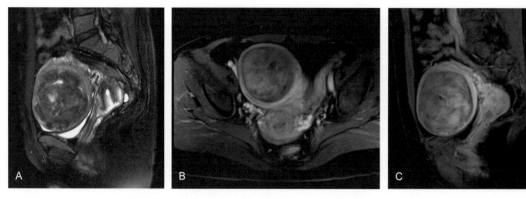

图 4-3-23　Ⅵ型浆膜下肌瘤治疗前
A. T2WI_FS 矢状位；B. T1WI+C 横断位；C. T1WI+C 矢状位

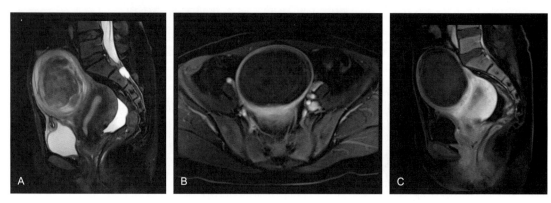

图 4-3-24　Ⅵ型浆膜下肌瘤治疗后 24 小时内复查
A. T2WI_FS 矢状位；B. T1WI+C 横断位；C. T1WI+C 矢状位

【治疗后评估】

治疗后 24 小时内 MRI 复查　肌瘤 T2WI 信号明显增高，以其边缘区域为著，但前腹壁未见明显水肿（图 4-3-24 A）。增强扫描显示肌瘤完全消融，浆膜保护完整（图 4-3-24 B、C）。

【专家点评】

• 对声通道良好的子宫肌瘤，超声消融可以采用辐照肌瘤边缘区域的治疗方案，就如本病例，消融治疗其外周区域，通过阻断血供，从而使整个肌瘤坏死，起到事半功倍的疗效。

病例 10　Ⅵ型浆膜下肌瘤（10）

【病历摘要】

患者，女性，45 岁。发现肌瘤 3 年且逐年增大，有子宫肌瘤家族史。

【治疗前评估】

MRI 显示子宫左前壁浆膜下肌瘤 T2WI 呈均匀稍低信号，并压迫下方膀胱（图 4-3-25 A）。增强扫描显示肌瘤为中等血供类型（图 4-3-25 B、C）且肌瘤前后声场均较好。治疗前预测比较容易消融。

【治疗要点】

1. 超声消融治疗参数　平均功率：393 W，超声辐照时间：1 073 秒，治疗时间：176 分钟，总能量：421 950 J。

2. 超声消融治疗技巧　治疗时，焦域布点在肌瘤子宫壁的深面进行辐照，通过较高声功率使超声热量扩散至肌瘤左侧边缘，避免直接辐照而损伤神经。

【治疗后评估】

1. 治疗后 24 小时内 MRI 复查　前腹壁未见水肿（图 4-3-26 A）。增强扫描显示肌瘤完全消融，无残留组织，浆膜保护完整（图 4-3-26 B、C）。

2. 治疗后 6 个月 MRI 复查　肌瘤体积明显缩小约 60%。增强扫描显示肌瘤完全坏死，无复发（图 4-3-27）。

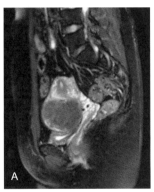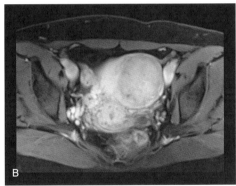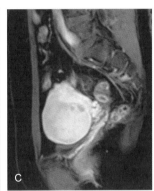

图 4-3-25　Ⅵ型浆膜下肌瘤治疗前
A. T2WI 矢状位；B. T1WI+C 横断位；C. T1WI+C 矢状位

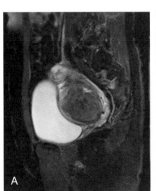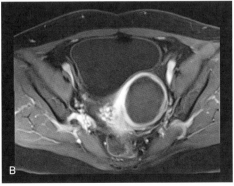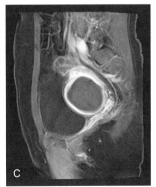

图 4-3-26　Ⅵ型浆膜下肌瘤治疗后 24 小时内复查
A. T1WI 矢状位；B. T1WI+C 横断位；C. T1WI+C 矢状位

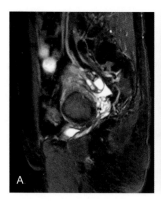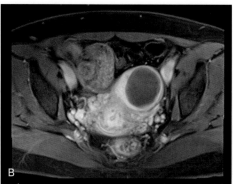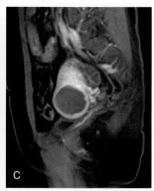

图 4-3-27　Ⅵ型浆膜下肌瘤治疗后 6 个月复查
A. T2WI 矢状位；B. T1WI+C 横断位；C. T1WI+C 矢状位

【专家点评】

• 该病例浆膜下子宫肌瘤经超声消融治疗后取得肿瘤的完全消融，治疗后 24 小时和 6 个月复查，肌瘤体积缩小，没有复发。

• 浆膜下肌瘤超声消融治疗在确保声通道和周围安全的情况下，可以提高治疗声功率。

病例 11　Ⅵ型浆膜下肌瘤（11）

【病历摘要】

患者，女性，39 岁。月经量增多伴痛经，偶有呕吐、腹泻，膀胱压迫症状 1 年余。治疗后半年复查相关症状消失。

【治疗前评估】

MRI 显示子宫前壁浆膜下肌瘤，分别位于体部前壁（较大）和底部（较小），T2WI 显示前者为高低混杂信号，后者为低信号（图 4-3-28 A）。增强扫描显示两个肌瘤均为乏血供类型（图 4-3-28 B、C）。根据肌瘤的特性且其具有良好的声通道，治疗前预测相对容易消融。

【治疗要点】

1. 超声消融治疗参数　平均功率：238 W，超声辐照时间：3 001 秒，治疗时间：157 分钟，总能量：714 540 J。

2. 超声消融治疗技巧　子宫前壁体部较大，浆膜下子宫肌瘤靠前腹壁，注意避免或减少前腹壁组织损伤。子宫底部较小，肌瘤靠近腰骶椎，治疗时降低声功率，避免焦域后场对腰骶骨神经的损伤。

【治疗后评估】

1. 治疗后 24 小时内 MRI 复查　腹壁及肌层水肿（图 4-3-29 A）。增强扫描显示前壁浆膜下肌瘤消融率超过 90%，肌瘤后层可见残留组织，子宫底部浆膜下较小肌瘤消融率约 65%，子宫右后壁小肌瘤未治疗（图 4-3-29 B、C）。

2. 治疗后短期 MRI 复查　前壁浆膜下肌瘤体积较大的在治疗后 3 个月（图 4-3-30）和 6

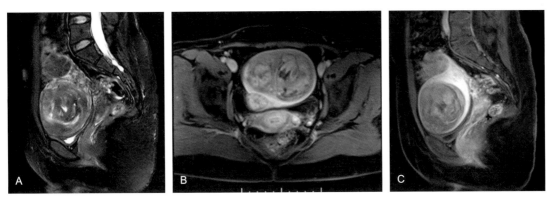

图 4-3-28　Ⅵ型浆膜下肌瘤治疗前
A. T2WI 矢状位；B. T1WI+C 横断位；C. T1WI+C 矢状位

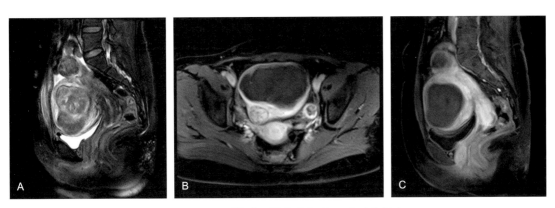

图 4-3-29　Ⅵ型浆膜下肌瘤治疗后 24 小时内复查
A. T2WI 矢状位；B. T1WI+C 横断位；C. T1WI+C 矢状位

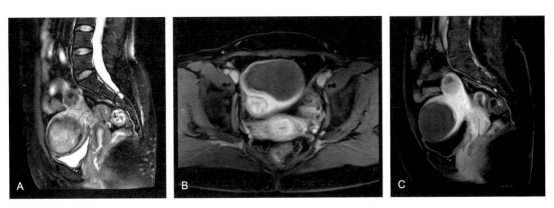

图 4-3-30　Ⅵ型浆膜下肌瘤治疗后 3 个月复查
A. T2WI 矢状位；B. T1WI+C 横断位；C. T1WI+C 矢状位

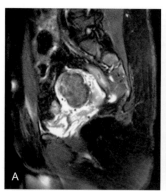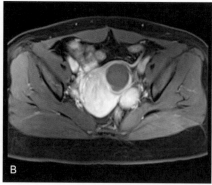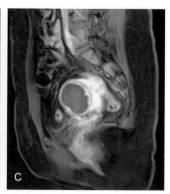

图 4-3-31　Ⅵ型浆膜下肌瘤治疗后 6 个月复查
A. T2WI 矢状位；B. T1WI+C 横断位；C. T1WI+C 矢状位

个月（图 4-3-31）复查，分别缩小 40% 和 80%；肌瘤体积较小的缩小，但未消融部分有复发。

【专家点评】

● 一般而言，Ⅵ型浆膜下肌瘤经超声消融治疗后缩小速度较其他类型肌瘤慢。本病例较大浆膜下肌瘤虽然没有完全消融，但肌瘤后缘残留部分在治疗后 3 个月和 6 个月复查无复发，肌瘤体积缩小明显。

-------------------- 病例 12　Ⅵ型浆膜下肌瘤（12）--------------------

【病历摘要】

患者，女性，42 岁。检查发现子宫肌瘤 3 年余，尿频 1 年余。超声消融治疗后症状消失。

【治疗前评估】

MRI 显示子宫左前壁浆膜下肌瘤 T2WI 呈均匀低信号（图 4-3-32 A）。增强扫描显示肌瘤为乏血供类型（图 4-3-32 B、C）。浆膜下肌瘤的声通道较好，因此治疗前预测相对容易消融。

【治疗要点】

1. 超声消融治疗参数　平均功率：368 W，超声辐照时间：394 秒，治疗时间：54 分钟，总能量：145 000 J。

2. 超声消融治疗技巧　较小的浆膜下肌瘤定位时需要充盈膀胱和外用水囊推挤肠道，建立良好的声通道。

【治疗后评估】

1. 治疗后 24 小时内 MRI 复查　腹壁无水肿，增强扫描显示肌瘤消融率约为 90%，与子宫前壁相连的边缘区域有少量残留（图 4-3-33）。

2. 治疗后 6 个月 MRI 复查　肌瘤体积明显缩小，增强扫描显示残留组织增厚复发（图 4-3-34）。

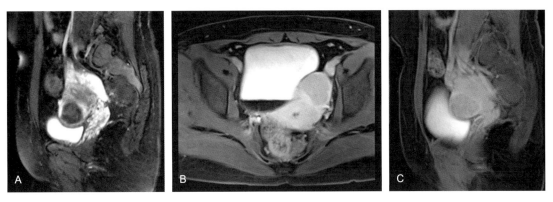

图 4-3-32　Ⅵ型浆膜下肌瘤治疗前
A. T2WI 矢状位；B. T1WI+C 横断位；C. T1WI+C 矢状位

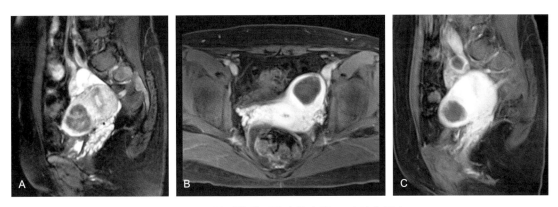

图 4-3-33　Ⅵ型浆膜下肌瘤治疗后 24 小时内复查
A. T2WI 矢状位；B. T1WI+C 横断位；C. T1WI+C 矢状位

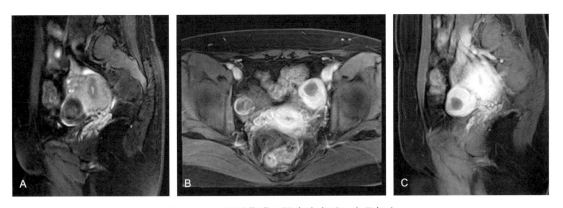

图 4-3-34　Ⅵ型浆膜下肌瘤治疗后 6 个月复查
A. T2WI 矢状位；B. T1WI+C 横断位；C. T1WI+C 矢状位

【专家点评】

● 超声消融治疗子宫肌瘤的目的是缓解或消除子宫肌瘤的相关症状。

● 浆膜下肌瘤较小，超声消融治疗以对症处理为目的。本病例肌瘤治疗后缩小，相应症状消失。

--------- 病例 13　Ⅵ型浆膜下肌瘤（13）---------

【病历摘要】

患者，女性，39 岁。下腹部无诱因隐痛。

【治疗前评估】

MRI 显示子宫右前壁浆膜下肌瘤 T2WI 为高、低混杂信号（图 4-3-35 A）。增强扫描显示肌瘤不均质强化，为中等血供类型，子宫被肌瘤明显推挤（图 4-3-35 B、C）。浆膜下肌瘤位于右前壁，声通道较好，治疗前预测相对容易消融。

【治疗要点】

1. 超声消融治疗参数　平均功率：158 W，超声辐照时间：2 900 秒，治疗时间：131 分钟，总能量：458 340 J。

2. 超声消融治疗技巧　由于肌瘤右后缘紧邻右后侧血管神经丛，治疗焦域布点应保持一定距离，同时降低辐照声功率，避免神经损伤。

【治疗后评估】

1. 治疗后 24 小时内 MRI 复查　T2WI 显示前腹壁皮下软组织及肌层明显水肿。增强扫描显示肌瘤消融率约 95%，肌瘤与子宫壁连接处可见薄层残留肌瘤组织（图 4-3-36）。

2. 治疗后 6 个月 MRI 复查　前腹壁水肿消失，肌瘤体积缩小。增强扫描显示肌瘤大部分呈无血供坏死，残留部分少许复发（图 4-3-37）。

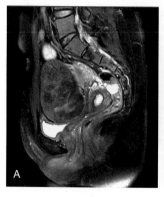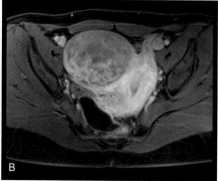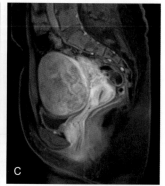

图 4-3-35　Ⅵ型浆膜下肌瘤治疗前
A. T2WI 矢状位；B. T1WI+C 横断位；C. T1WI+C 矢状位

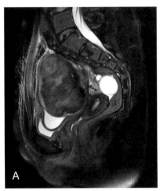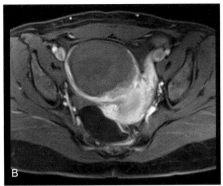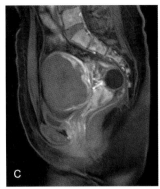

图 4-3-36　Ⅵ型浆膜下肌瘤治疗后 24 小时内复查
A. T1WI 矢状位；B. T1WI+C 横断位；C. T1WI+C 矢状位

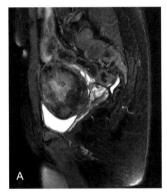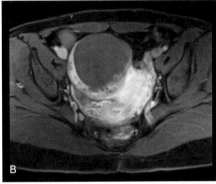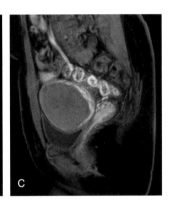

图 4-3-37　Ⅵ型浆膜下肌瘤治疗后 6 个月复查
A. T1WI 矢状位；B. T1WI+C 横断位；C. T1WI+C 矢状位

【专家点评】

· 浆膜下子宫肌瘤较大且邻近神经丛时，除了焦域布点应保持安全距离（≥ 15 mm）外，还需降低声功率，减少焦域后声场能量对神经的影响。

· 这是采用低声功率（150 W）辐照，可取得 95% 以上肌瘤消融率的典型病例。

病例 14　Ⅵ型浆膜下肌瘤（14）

【病历摘要】

患者，女性，45 岁。月经量增多，尿频、尿急症状 3 年。

【治疗前评估】

MRI 显示子宫左前壁浆膜下肌瘤 T2WI 呈均匀稍高信号，并向下压迫膀胱（图 4-3-38 A）。增强扫描显示肌瘤为乏血供类型（图 4-3-38 B、C）。肌瘤前方的声通道较好，且血供不丰富，因此治疗前预测可以超声消融。

【治疗要点】

1. 超声消融治疗参数 平均功率：248 W，超声辐照时间：3 044 秒，治疗时间：155 分钟，总能量：754 130 J。

2. 超声消融治疗技巧 浆膜下肌瘤 T2WI 为均匀稍高信号，可以采用适宜声功率增加辐照时间，在给予肌瘤足够的超声辐照能量的同时，避免浆膜突破。

【治疗后评估】

治疗后 24 小时内 MRI 复查 T2WI 显示下腹部腹壁少量水肿，肌瘤呈高信号，以周边区域为著（图 4-3-39 A）。增强扫描显示肌瘤消融率约 98%，浆膜保护完整（图 4-3-39 B、C）。

【专家点评】

• T2WI 均匀稍高信号的子宫肌瘤一般被认为进行聚焦超声消融治疗比较困难，本病例因肌瘤为乏血供类型，可能是取得良好消融疗效的重要因素。

• 消融治疗较大浆膜下肌瘤，由于治疗早期出现超声图像上团块状回声灰度变化，并迅速向声源方向扩展，虽然降低辐照声功率并仍然置于该肌瘤深面焦域布点辐照，但团块状灰度扩展至浅面浆膜层，故中断后续治疗。

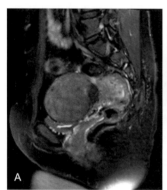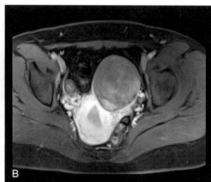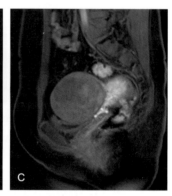

图 4-3-38 Ⅵ型浆膜下肌瘤治疗前
A. T2WI 矢状位；B. T1WI+C 横断位；C. T1WI+C 矢状位

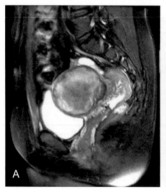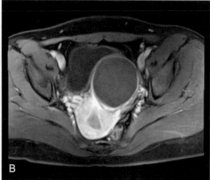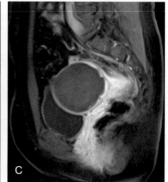

图 4-3-39 Ⅵ型浆膜下肌瘤治疗后 24 小时内复查
A. T2WI 矢状位；B. T1WI+C 横断位；C. T1WI+C 矢状位

病例 15　Ⅵ型浆膜下肌瘤（15）

【病历摘要】

患者，女性，43 岁。尿频，夜间明显，治疗后半年症状消失。

【治疗前评估】

MRI 显示子宫左前壁浆膜下肌瘤呈 T2WI 不均质高低混杂信号（图 4-3-40 A）。增强扫描显示为中等血供类型（图 4-3-40 B、C）。肌瘤位于左前壁，声通道良好，治疗前预测肌瘤相对容易消融。

【治疗要点】

1. 超声消融治疗参数　平均功率：335 W，超声辐照时间：1 616 秒，治疗时间：77 分钟，总能量：541 250 J。

2. 超声消融治疗技巧　浆膜下肌瘤位于子宫和盆腔左侧壁之间，治疗声通道允许采用较高声功率，但应避免波及盆腔左侧壁组织结构。

【治疗后评估】

1. 治疗后 24 小时内 MRI 复查　肌瘤周边区域 T2WI 信号明显增高，盆腔内可见少量积液（图 4-3-41 A）。增强扫描显示肌瘤消融率为 88%，其前、外侧边缘可见少许肌瘤残留强化组织（图 4-3-41 B、C）。

2. 治疗后 6 个月 MRI 复查　肌瘤体积缩小约 66%，盆腔内无积液（图 4-3-41 D）。增强扫描显示肌瘤前、外侧边缘原残留部分未见复发，而肌瘤后侧边缘有复发呈稍增厚征象（图 4-3-41 E、F）。

【专家点评】

• 超声消融浆膜下子宫肌瘤必须把握治疗的程度，作为一种精准的热消融技术，能在不损伤邻近组织或脏器的基础上一次性适形消融。

• 虽然本病例治疗后邻近左侧盆腔壁的肌瘤边缘有残留，但盆腔壁组织结构未见明显异常，子宫浆膜下肌瘤超声消融治疗，其安全性是重要的前提。

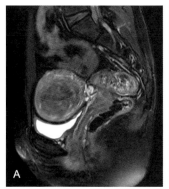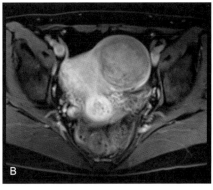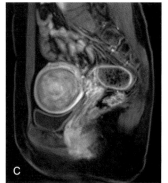

图 4-3-40　Ⅵ型浆膜下肌瘤治疗前
A. T2WI 矢状位；B. T1WI+C 横断位；C. T1WI+ 矢状位

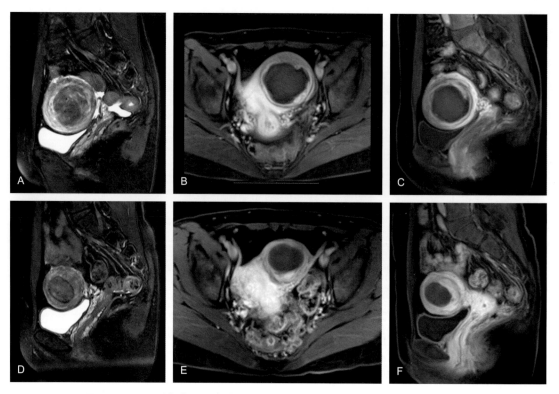

图 4-3-41　Ⅵ型浆膜下肌瘤治疗后 24 小时内（A~C）及 6 个月（D~F）复查

A. T2WI 矢状位；B. T1WI+C 横断位；C. T1WI+C 矢状位；D. T2WI 矢状位；E. T1WI+C 横断位；F. T1WI+C 矢状位

- 值得注意的是，消融治疗后前、外侧缘残留的强化部分半年后随访复查缩小没有复发，反而肌瘤后缘有复发增厚表现。因此，超声消融子宫肌瘤的疗效需要相应一段时间的复查才能确定。

病例 16　Ⅶ型浆膜下肌瘤（1）

【病历摘要】

患者，女性，45 岁。下腹痛，腹胀，月经量多，盆腔少量积液。聚焦超声消融治疗后，给予 GnRHa 针 3 次，每次间隔 28 天。

【治疗前评估】

MRI 显示子宫前壁浆膜下肌瘤为混杂信号，肌瘤与子宫宽基蒂相连，肌瘤体积较大，最大横径约为 155 mm，盆腔占位效应明显（图 4-3-42 A）。增强扫描显示肌瘤为中等血供类型（图 4-3-42 B、C）。由于肌瘤巨大，超出治疗头探测范围，可能会有残留。同时可见子宫腔内黏膜下肌瘤，T2WI 呈稍高均匀信号，直径约为 46 mm，且血供丰富类型。治疗前预测单次聚焦超声治疗不容易消融。

第四章

【治疗要点】

1. 超声消融治疗参数 平均功率：288 W，超声辐照时间：1 000 秒，治疗时间：57 分钟，总能量：288 320 J。

2. 超声消融治疗技巧 由于浆膜下肌瘤声通道良好，适合超声消融，可先行超声辐照，有机会再治疗黏膜下肌瘤。

【治疗后评估】

1. 治疗后 24 小时内 MRI 复查 显示腹壁肌层水肿（图 4-3-43 A）。增强扫描显示浆膜下肌瘤大部分为无灌注区，后部及黏膜下肌瘤强化明显，提示肌瘤未消融（图 4-3-43 B、C）。

2. 治疗后 6 个月 MRI 复查 显示肌瘤体积缩小，消融部分仍呈无灌注区（图 4-3-44）。

【专家点评】

• 巨大肌瘤（100 mm 以上）占据整个盆腔，超出治疗头定位时所能辐照的范围，因此会有残留。消融后连用 GnRHa 3 个月，可以抑制残留肌瘤的生长，促进消融后的肌瘤吸收。这种方式可以使肌瘤最大可能地缩小，为再进行下一次超声消融治疗或腹腔镜下肌瘤剔除术创造更好的条件。原则上：100 mm 以下肌瘤治疗一次；100~200 mm 需要 1~2 次；200 mm 需要 2 次以上分次治疗。

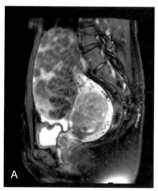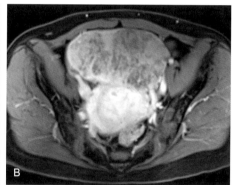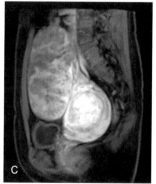

图 4-3-42 Ⅶ型浆膜下肌瘤治疗前
A. T2WI 矢状位；B. T1WI+C 横断位；C. T1WI+C 矢状位

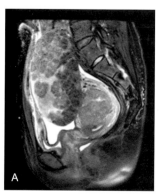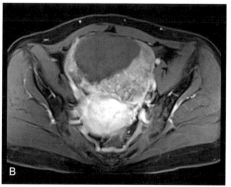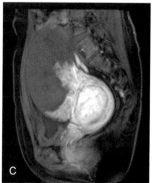

图 4-3-43 Ⅶ型浆膜下肌瘤治疗后 24 小时内复查
A. T2WI 矢状位；B. T1WI+C 横断位；C. T1WI+C 矢状位

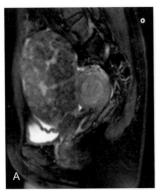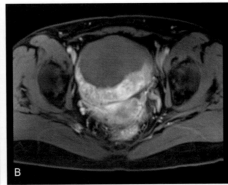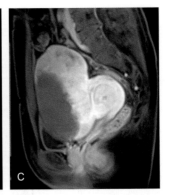

图 4-3-44　Ⅶ型浆膜下肌瘤治疗后 3 个月复查
A. T2WI 矢状位；B. T1WI+C 横断位；C. T1WI+C 矢状位

- 对于这种巨大的肌瘤，建议预处理，先用 GnRHa 药物，让肌瘤缩小一部分后再进行超声消融治疗。多次超声消融时，两次的间隔时间为 3~6 个月。第一次超声消融治疗要在安全的情况下尽可能多地消融肌瘤组织，这是整个治疗的基础，它决定后续治疗的难度和最终的疗效。

病例 17　Ⅶ型浆膜下肌瘤（2）

【病历摘要】

患者，女性，43 岁。月经量增多，周期缩短，中度贫血。

【治疗前评估】

MRI 显示子宫多发肌瘤，左前壁浆膜下肌瘤为高低混杂信号，与浆膜有较宽蒂相连（图 4-3-45 A）。增强扫描显示浆膜下肌瘤为乏血供类型，另外见两个肌壁间肌瘤，其中一个血供丰富类型，另一个为乏血供类型（图 4-3-45 B、C）。带蒂的浆膜下肌瘤位置容易移动，治疗时定位有一定难度。

【治疗要点】

1. 超声消融治疗参数　平均功率：249 W，超声辐照时间：3 006 秒，治疗时间：129 分钟，总能量：747 800 J。

2. 超声消融治疗技巧　超声消融治疗浆膜下肌瘤时，肠道损伤风险高于消融黏膜下肌瘤和肌壁间肌瘤，主要是通过充盈的膀胱和体外水囊将其周围的肠道推开，从而保护肠道。治疗带蒂浆膜下肌瘤时，焦域布点的位置在肌瘤中心更安全。

【治疗后评估】

1. 治疗后 24 小时内 MRI 复查　显示前腹壁无水肿，肌瘤信号增高，周边有少量积液（图 4-3-46 A）。增强扫描显示肌瘤消融率约为 95%，与子宫连接处和头侧边缘有少量肌瘤组织残留，两个肌壁间肌瘤完全消融（图 4-3-46 B、C）。

2. 治疗后 6 个月 MRI 复查　浆膜下肌瘤与子宫连接处和头侧边缘原有残留部分复发，

但整体体积缩小约 50%，其边缘包膜（浆膜）层完整（图 4-3-46 D~F）。

【专家点评】

• 本病例浆膜下肌瘤是在超声消融治疗肌壁间肌瘤的同时，通过膀胱充盈和声通道水囊推离肠道形成良好声通道后进行治疗，是安全治疗的前提。

• 如果只有带蒂浆膜下肌瘤，一般首选腹腔镜肌瘤剔除术。

• 此患者为多发子宫肌瘤，带蒂浆膜下肌瘤和肌壁间肌瘤可以一并行超声消融治疗。

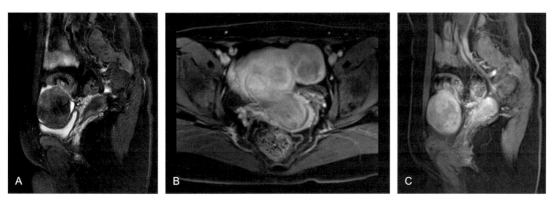

图 4-3-45　Ⅶ型浆膜下肌瘤治疗前
A. T2WI 矢状位；B. T1WI+C 横断位；C. T1WI+C 矢状位

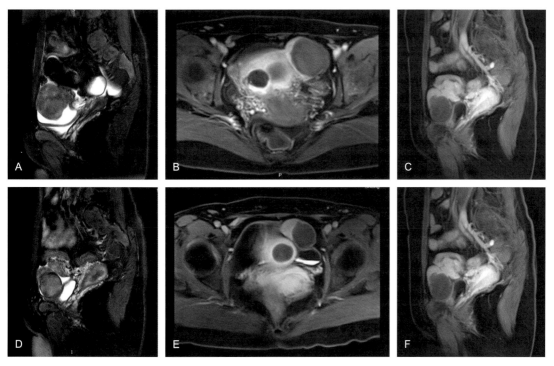

图 4-3-46　Ⅶ型浆膜下肌瘤治疗后 24 小时内（A~C）及 6 个月（D~F）复查
A. T2WI 矢状位；B. T1WI+C 横断位；C. T1WI+C 矢状位；D. T2WI 矢状位；E. T1WI+C 横断位；F. T1WI+C 矢状位

（许永华　杨利霞　王　伊　程　禹）

第四节
超声消融治疗特殊类型子宫肌瘤

一、超声消融治疗子宫颈部子宫肌瘤

——————— 病例 1 ———————

【病历摘要】

患者，女性，42 岁。发现子宫肌瘤 8 年，伴尿频、会阴坠胀 1 年余。

【治疗前评估】

MRI 显示子宫颈部肌瘤以 T2WI 低信号为主，混杂少量高信号（图 4-4-1 A）。增强扫描显示肌瘤为富血供类型，并可见血管流空现象（图 4-4-1 B）。较大的子宫颈部肌瘤以 T2WI 低信号为主，预测相对容易消融，需要借助充盈的膀胱，创造良好的声通道环境。

【治疗要点】

1. 超声消融治疗参数　平均功率：232 W，超声辐照时间：2 317 秒，治疗时间：141 分钟，总能量：526 482 J。

2. 超声消融治疗技巧　借助充盈的膀胱尽可能将子宫颈部肌瘤上抬，同时将子宫和腹壁之间的肠道推离声通道。改变聚焦超声波入射方向，即从头侧向脚侧倾斜，可以减少耻骨联合对声波的阻挡。

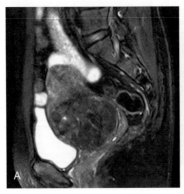 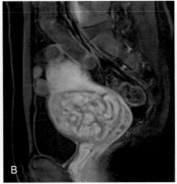 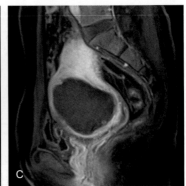

图 4-4-1　子宫颈部肌瘤治疗前及治疗后 24 小时内复查

A. 治疗前 T2WI 矢状位；B. 治疗前 T1WI +C 矢状位；C. 治疗后 T1WI+C 矢状位

【治疗后评估】

治疗后24小时内MRI复查　显示颈部肌瘤消融率达98%，相邻浆膜保护完整（图4-4-1 C）。

【专家点评】

• 肌瘤位于子宫颈部且血供丰富，单纯使用传统手术剔除肌瘤后，存在术后发生大出血的可能性。超声消融治疗，避免了剔除术后出血切除子宫的风险。

• 子宫颈肌瘤由于位置相对较低，易受耻骨联合的遮挡，超声能量衰减较多，通过治疗技巧和经验可以避免。

病例 2

【病历摘要】

患者，女性，42岁。肌瘤增长较快，腰背部酸痛。

【治疗前评估】

MRI显示子宫颈部肌瘤呈T2WI低信号，向下压迫膀胱，邻近耻骨联合（图4-4-2 A）。增强扫描显示肌瘤为富血供类型（图4-4-2 B、C）。肌瘤为T2WI低信号且位于前壁，有良好的声通道，治疗前预测容易超声消融。

【治疗要点】

1. 超声消融治疗参数　平均功率：242 W，超声辐照时间：2 043秒，治疗时间：107分钟，总能量：493 470 J。

2. 超声消融治疗技巧　①因肌瘤邻近左后侧骶丛，需要降低治疗声功率。②充分充盈膀胱使子宫颈部肌瘤离开耻骨联合，从而避开其对声波的阻挡。

【治疗后评估】

治疗后24小时内MRI复查　显示前腹壁皮下软组织未见明显水肿征象（图4-4-3 A）。增强扫描显示子宫颈部肌瘤消融率达98%（图4-4-3 B、C）。

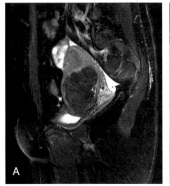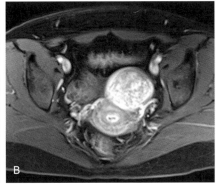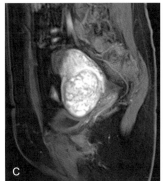

图 4-4-2　子宫颈部肌瘤治疗前
A. T2WI 矢状位；B. T1WI+C 横断位；C. T1WI+C 矢状位

第四章

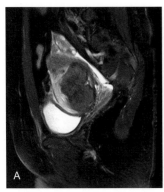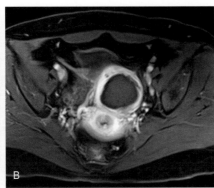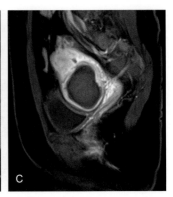

图 4-4-3　子宫颈部肌瘤治疗后 24 小时内
A. T2WI 矢状位；B. T1WI+C 横断位；C. T1WI+C 矢状位

【专家点评】
- 由于肌瘤邻近骶丛，超声消融治疗时焦域应距离肌瘤后缘 ≥ 15 mm，肌瘤深面部分没有辐照到的组织通过焦域热扩散间接作用实现消融，但是这种方式有可能会残留组织，未来有可能存在复发的风险。因此采用较低声功率，延长超声辐照时间进行消融，从而既避免骶丛受损，又可取得较满意的消融效果。
- 子宫颈部肌瘤坏死后引起的无菌性炎症，可能会导致膀胱刺激症状。大多数尿检无异常，可使用抗生素无效，使用非甾体抗炎药和平滑肌松弛剂可缓解。

病例 3

【病历摘要】
患者，女性，46 岁。近几个月随访发现子宫肌瘤并逐渐增大。

【治疗前评估】
MRI 显示子宫颈部肌瘤呈 T2WI 高低混杂信号（图 4-4-4）。肌瘤较大，T2WI 信号偏高，且位置较低，治疗前预测超声消融肌瘤相对较难。另外可见子宫右前壁浆膜下肌瘤，呈 T2WI 低信号，相对容易消融。

【治疗要点】
1. 超声消融手术参数　平均功率：369 W，超声辐照时间：2 929 秒，治疗时间：157 分钟，总能量：1 020 500 J。
2. 超声消融手术技巧　子宫颈部肌瘤 T2WI 大部分呈稍高信号，需增加辐照声功率和能量，同时注意避开耻骨联合。

【治疗后评估】
治疗后 24 小时内 MRI 复查　T2WI 显示前腹壁皮下软组织及肌层明显水肿，但耻骨联合未见明显异常改变（图 4-4-5 A）。子宫颈部肌瘤消融率约 98%，同时子宫右前壁浆膜下

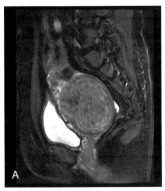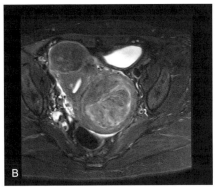

图 4-4-4 子宫颈部肌瘤治疗前
A. T2WI 矢状位；B. T2WI 横断位

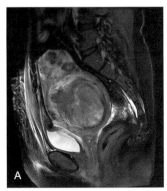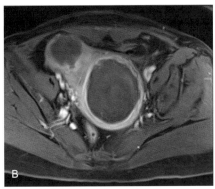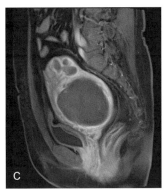

图 4-4-5 子宫颈部肌瘤治疗后 24 小时内
A. T2WI 矢状位；B. T1WI+C 横断位；C. T1WI+C 矢状位

肌瘤大部分消融（图 4-4-5 B、C）。

【专家点评】

• 子宫颈部肌瘤因位置较为特殊，一般建议行子宫全切术，如若手术剔除肌瘤治疗，容易发生术后出血，又容易引起周围脏器的损伤。

• 超声消融在实现无创消融治疗的同时，可保留子宫的正常功能，也不损伤肌瘤毗邻的器官或组织，是子宫颈部肌瘤治疗值得推荐的方法。

病例 4

【病历摘要】

患者，女性，47 岁。轻度贫血，行腹腔镜子宫肌瘤剥除术后肌瘤复发。

【治疗前评估】

MRI 显示子宫颈部肌瘤呈不均匀 T2WI 高信号，T1WI 为稍低信号（图 4-4-6）。治疗前预测超声消融治疗有一定难度，需要采用较高的治疗能量和声功率。

【治疗要点】

1. 超声消融手术参数　平均功率：384 W，超声辐照时间：3 802 秒，治疗时间：165 分钟，总能量：1 460 140 J。

2. 超声消融手术技巧　因肌瘤位于宫颈部且靠近黏膜，位置较为特殊，消融时焦域布点位置越靠近子宫体越安全，焦域到内膜距离应 ≥ 10 mm。

【治疗后评估】

治疗后 24 小时内 MRI 复查　T2WI 显示前腹壁皮下软组织轻微水肿，耻骨联合无变化，肌瘤信号明显增加，以其周边为著（图 4-4-7 A）。增强扫描显示肌瘤消融率约 96%，浆膜和内膜层保护完整（图 4-4-7 B、C）。

【专家点评】

• 子宫颈部黏膜下肌瘤超声消融坏死后引起的无菌性炎症，可能会导致膀胱刺激症状。

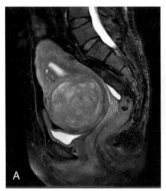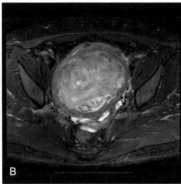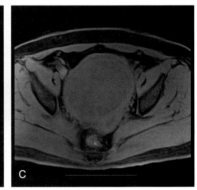

图 4-4-6　子宫颈部肌瘤治疗前

A. T2WI 矢状位；B. T2WI 横断位；C. T1WI 横断位

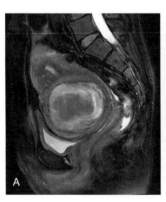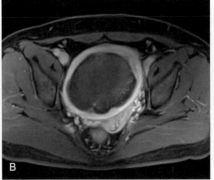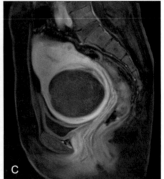

图 4-4-7　子宫颈部肌瘤治疗后 24 小时内

A. T2WI 矢状位；B. T1WI+C 横断位；C. T1WI+C 矢状位

• 本病例虽然采用较高声功率和辐照声能量，前腹壁软组织轻微水肿，这与治疗技巧和患者身体对热消融的耐受程度有关。

二、超声消融治疗阔韧带子宫肌瘤

病例 1

【病历摘要】

患者，女性，37 岁。体检发现子宫肌瘤，无明显临床症状。心理压力大，要求治疗。

【治疗前评估】

MRI 显示子宫左前壁阔韧带肌瘤 T2WI 呈低信号混杂少量高信号（图 4-4-8 A）。增强扫描显示肌瘤为中等血供类型（图 4-4-8 B、C）。肌瘤 T2WI 以低信号为主，治疗前预测相对容易消融。

【治疗要点】

1. 超声消融治疗参数　平均功率：281 W，超声辐照时间：2 542 秒，治疗时间：108 分钟，总能量：687 493 J。

2. 超声消融治疗技巧　因阔韧带肌瘤少与子宫相连，治疗时可能会随着体位变化而移动，通过充盈的膀胱和体外用水囊使肌瘤相对固定，有助于提高消融率和治疗安全性。

【治疗后评估】

治疗后 24 小时内 MRI 复查　盆腔少量积液，增强扫描显示消融率约为 98%，肌瘤边缘与子宫体相邻处有少量薄层残留，相应肌瘤包膜保护完整（图 4-4-9）。

【专家点评】

• 阔韧带子宫肌瘤容易移动，为提高治疗的有效性和安全性，需要通过治疗技巧使其相对固定，这是采用超声消融治疗成功的关键。

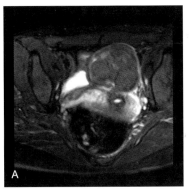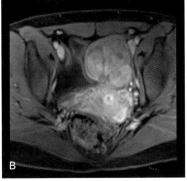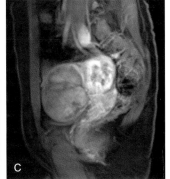

图 4-4-8　左侧阔韧带子宫肌瘤治疗前

A. T2WI 横断位；B. T1WI+C 横断位；C. T1WI+C 矢状位

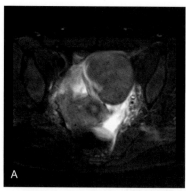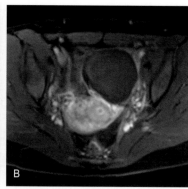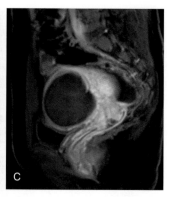

图 4-4-9　左侧阔韧带子宫肌瘤治疗后 24 小时内复查

A. T2WI 横断位；B. T1WI+C 横断位；C. T1WI+C 矢状位

病例 2

【病历摘要】

患者，女性，38 岁。月经周期紊乱，月经量少，伴腰酸，偶有尿频。超声检查发现右侧阔韧带子宫肌瘤。

【治疗前评估】

MRI 显示子宫右侧阔韧带子宫肌瘤呈 T2WI 高低混杂信号（图 4-4-10 A）。增强扫描显示肌瘤为富血供类型（图 4-4-10 B、C）。肌瘤较大且紧贴盆腔右侧壁，位置相对固定，治疗前预测肌瘤可以消融。

【治疗要点】

1. 超声消融治疗参数　平均功率：276 W，超声辐照时间：2 604 秒，治疗时间：117 分钟，总能量：718 280 J。

2. 超声消融治疗技巧　借助充盈的膀胱使阔韧带肌瘤的位置固定，同时可以创造良好的声通道。由于肌瘤无子宫肌层覆盖，而且周围有输卵管、输尿管和卵巢等，因此必须注意焦域布点离开肌瘤边缘 ≥ 15 mm，同时控制累积能量，避免热量扩散导致周边组织损伤。

【治疗后评估】

治疗后 24 小时内 MRI 复查　腹壁皮下组织未见水肿（图 4-4-11 A），增强扫描显示肌瘤消融率达 95%，仅边缘少量残留（图 4-4-11 B、C）。

【专家点评】

• 阔韧带子宫肌瘤较小时一般没有临床症状，增大时可引起相应的盆腔压迫症状。

• 本病例右侧阔韧带子宫肌瘤膨胀性生长且体积较大，故消融治疗时超声辐照能量累积较多。

• 注意不能突破肌瘤的边缘，焦域布点至少离肌瘤边缘 ≥ 15 mm，最大限度避免热量扩散至邻近输尿管等组织结构，导致损伤。

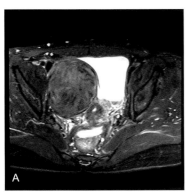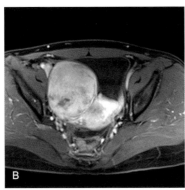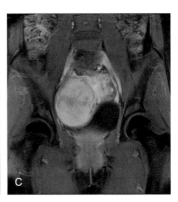

图 4-4-10　右侧阔韧带子宫肌瘤治疗前
A. T2WI 横断位；B. T1WI+C 横断位；C. T1WI+C 冠状位

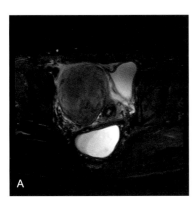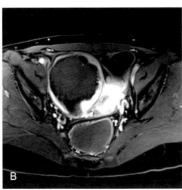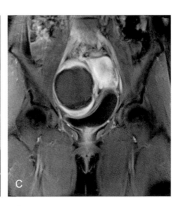

图 4-4-11　右侧阔韧带子宫肌瘤治疗后 24 小时内复查
A. T2WI 横断位；B. T1WI+C 横断位；C. T1WI+C 冠状位

病例 3

【病历摘要】

患者，女性，34 岁。子宫肌瘤逐年增大，心理压力大要求治疗。

【治疗前评估】

MRI 显示右侧阔韧带子宫肌瘤呈 T2WI 等低信号（图 4-4-12 A）。增强扫描显示为富血供类型（图 4-4-12 B、C）。因肌瘤位于盆腔右侧壁和子宫之间，活动度较小，治疗时相对固定，肌瘤 T2WI 以低信号为主，治疗前预测较容易消融。

【治疗要点】

1. 超声消融治疗参数　平均功率：208 W，超声辐照时间：1 500 秒，治疗时间：75 分钟，总能量：312 600 J。

2. 超声消融治疗技巧　阔韧带子宫肌瘤活动度较小，治疗时仅需要借助膀胱充盈及体外水囊推压将肠道推离声通道，超声进入路径需通过体位调整适当的角度。

【治疗后评估】

治疗后24小时内MRI复查　前腹壁软组织无水肿（图4-4-13 A），增强扫描显示右侧阔韧带肌瘤完全消融，其包膜保护完整（图4-4-13 B、C）。

【专家点评】

• 超声消融治疗阔韧带子宫肌瘤是针对靶肌瘤内部进行原位灭活治疗，不像传统手术或腹腔镜下手术可以将肌瘤剔除，消融坏死的肌瘤留在体内逐步吸收，因此肌瘤的包膜完整，可保证治疗的安全性。

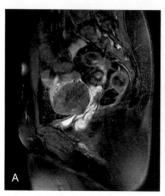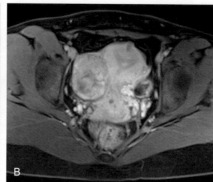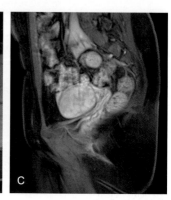

图 4-4-12　右侧阔韧带子宫肌瘤治疗前
A. T2WI 矢状位；B. T1WI+C 横断位；C. T1WI+C 矢状位

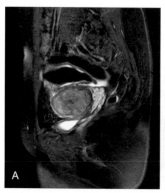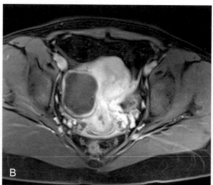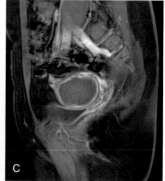

图 4-4-13　右侧阔韧带子宫肌瘤治疗后 24 小时内复查
A. T2WI 矢状位；B. T1WI+C 横断位；C. T1WI+C 矢状位

病例 4

【病历摘要】

患者，女性，35岁。月经周期不规律，伴腰背部酸胀和尿频。

【治疗前评估】

MRI 显示右侧阔韧带子宫肌瘤呈 T2WI 均匀低信号（图 4-4-14 A）。增强扫描显示肌瘤为乏血供类型（图 4-4-14 B、C）。治疗前预测相对容易消融，但肌瘤周围有肠管、血管和附件结构，且肌瘤右后缘紧邻骶丛，治疗时需注意保护肌瘤周围组织结构。

【治疗要点】

1. 超声消融治疗参数　平均功率：285 W，超声辐照时间：2 200 秒，治疗时间：121 分钟，总能量：626 880 J。

2. 超声消融治疗技巧　通过充盈膀胱和外用水囊推挤肠道，形成良好的声通道，同时降低声功率，密切关注患者的反应。

【治疗后评估】

治疗后 24 小时内 MRI 复查　显示肌瘤周边及包膜轻度水肿（图 4-4-15A）。增强扫描显示肌瘤完全消融，其包膜保护完整。（图 4-4-15 B、C）。

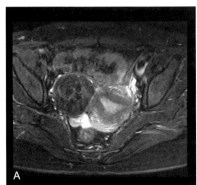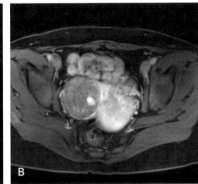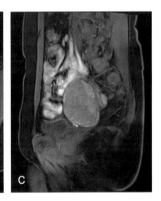

图 4-4-14　右侧阔韧带子宫肌瘤治疗前
A. T2WI 横断位；B. T1WI+C 横断位；C. T1WI+C 矢状位

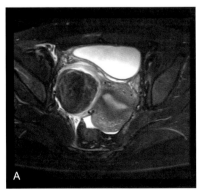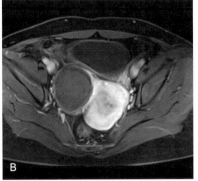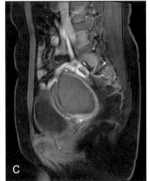

图 4-4-15　右侧阔韧带子宫肌瘤治疗后 24 小时内复查
A. T2WI 横断位；B. T1WI+C 横断位；C. T1WI+C 矢状位

第四章

【专家点评】

• 阔韧带子宫肌瘤一直是介入治疗（包括子宫动脉栓塞术、射频消融等）的禁忌证。

• 因为阔韧带子宫肌瘤紧邻输卵管、髂血管和卵巢等组织器官，常规切除手术具有一定的难度，而且容易出现术后并发症。

• 因此超声消融治疗阔韧带子宫肌瘤不失为一种替代治疗方法。

三、超声消融治疗多发性子宫肌瘤

——————————————— 病例 1 ———————————————

【病历摘要】

患者，女性，35 岁。偶有腰酸。

【治疗前评估】

MRI 显示子宫多发性肌瘤，较大肌瘤均位于子宫前壁和底部，大部分肌瘤呈 T2WI 低信号，其余为 T2WI 均匀稍高信号（图 4-4-16 A）。增强扫描显示肌瘤为乏血供类型（图 4-4-16 B、C）。治疗前预测可以行超声消融治疗。

【治疗要点】

1. 超声消融治疗参数　平均功率：301 W，超声辐照时间：3 434 秒，治疗时间：180 分钟，总能量：1 034 130 J。

2. 超声消融治疗技巧　由于子宫后壁肌瘤小且后方邻近较多肠道，因此主要治疗子宫前壁和底部较大肌瘤。

【治疗后评估】

1. 治疗后 24 小时内 MRI 复查　前腹壁邻近肌瘤的肌层轻度水肿（图 4-4-17A）。增强扫描显示前壁较大肌瘤消融率均超过 95%，后壁较小肌瘤未治疗，浆膜及内膜保护完整（图 4-4-17 B、C）。

2. 治疗后 10 个月复查　显示子宫前壁肌瘤显著缩小，子宫底部肌瘤也明显缩小，子宫腔形态恢复正常，但子宫后壁较小肌瘤稍增大（图 4-4-18）。

【专家点评】

• 多发性子宫肌瘤如果全部手术剔除，对子宫肌层损伤较大，而且术后复发率高。

• 超声消融治疗可缩小肌瘤，改善宫腔环境，保护浆膜和内膜，即使有肌瘤复发或增大，可以再次或多次治疗。

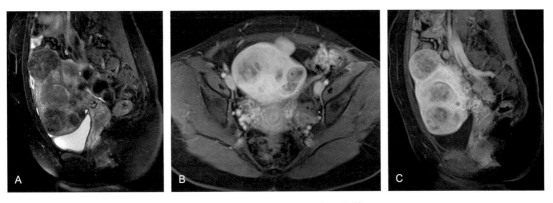

图 4-4-16　多发性子宫肌瘤治疗前
A. T2WI 矢状位；B. T1WI+C 横断位；C. T1WI+C 矢状位

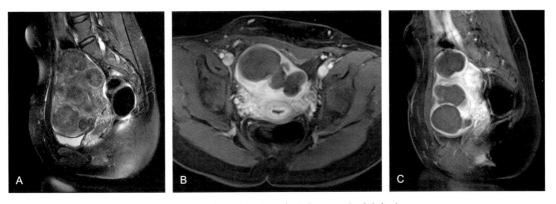

图 4-4-17　多发性子宫肌瘤治疗后 24 小时内复查
A. T2WI 矢状位；B. T1WI+C 横断位；C. T1WI+C 矢状位

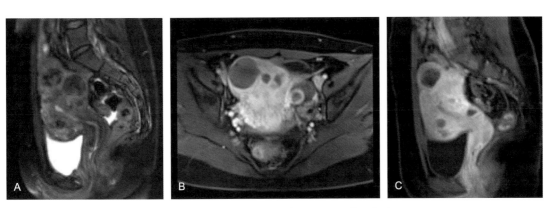

图 4-4-18　多发性子宫肌瘤治疗后 10 个月复查
A. T2WI 矢状位；B. T1WI+C 横断位；C. T1WI+C 矢状位

第
四
章

病例 2

【病历摘要】

患者，女性，46岁。月经量大，伴轻度贫血，尿频。治疗后随访，月经量恢复正常。

【治疗前评估】

MRI 显示子宫多发性肌瘤，最长径均小于 3.5 cm，大部分为肌壁间肌瘤，呈 T2WI 低信号，2 个黏膜下肌瘤呈 T2WI 稍高信号（图 4-4-19 A）。增强扫描显示肌瘤多为中等血供类型（图 4-4-19 B、C）。治疗前预测低信号的肌瘤较易消融，但高信号且位置靠近骶尾部的肌瘤不易消融。

【治疗要点】

1. 超声消融治疗参数　平均功率：360 W，超声辐照时间：3 300 秒，治疗时间：220 分钟，总能量：1 321 210 J。

2. 超声消融治疗技巧　因多为较小肌瘤，黏膜下肌瘤主要引起临床症状，治疗中主要针对黏膜下肌瘤治疗，同时前壁肌瘤声道通较好，也应优先消融。

【治疗后评估】

治疗后 24 小时内 MRI 复查　前腹壁少量水肿，增强扫描显示子宫前壁部分肌壁间肌瘤消融，两个黏膜下肌瘤完全消融，子宫内膜保护完好（图 4-4-20）。

【专家点评】

• 患者多发性子宫肌瘤，肌瘤小而多，传统开腹手术和腹腔镜手术难以剔除干净，且对子宫创伤较大。

• 本病例子宫肌瘤都不大，超声消融主要治疗引起临床症状的黏膜下肌瘤，同时最大限度地保护子宫内膜。

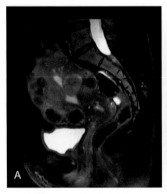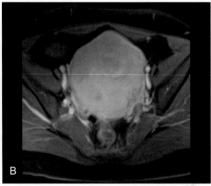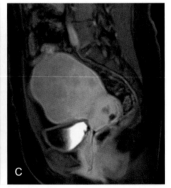

图 4-4-19　多发性子宫肌瘤治疗前
A. T2WI 矢状位；B. T1WI+C 横断位；C. T1WI+C 矢状位

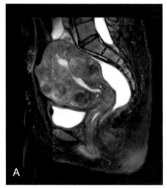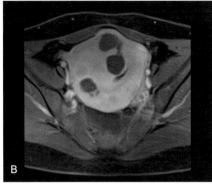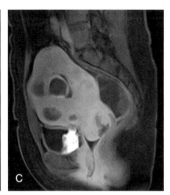

图 4-4-20　多发性子宫肌瘤治疗后 24 小时内复查
A. T2WI 矢状位；B. T1WI+C 横断位；C. T1WI+C 矢状位

病例 3

【病历摘要】

患者，女性，52 岁。月经量大且经期延长，中度贫血。

【治疗前评估】

MRI 显示多个大小不等的子宫肌瘤，以后壁肌壁间肌瘤为主，同时可见后壁浆膜下肌瘤和黏膜下小肌瘤，大多数肌瘤 T2WI 呈低信号（图 4-4-21 A）。增强扫描显示多数肌瘤为富血供类型（图 4-4-21 B、C）。治疗前预测肌壁间肌瘤超声消融较容易，0 型黏膜下小肌瘤定位有困难导致治疗有难度。

【治疗要点】

1. 超声消融治疗参数　平均功率：298 W，超声辐照时间：3 100 秒，治疗时间：190 分钟，总能量：1 185 310 J。

2. 超声消融治疗技巧　治疗是针对肌壁间肌瘤，0 型黏膜下小肌瘤和后壁浆膜下肌瘤不考虑治疗，前者治疗可能损伤内膜，后者因其邻近骶丛和肠道。

【治疗后评估】

1. 治疗后 24 小时内 MRI 复查　前腹壁皮下软组织无水肿（图 4-4-22 A）。增强扫描显示多数较大肌瘤消融效果良好，尤其是最大肌瘤可做到完全消融（图 4-4-22 B、C）。

2. 治疗后 3 年 MRI 复查　子宫体积显著缩小，前壁及后壁小肌瘤吸收消失，较大肌瘤体积明显缩小，黏膜下小肌瘤和后壁浆膜下肌瘤未明显变化（图 4-4-23）。

【专家点评】

• 对于贴近盆腔后壁的浆膜下子宫肌瘤的超声消融治疗，必须避免损伤盆腔后壁骶丛及肠管。

• 本病例为多发性子宫肌瘤，可以对大部分肌壁间肌瘤的治疗缩小整个子宫的体积，从而使子宫肌瘤所致的盆腔压迫症状得以缓解甚至消失。

• 本病例中的 0 型黏膜下肌瘤，不适合超声消融治疗。

第四章

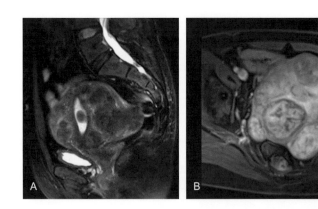
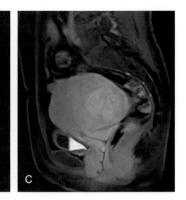

图 4-4-21　多发性子宫肌瘤治疗前
A. T2WI 矢状位；B. T1WI+C 横断位；C. T1WI+C 矢状位

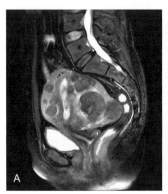
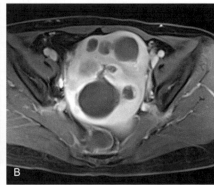
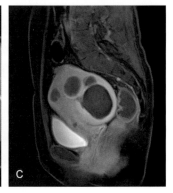

图 4-4-22　多发性子宫肌瘤治疗后 24 小时内复查
A. T2WI 矢状位；B. T1WI+C 横断位；C. T1WI+C 矢状位

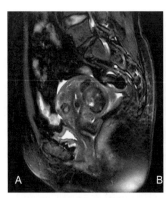
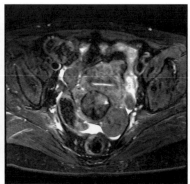
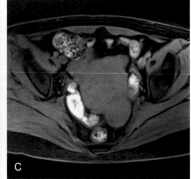

图 4-4-23　多发性子宫肌瘤治疗后 3 年复查
A. T2WI 矢状位；B. T2WI 横断位；C. T1WI 横断位

第四章

病例 4

【病历摘要】

患者，女性，44岁。下腹部坠胀伴腰背部酸胀，有尿频和尿急症状。

【治疗前评估】

MRI 显示子宫显著增大，整个肌壁间布满大小不等的肌瘤，呈 T2WI 低信号（图 4-4-24 A）。增强扫描显示肌瘤为乏血供类型（图 4-4-24 B、C）。治疗前预测超声消融较容易，但子宫体积太大，超出治疗范围的肌瘤可能无法实现一次超声消融治疗。

【治疗要点】

1. 超声消融治疗参数　平均功率：347 W，超声辐照时间：3 600 秒，治疗时间：210 分钟，总能量：1 249 210 J。

2. 超声消融治疗技巧　治疗中需要移动体位使超声治疗头覆盖范围包括整个子宫，注意治疗头移动时注意避免挤压伤及腹壁皮肤。

【治疗后评估】

1. 治疗后 24 小时内 MRI 复查　前腹壁脐周处肌层水肿，子宫前壁和底部肌瘤 T2WI 信号增高（图 4-4-25 A）。增强扫描显示大部分肌瘤被消融，浆膜及内膜保护完整（图 4-4-25 B、C）。

2. 治疗后 1 年 MRI 复查　子宫体积较治疗前略缩小，子宫前壁较大肌瘤明显缩小，但肌瘤后缘区域残留组织复发（图 4-4-26）。

【专家点评】

• 子宫多发性肌瘤引起的巨大子宫临床上往往首选子宫切除手术，超声消融治疗或许成为保留子宫的可选择治疗方法。

• 本病例患者 1 年后随访，子宫前壁肌瘤明显缩小，从而使子宫体积缩小达到缓解膀胱压迫症状。子宫肌瘤后缘残留部分复发，可以考虑再次超声消融治疗。

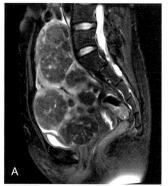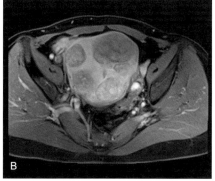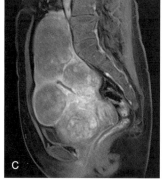

图 4-4-24　多发性子宫肌瘤治疗前
A. T2WI 矢状位；B. T1WI+C 横断位；C. T1WI+C 矢状位

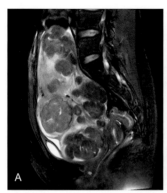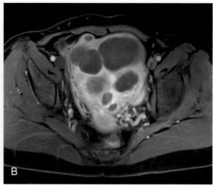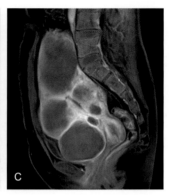

图 4-4-25 多发性子宫肌瘤治疗后 24 小时内复查
A. T2WI 矢状位；B. T1WI+C 横断位；C. T1WI+C 矢状位

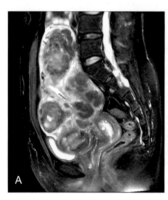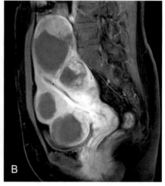

图 4-4-26 多发性子宫肌瘤治疗后 12 个月复查
A. T2WI 矢状位；B. T1WI+C 矢状位

病例 5

【病历摘要】

患者，女性，43 岁。月经量大，经期伴腰疼，偶有痛经，有盆腔压迫症状。

【治疗前评估】

MRI 显示子宫多发性肌瘤，较大的肌瘤位于子宫前壁，T2WI 呈高信号，子宫前壁另一个肌瘤和后壁肌瘤 T2WI 分别呈等信号和高信号（图 4-4-27 A）。增强扫描显示肌瘤均为富血供类型（图 4-4-27 B）。治疗前预测超声消融肌瘤有难度。

【治疗要点】

1. 超声消融治疗参数　平均功率：370 W，超声辐照时间：4 107 秒，治疗时间：180 分钟，总能量：1 520 650 J。

2. 超声消融治疗技巧　前腹壁较薄，治疗声通道良好，但肌瘤 T2WI 高信号且

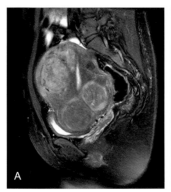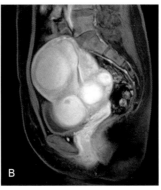

图 4-4-27　多发性子宫肌瘤治疗前
A. T2WI 矢状位；B. T1WI+C 矢状位

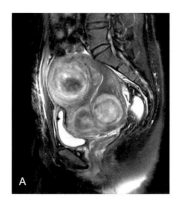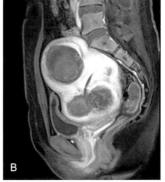

图 4-4-28　多发性子宫肌瘤治疗后 24 小时内复查
A. T2WI 矢状位；B. T1WI+C 矢状位

血供丰富，超声消融较困难，在患者可以耐受的情况下提高声功率和增加治疗辐照剂量。

【治疗后评估】

治疗后 24 小时内 MRI 复查　前腹壁皮下组织及肌层明显水肿，表面皮肤完好（图 4-4-28 A）。增强扫描显示 3 个肌瘤消融率均超过 90%（图 4-4-28 B）。

【专家点评】

- T2WI 高信号和血供丰富类型的子宫肌瘤是比较难被超声消融的。本病例肌瘤取得了良好的消融效果。
- 治疗时局部辐照总能量（1 520 650 J）较大，前腹壁水肿明显，治疗结束即用 4~10 ℃冷生理盐水充盈膀胱，同时用冰袋外敷，以对局部腹壁皮肤进行降温，避免治疗后肌瘤温度较高，对周围组织尤其是紧贴的前腹壁产生慢性低温热损伤。

病例 6

【病历摘要】

患者，女性，46 岁。月经量增大，有痛经，轻度贫血。

【治疗前评估】

MRI 显示子宫多发性肌瘤均呈 T2WI 均匀低信号（图 4-4-29 A）。增强扫描显示肌瘤多为中等血供类型（图 4-4-29 B、C）。因肌瘤声通道良好，预测超声消融较容易。

【治疗要点】

1. 超声消融治疗参数　平均功率：314 W，超声辐照时间：2 100 秒，治疗时间：128 分钟，总能量：68 390 J。

2. 超声消融治疗技巧　子宫呈前倾位且体积较大，多数肌瘤位于前壁，声通道良好，子宫左侧壁肌瘤较大，邻近骶丛，注意避免神经损伤。

【治疗后评估】

1. 治疗后 24 小时内 MRI 复查　前腹壁皮下组织无明显水肿（图 4-4-30 A）。增强扫描显示肌瘤消融率均超过 95%，浆膜及内膜保护完整（图 4-4-30 B、C）。

2. 治疗后 6 个月 MRI 复查　子宫多发肌瘤体积均明显缩小，且呈无灌注状态，未见复发，子宫腔基本恢复正常形态（图 4-4-31）。

【专家点评】

• 即使子宫肌瘤较多，如果 MRI 显示 T2WI 都是低信号，超声消融也可以达到较理想的治疗效果。

• 子宫肌瘤能否超声消融主要取决于 MRI 信号特征，而非肌瘤数量的多少及其大小。

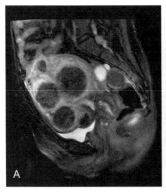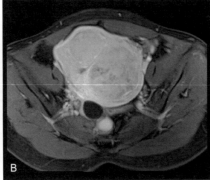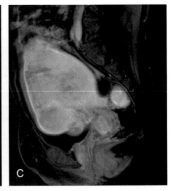

图 4-4-29　多发性子宫肌瘤治疗前
A. T2WI 矢状位；B. T1WI+C 横断位；C. T1WI+C 矢状位

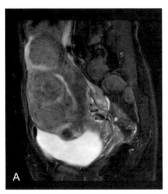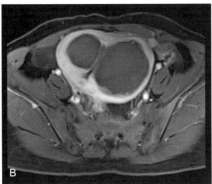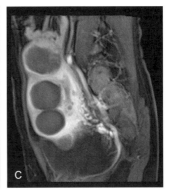

图 4-4-30 多发性子宫肌瘤治疗后 24 小时内复查

A. T2WI 矢状位；B. T1WI+C 横断位；C. T1WI+C 矢状位

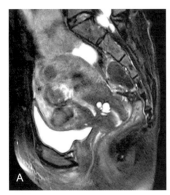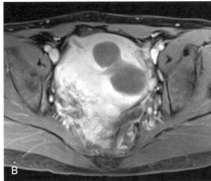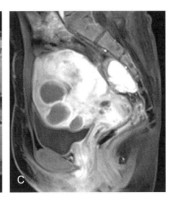

图 4-4-31 多发性子宫肌瘤治疗后 6 个月复查

A. T2WI 矢状位；B. T1WI+C 横断位；C. T1WI+C 矢状位

病例 7

【病历摘要】

患者，女性，41 岁。月经量增多，周期延长。有尿频和后腰部酸胀等盆腔压迫症状。

【治疗前评估】

MRI 显示子宫多发性肌瘤（5 个），其中以后壁肌瘤最大，T2WI 呈低信号（图 4-4-32 A），增强扫描显示肌瘤为中等血供（图 4-4-32 B、C）。治疗前预测容易消融。

【治疗要点】

1. 超声消融治疗参数 平均功率：400 W，超声辐照时间：1 754 秒，治疗时间：105 分钟，总能量：700 820 J。

2. 超声消融治疗技巧 子宫后壁肌瘤与尾骨及骶丛毗邻，定位焦域应距离子宫肌瘤后缘 15 mm 以上。

【治疗后评估】

1. 治疗后 24 小时内 MRI 复查 前腹壁皮下软组织和肌层明显水肿（图 4-4-33 A）。增强扫描显示多发性肌瘤消融率约为 98%，浆膜及内膜保护完整（图 4-4-33 B、C）。

2. 治疗后 6 个月复查　前腹壁皮下软组织和肌层水肿完全消失，所见 5 个已经消融治疗后的肌瘤显著缩小，原受压变形的子宫腔基本恢复正常形态（图 4-4-34 A）。增强扫描显示这些肌瘤仍呈无灌注消融坏死征象，未见复发（图 4-4-34 B、C）。

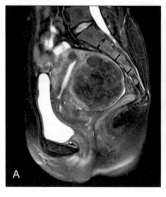
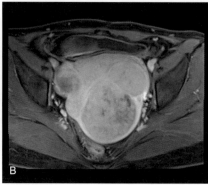
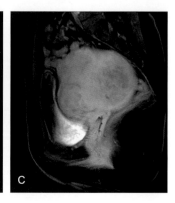

图 4-4-32　多发性子宫肌瘤治疗前
A. T2WI 矢状位；B. T1WI+C 横断位；C. T1WI+C 矢状位

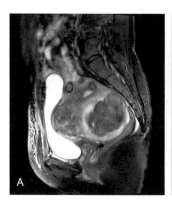
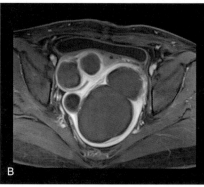
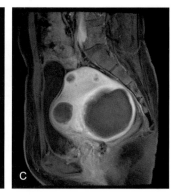

图 4-4-33　多发性子宫肌瘤治疗后 24 小时内复查
A. T2WI 矢状位；B. T1WI+C 横断位；C. T1WI+C 矢状位

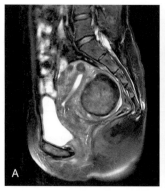
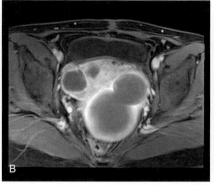
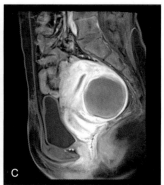

图 4-4-34　多发性子宫肌瘤治疗后 6 个月复查
A. T2WI 矢状位；B. T1WI+C 横断位；C. T1WI+C 矢状位

【专家点评】

• 超声消融治疗子宫多发性肌瘤，对于 T2WI 低信号的肌瘤可以实现最佳消融治疗效果。

病例 8

【病历摘要】

患者，女性，47 岁。子宫肌瘤剔除术后复发。月经量大，伴中度贫血。

【治疗前评估】

MRI 显示子宫多发性肌壁间和黏膜下肌瘤呈 T2WI 低信号（图 4-4-35 A）。增强扫描显示肌瘤为乏血供类型（图 4-4-35 B、C）。治疗声通道良好，治疗前预测大部分肌瘤较易消融，但部分黏膜下小肌瘤完全消融存在难度。

【治疗要点】

1. 超声消融治疗参数　平均功率：297 W，超声辐照时间：3 145 秒，治疗时间：140 分钟，总能量：934 030 J。

2. 超声消融治疗技巧　T2WI 低信号的肌壁间肌瘤可以适当降低辐照声功率，Ⅰ型黏膜下肌瘤可以同时消融治疗。

【治疗后评估】

1. 治疗后 24 小时内 MRI 复查　腹壁肌层明显水肿（图 4-4-36 A），增强扫描显示子宫多发性肌瘤消融率均超过 90%，仅部分肌瘤边缘区域少量残留，子宫内膜完整未损伤（图 4-4-36 B、C）。

2. 治疗后 3 个月 MRI 复查　子宫体积明显缩小，肌壁间肌瘤均明显缩小，黏膜下肌瘤未见明显显示，子宫腔和内膜基本恢复正常形态，前腹壁肌层水肿消失（图 4-4-37）。

【专家点评】

• 超声消融治疗多发性子宫肌瘤后肌瘤发生凝固性坏死，对于肌壁间肌瘤其转归形式以吸收缩小为主，消融的黏膜下肌瘤有可能脱落，经宫腔阴道自然管腔排出。

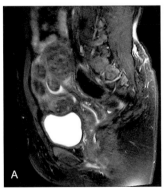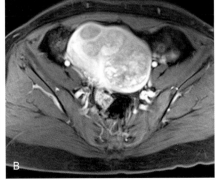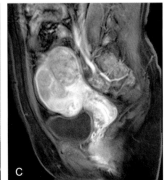

图 4-4-35　多发性子宫肌瘤治疗前
A. T2WI 矢状位；B. T1WI+C 横断位；C. T1WI+C 矢状位

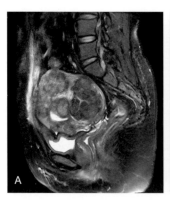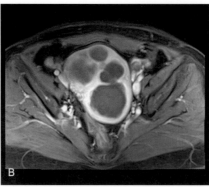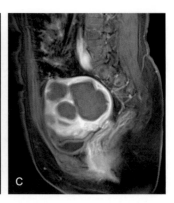

图 4-4-36　多发性子宫肌瘤治疗后 24 小时内复查
A. T2WI 矢状位；B. T1WI+C 横断位；C. T1WI+C 矢状位

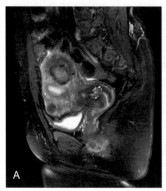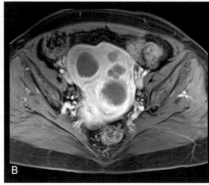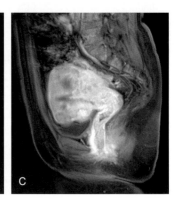

图 4-4-37　多发性子宫肌瘤治疗后 3 个月复查
A. T2WI 矢状位；B. T1WI+C 横断位；C. T1WI+C 矢状位

病例 9

【病历摘要】

患者，女性，44 岁。近期月经量增多，伴轻度贫血，尿频。

【治疗前评估】

MRI 显示子宫肌壁满布大小不等肌瘤（超过 100 个），T2WI 呈低信号（图 4-4-38 A）。增强扫描显示肌瘤多数为中等血供类型，少数为乏血供类型（图 4-4-38 B、C）。治疗前预测较大肌瘤相对容易消融，但体积较小肌瘤因数目较多，完全消融存在一定困难。

【治疗要点】

1. 超声消融治疗参数　平均功率：328 W，超声辐照时间：2 479 秒，治疗时间：130 分钟，总能量：812 700 J。

2. 超声消融治疗技巧　子宫肌瘤数量较多，为尽可能多地消融肌瘤，选择后壁肌瘤优先治疗。

【治疗后评估】

治疗后 24 小时内 MRI 复查　显示前腹壁无水肿（图 4-4-39 A），增强扫描显示大多数

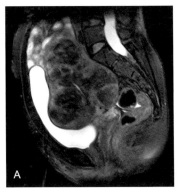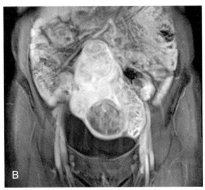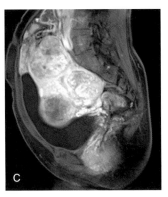

图 4-4-38　多发性子宫肌瘤治疗前
A. T2WI 矢状位；B. T1WI+C 冠状位；C. T1WI+C 矢状位

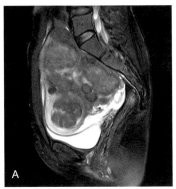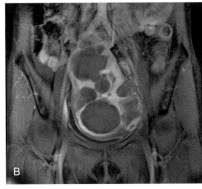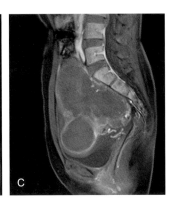

图 4-4-39　多发性子宫肌瘤治疗后 24 小时内复查
A. T2WI 矢状位；B. T1WI+C 冠状位；C. T1WI+C 矢状位

肌瘤消融效果良好，大部分肌瘤呈完全消融，少部分肌瘤边缘有残留（图 4-4-39 B、C）。

【专家点评】

· 该患者肌瘤数量较多，但肌瘤 T2WI 为低信号，且为中等或乏血供类型，较大肌瘤实现完全消融，整体消融治疗效果较为理想。

· 超声消融多发性子宫肌瘤的治疗原则是先处理远声源深面的肌瘤，这样可以避免消融坏死肌瘤在近声场声通道对后续辐照超声波的干扰，影响治疗效果。

病例 10

【病历摘要】

患者，女性，42 岁。月经量明显增多，自服中药未见好转。患者为瘢痕体质，前腹壁有较宽的纵行剖宫产瘢痕。治疗后随访，月经恢复正常。

【治疗前评估】

MRI 显示 0 型黏膜下肌瘤突入子宫腔内和浆膜下肌瘤外突于子宫左前方，T2WI 均为低信号（图 4-4-40 A、B）。增强扫描显示肌瘤为富血供类型（图 4-4-40 C~F）。两个肌瘤位置可变，治疗中定位可能有一定难度，浆膜下肌瘤声通道良好，黏膜下肌瘤定位需要推移肠道，治疗前预测可以行超声消融。

【治疗要点】

1. 超声消融治疗参数　平均功率：277 W，超声辐照时间：2 300 秒，治疗时间：50 分钟，总能量：659 600 J。

2. 超声消融治疗技巧　首选黏膜下肌瘤进行超声消融治疗改善月经量多的症状，有生育要求，需降低声功率，尽可能减少消融治疗对内膜的损伤。治疗中密切注意患者对瘢痕处皮肤的反应，避免皮肤出现烫伤。浆膜下肌瘤治疗时需要充盈膀胱，并加固体外水囊使肌瘤相对固定。

【治疗后评估】

1. 治疗后 24 小时内 MRI 复查　显示前腹壁瘢痕处皮下软组织和肌层明显水肿（图 4-4-41 A、B）。增强扫描显示黏膜下及浆膜下肌瘤消融率均超过 95%（图 4-4-41 C~F）。

2. 治疗后 6 个月 MRI 复查　前腹壁瘢痕处皮下软组织水肿范围明显缩小，黏膜下肌瘤和浆膜下肌瘤均明显缩小，其边缘残留部分有少量复发（图 4-4-42）。

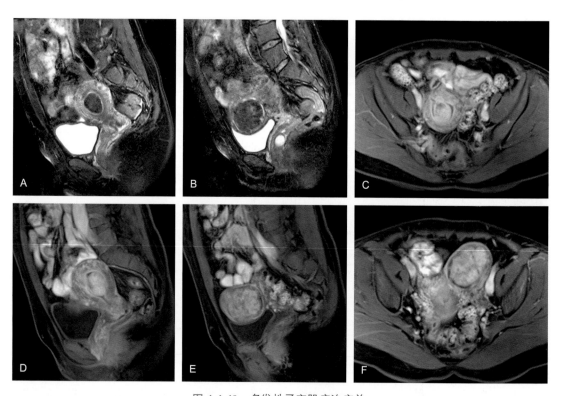

图 4-4-40　多发性子宫肌瘤治疗前

A. T2WI 矢状位；B. T2WI 矢状位；C. T1WI+C 横断位；D. T1WI+C 矢状位；E. T1WI+C 矢状位；F. T1WI+C 横断位

第四章

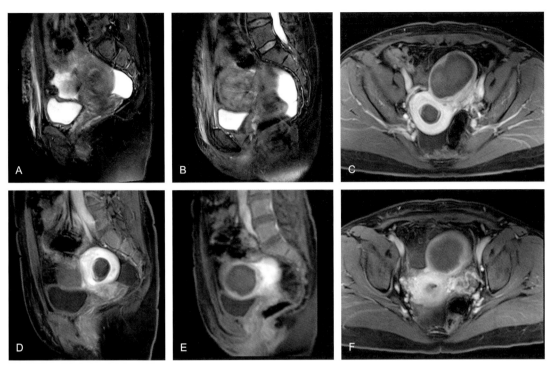

图 4-4-41　多发性子宫肌瘤治疗后 24 小时内复查

A. T2WI 矢状位；B. T2WI 矢状位；C. T1WI+C 横断位；D. T1WI+C 矢状位；E. T1WI+C 矢状位；F. T1WI+C 横断位

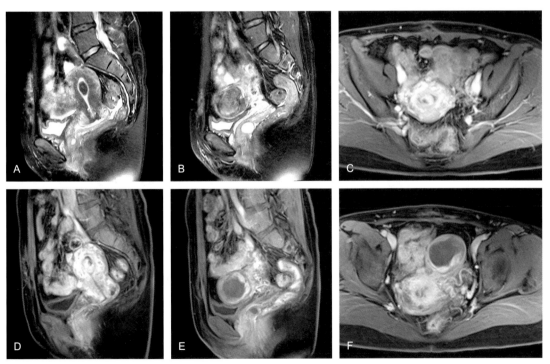

图 4-4-42　多发性子宫肌瘤治疗后 6 个月复查

A. T2WI 矢状位；B. T2WI 矢状位；C. T1WI+C 横断位；D. T1WI+C 矢状位；E. T1WI+C 矢状位；F. T1WI+C 横断位

第四章

【专家点评】

● 黏膜下肌瘤和浆膜下肌瘤同时存在，患者因瘢痕体质不适合手术，要求超声消融治疗。在超声消融治疗中应密切注意辐照间隙，延长水冷却时间，及时给皮肤表面降温，避免皮肤烫伤。

● 患者治疗后月经恢复正常，因此对于浆膜下和黏膜下混合类型的肌瘤，超声消融提供了一种可选择的微无创治疗方法。

病例 11

【病历摘要】

患者，女性，49 岁。因多发性子宫肌瘤，月经量增多，重度贫血。

【治疗前评估】

MRI 显示子宫前壁、右侧壁肌壁间和黏膜下多发性肌瘤，较小的肌壁间肌瘤 T2WI 呈低信号，前壁肌瘤和 Ⅱ 型黏膜下肌瘤 T2WI 呈高低混杂信号（图 4-4-43 A）。增强扫描显示右侧肌瘤为富血供类型，黏膜下肌瘤部分呈中等血供类型（图 4-4-43 B、C）。治疗前预测前壁黏膜下肌瘤和侧壁肌瘤超声消融有一定难度，前壁肌壁间肌瘤容易消融。

【治疗要点】

1. 超声消融治疗参数　平均功率：370 W，超声辐照时间：2 600 秒，治疗时间：157 分钟，总能量：962 400 J。

2. 超声消融治疗技巧　因声通道比较好，可以提高声功率及增加辐照时间治疗前壁黏膜下肌瘤，同时注意保护子宫内膜。

【治疗后评估】

1. 治疗后 24 小时内 MRI 复查　前腹壁肌层明显水肿（图 4-4-44 A），增强扫描显示多发肌瘤消融率均超过 90%，黏膜下肌瘤后缘少量残留（图 4-4-44 B、C）。

2. 治疗后 1 年 MRI 复查　3 个肌瘤均明显缩小，尤其以黏膜下肌瘤缩小最为明显，残

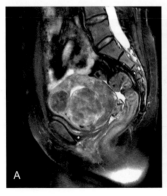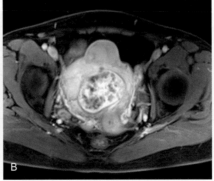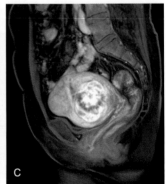

图 4-4-43　多发性子宫肌瘤治疗前

A. T2WI 矢状位；B. T1WI+C 横断位；C. T1WI+C 矢状位

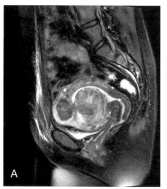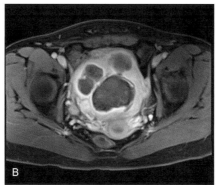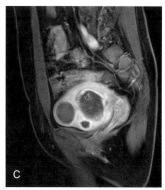

图 4-4-44　多发性子宫肌瘤治疗后 24 小时内复查
A. T2WI 矢状位；B. T1WI+C 横断位；C. T1WI+C 矢状位

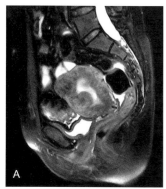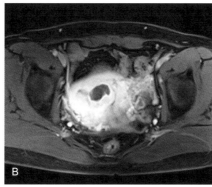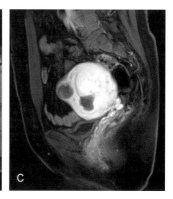

图 4-4-45　多发性子宫肌瘤治疗后 1 年复查
A. T2WI 矢状位；B. T1WI+C 横断位；C. T1WI+C 矢状位

留部分有增厚复发，左侧肌壁间肌瘤大部分恢复血供，子宫形态基本恢复正常（图 4-4-45）。

【专家点评】

• 对 T2WI 信号较高的黏膜下肌瘤，提高超声辐照强度可取得良好的消融治疗效果，随访复查疗效肯定。

• 子宫肌壁间肌瘤血供丰富，虽然治疗后消融率大于 90%，半年后复查其体积缩小，但血供基本恢复，容易复发。

病例 12

【病历摘要】

患者，女性，47 岁。发现多发性子宫肌瘤，近期月经量增多且经周期缩短，中度贫血。

【治疗前评估】

MRI 显示子宫前壁、右侧壁和底部多发肌壁间肌瘤，T2WI 呈稍低信号（图 4-4-46 A、

B），T1WI 呈等信号（图 4-4-46 C）。治疗前预测超声消融较容易。

【治疗要点】

1. 超声消融治疗参数　平均功率：297 W，超声辐照时间：3 768 秒，治疗时间：167 分钟，总能量：1 119 850 J。

2. 超声消融治疗技巧　子宫前壁肌瘤紧贴腹壁，声通道较好，但同时增加了前腹壁热损伤的风险，需要注意辐照治疗间隙的冷却时间。

【治疗后评估】

治疗后 24 小时内 MRI 复查　前腹壁皮下组织及肌层局部明显水肿（图 4-4-47 A）。增强扫描显示肌瘤消融率均超过 95%，内膜和浆膜保护完好（图 4-4-47 B、C）。

【专家点评】

- T2WI 低信号的多发性子宫肌瘤超声消融治疗均可以取得良好的消融效果。
- 对于贴近前腹壁的子宫前壁肌瘤，需要注意肌瘤内累积热量的扩散会增加热损伤腹壁的风险。
- 本病例治疗后前腹壁皮下软组织局部出现明显水肿，但在可控范围内。

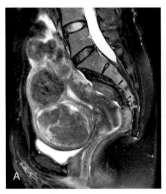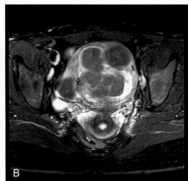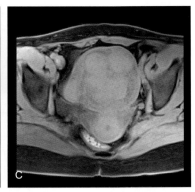

图 4-4-46　多发性子宫肌瘤治疗前
A. T2WI 矢状位；B. T2WI 横断位；C. T1WI 横断位

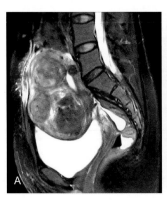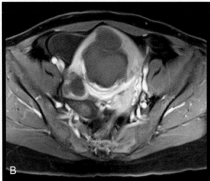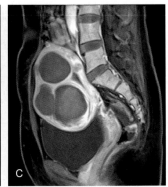

图 4-4-47　多发性子宫肌瘤治疗后 24 小时内复查
A. T2WI 矢状位；B. T1WI+C 横断位；C. T1WI+C 矢状位

病例 13

【病历摘要】

患者，女性，37 岁。经期延长，多发性子宫肌瘤行子宫动脉栓塞治疗后复发，近 1 年出现右下腹隐痛。

【治疗前评估】

MRI 显示子宫右侧壁和前壁肌瘤，T2WI 呈低信号（图 4-4-48），外院增强磁共振显示为乏血供类型，治疗前预测容易超声消融。

【治疗要点】

1. 超声消融治疗参数　平均功率：277 W，超声辐照时间：3 200 秒，治疗时间：134 分钟，总能量：886 040 J。

2. 超声消融治疗技巧　子宫肌瘤 T2WI 低信号，且两个肌瘤分别邻近左、右侧卵巢，可以降低声功率及增加超声辐照时间，焦域中心离开肌瘤边缘 ≥ 15 mm，同时充分充盈膀胱将肠道推离声通道，避免肌瘤周围组织结构的损伤。

【治疗后评估】

治疗后 24 小时内 MRI 复查　前腹壁肌层轻度水肿（图 4-4-49 A、B），增强扫描显示 2 个肌瘤完全消融，其包膜保护完整（图 4-4-49 C~E）。

【专家点评】

• 子宫动脉栓塞术后复发的子宫肌瘤一般不适合再行动脉栓塞术，超声消融是可选择的治疗方法，而且可以避免影响卵巢功能。

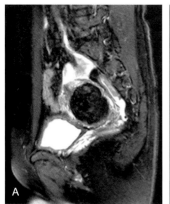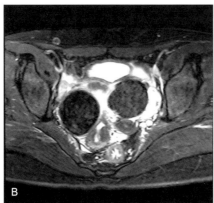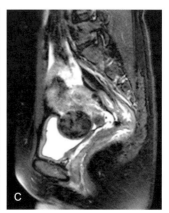

图 4-4-48　多发性子宫肌瘤治疗前
A. T2WI 矢状位；B. T2WI 横断位；C. T2WI 矢状位

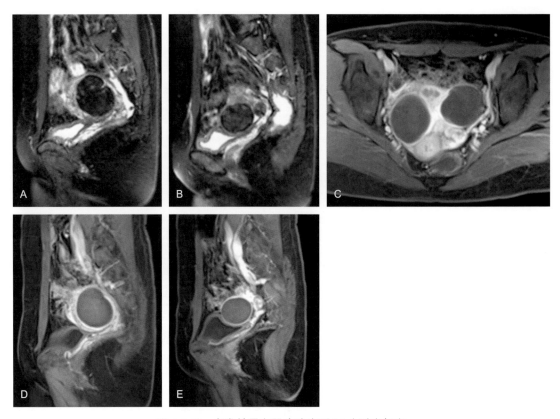

图 4-4-49　多发性子宫肌瘤治疗后 24 小时内复查
A、B. T2WI 矢状位；C. T1WI+C 横断位；D、E. T1WI+C 矢状位

四、超声消融治疗子宫肌瘤病

病例 1

【病历摘要】

患者，女性，42 岁。曾行两次腹腔镜下剔除多发的子宫肌瘤。近两年月经期延长，月经量大且伴有血块，伴轻微下腹部胀痛及腰背部酸胀、尿频、贫血。治疗后相应症状消失。

【治疗前评估】

MRI 显示为子宫肌瘤病，整个子宫壁弥漫性大小不等的肌瘤，较大肌瘤呈 T2WI 低信号，大部分较小肌瘤呈等信号（图 4-4-50 A）。增强扫描显示大部分肌瘤呈富血供类型（图 4-4-50 B、C）。治疗前预测超声消融有较大难度，计划需要做两次超声消融治疗。

【治疗要点】

1. 超声消融治疗参数

（1）第一次治疗参数：平均功率：355 W，超声辐照时间：4 438 秒，治疗时间：202 分钟，总能量：1 573 890 J。

（2）第二次治疗参数：平均功率：347 W，超声辐照时间：4 020 秒，治疗时间：192 分钟，总能量：1 393 270 J。

2. 超声消融治疗技巧　采用间隔 3 个月的二次超声消融治疗，其间给予间隔 28 天的促性腺激素释放激素激动剂（GnRH-a）治疗 3 次。

【治疗后评估】

1. 第一次治疗后 24 小时内 MRI 复查　显示前腹壁皮下软组织和肌层水肿，增强扫描显示仅小部分肌瘤消融（图 4-4-51）。

2. 第二次治疗后 24 小时内 MRI 复查　较第一次治疗时子宫体积有明显缩小，前腹壁有明显水肿（图 4-4-52 A）。增强扫描显示仍然只有小部分肌瘤消融（图 4-4-52 B、C）。

【专家点评】

• 如果首次超声消融疗效不佳，可以给予 GnRH-a 辅助治疗，3 个月后可再次行超声消融治疗，治疗后口服低剂量米非司酮（2.5 mg/d）3~6 个月，以改善贫血症状、缩小子宫及肌瘤体积的姑息治疗为原则。

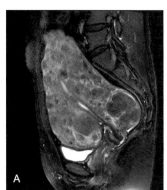
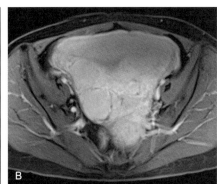
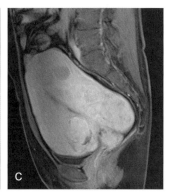

图 4-4-50　子宫肌瘤病治疗前
A. T2WI 矢状位；B. T1WI+C 横断位；C. T1WI+C 矢状位

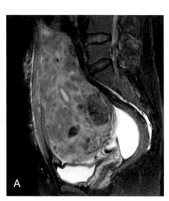
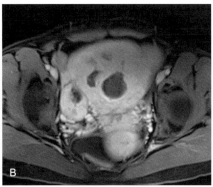
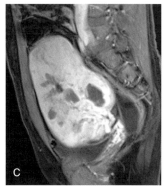

图 4-4-51　子宫肌瘤病第一次治疗后 24 小时内复查
A. T2WI 矢状位；B. T1WI+C 横断位；C. T1WI+C 矢状位

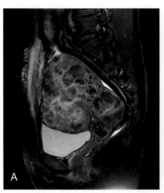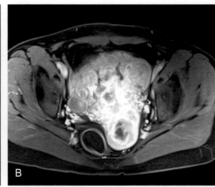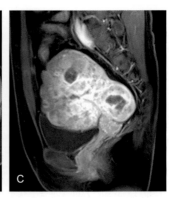

图 4-4-52　子宫肌瘤病第二次治疗后 24 小时内复查

A. T2WI 矢状位；B. T1WI+C 横断位；C. T1WI+C 矢状位

<hr />

病例 2

【病历摘要】

患者，女性，31 岁。子宫肌瘤病，曾分别做过腹腔镜和宫腔镜子宫肌瘤摘除手术，术后复发较快。现月经量增多伴明显痛经症状，中度贫血。超声消融治疗后口服低剂量（2.5 mg/d）米非司酮半年后停药。

【治疗前评估】

MRI 显示整个子宫弥漫小肌瘤，长径 ≤ 30 mm。T2WI 显示部分肌瘤呈低信号，也有部分肌瘤呈高信号（图 4-4-53 A）。增强扫描显示肌瘤中等血供类型和乏血供类型并存，后者以前壁小肌瘤为主（图 4-4-53 B、C）。治疗前预测子宫前壁肌瘤比较容易消融。

【治疗要点】

1. 超声消融治疗参数　平均功率：210 W，超声辐照时间：5 196 秒，治疗时间：65 分钟，总能量：140 080 J。

2. 超声消融治疗技巧　子宫肌瘤病表现为子宫内广泛弥漫小肌瘤，治疗时需降低功率及延长声辐照时间，增加单位体积辐照能量。

【治疗后评估】

1. 治疗后 24 小时内 MRI 复查　前腹壁皮下组织及肌层水肿，整个子宫较治疗前半年时的体积显著增大（图 4-4-54 A）。增强扫描显示大部分肌瘤消融呈无灌注区，以子宫前壁为主（图 4-4-54 B、C）。

2. 治疗后 6 个月 MRI 复查　子宫体积显著缩小，子宫前壁肌瘤体积缩小并且数目减少（图 4-4-55）。

3. 治疗后 9 个月 MRI 复查　子宫形态逐渐恢复正常，弥漫分布的肌瘤明显减少，前壁带蒂的黏膜下小肌瘤，建议宫腔镜摘除（图 4-4-56）。

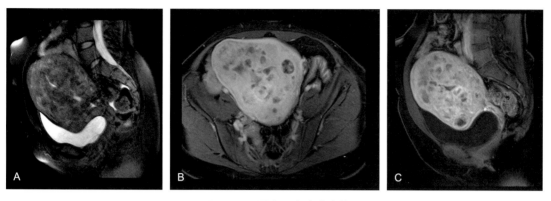

图 4-4-53　子宫肌瘤病治疗前
A. T2WI 矢状位；B. T1WI+C 横断位；C. T1WI+C 矢状位

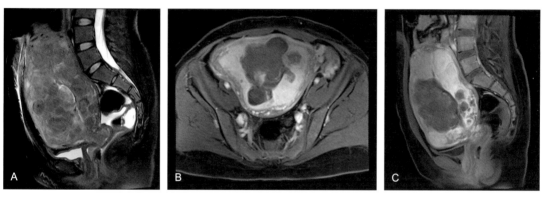

图 4-4-54　子宫肌瘤病治疗后 24 小时内复查
A. T2WI 矢状位；B. T1WI+C 横断位；C. T1WI+C 矢状位

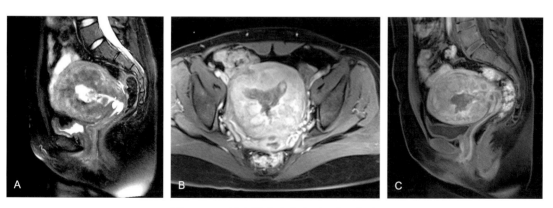

图 4-4-55　子宫肌瘤病治疗后 6 个月复查
A. T2WI 矢状位；B. T1WI+C 横断位；C. T1WI+C 矢状位

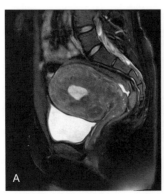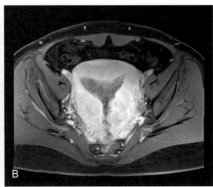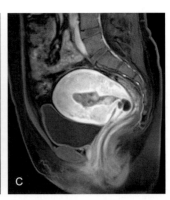

图 4-4-56　子宫肌瘤病治疗后 9 个月复查
A. T2WI 矢状位；B. T1WI+C 横断位；C. T1WI+C 矢状位

【专家点评】

● 该患者超声消融治疗后，口服低剂量米非司酮（1.25~2.5 mg/d）6 个月，贫血症状得以明显改善，停用米非司酮 3 个月后，月经恢复正常。

● 对于子宫肌瘤病的治疗，可以采用超声消融治疗辅助口服低剂量米非司酮的方案。

病例 3

【病历摘要】

患者，女性，34 岁。痛经，月经量大且淋漓不尽，贫血伴腰背酸痛及尿频症。2 年前行腹腔镜肌瘤剔除术后复发。超声消融治疗后痛经缓解，月经量正常，贫血改善。

【治疗前评估】

MRI 显示子宫弥漫大小不等的肌瘤，部分融合，边界不清，大多数肌瘤 T2WI 呈不均匀低信号，T1WI 呈等信号（图 4-4-57）。治疗前预测可以超声消融治疗。

【治疗要点】

1. 聚焦超声消融治疗参数　平均功率：400 W，超声辐照时间：4 005 秒，治疗时间：145 分钟，总能量：1 600 900 J。

2. 超声消融治疗技巧　子宫肌瘤病弥漫多发肌瘤，对超声消融治疗反应的差异较大，治疗以辐照后在超声实时监测反应较快的肌瘤为主，需要给予较高声功率和辐照能量。治疗后前 3 个月给予 GnRH-a 药物（每隔 4 周一次），后 3 个月给予低剂量米非司酮（2.5 mg/d）。

【治疗后评估】

1. 治疗后 24 小时内 MRI 复查　前腹壁皮下组织及肌层明显水肿（图 4-4-58 A）。增强扫描显示大部分子宫肌瘤取得完全消融，以前壁肌瘤消融效果较好，子宫前壁内膜部分消融（图 4-4-58 B、C）。

2. 治疗后 3 个月 MRI 复查　子宫体积明显缩小，前壁部分肌瘤部分排出，前腹壁水肿消失（图 4-4-59）。

3. 治疗后 6 个月 MRI 复查 大部分肌瘤缩小或消失，子宫明显缩小，形态趋于正常（图 4-4-60）。

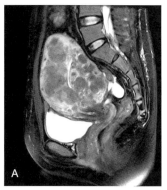 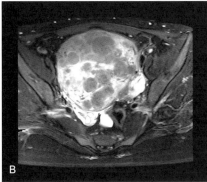 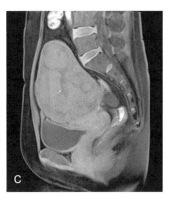

图 4-4-57 子宫肌瘤病第一次治疗前
A. T2WI 矢状位；B. T2WI 横断位；C. T1WI 横断位

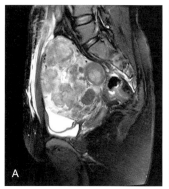 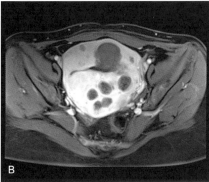 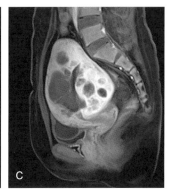

图 4-4-58 子宫肌瘤病第一次治疗后 24 小时内复查
A. T2WI 矢状位；B. T1WI+C 横断位；C. T1WI+C 矢状位

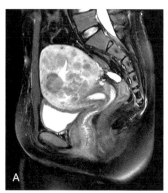 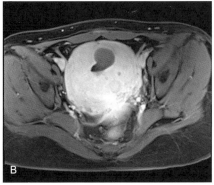 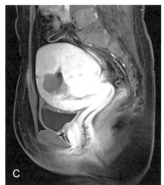

图 4-4-59 子宫肌瘤病第一次治疗后 3 个月复查
A. T2WI 矢状位；B. T1WI+C 横断位；C. T1WI+C 矢状位

第四章

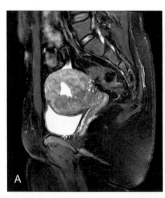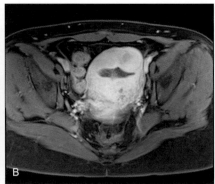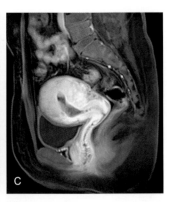

图 4-4-60　子宫肌瘤病第二次治疗后 6 个月复查
A. T2WI 矢状位；B. T1WI+C 横断位；C. T1WI+C 矢状位

【专家点评】

- 子宫肌瘤病的超声消融治疗可以辅以药物治疗，以期取得比较好的治疗效果。
- 本病例随访复查，MRI 显示部分子宫肌瘤明显缩小或消失，子宫形态逐渐恢复正常。远期疗效尚需进一步观察。

五、超声消融治疗巨大子宫肌瘤

病例 1

【病历摘要】

患者，女性，35 岁。近 2~3 个月月经周期延长，月经量减少，腹部增大如怀孕 7 个月大小。

【治疗前评估】

MRI 显示子宫右侧壁长径约 198 mm 的巨大肌瘤，T2WI 呈低信号为主的高低混杂信号（图 4-4-61 A）。增强扫描显示肌瘤呈中等血供类型（图 4-4-61 B、C），其有较好声通道。治疗前预测可以消融。

【治疗要点】

1. 超声消融治疗参数　平均功率：398 W，超声辐照时间：2 614 秒，治疗时间：168 分钟，总能量：1 040 800 J。

2. 超声消融治疗技巧　肌瘤后方紧贴腰骶椎，前方紧贴腹壁，消融治疗过程中务必注意防止损伤周围神经及腹盆壁组织，同时注意辐照间隙有足够的降温冷却时间。

【治疗后评估】

治疗后 24 小时内 MRI 复查　显示前腹壁和肌层可见水肿（图 4-4-62 A）。增强扫描显示肌瘤消融率约为 98%，肌瘤包膜完整，边缘仅少许残留（图 4-4-62 B、C）。

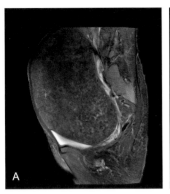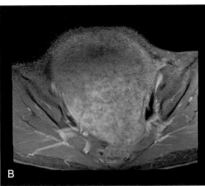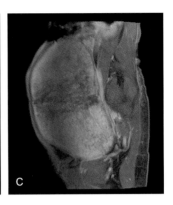

图 4-4-61　巨大子宫肌瘤治疗前
A. T2WI 矢状位；B. T1WI+C 横断位；C. T1WI+C 矢状位

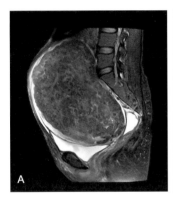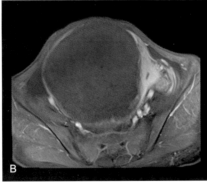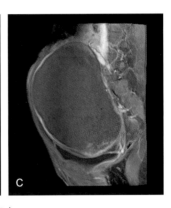

图 4-4-62　巨大子宫肌瘤治疗后 24 小时内复查
A. T2WI 矢状位；B. T1WI+C 横断位；C. T1WI+C 矢状位

【专家点评】

• 巨大子宫肌瘤周围的正常子宫肌壁被挤压，因此，子宫肌瘤超声消融治疗的效果并不取决于肌瘤大小，而是由其组织特性质地所决定的。肌层供血血管也因肌瘤挤压或牵拉，使其供血能力相对较差。

• 在治疗中或治疗后，其散热能力相对比较差，消融后治疗区域必须做好降温处理。

• 治疗后鼓励患者多变换体位，避免持续仰卧压迫骶丛等。

病例 2

【病历摘要】

患者，女性，37 岁。月经量大伴血块，中度贫血，伴尿频、尿急等急症。曾经剖宫产，下腹壁留横行瘢痕。超声消融治疗后，口服 3 个月低剂量米非司酮（2.5 mg/d）。

【治疗前评估】

MRI 显示子宫前壁长径约 179 mm 的巨大肌瘤呈 T2WI 等高混杂信号（图 4-4-63 A）。增强扫描显示肌瘤为乏血供类型（图 4-4-63 B、C），T1WI 显示肌瘤呈等信号，与周围组织分界较清（图 4-4-63 D）。治疗前预测可以消融。

【治疗要点】

1. 超声消融治疗参数　平均功率：351 W，超声辐照时间：3 270 秒，治疗时间：188 分钟，总能量：1 147 620 J。

2. 超声消融治疗技巧　子宫前壁巨大肌瘤具有良好声通道，一次性完成消融治疗需要给予较多的辐照能量，但下腹壁有剖宫产瘢痕。为避免或减少前腹壁软组织热损伤，治疗间隙需要足够的冷却时间。

【治疗后评估】

1. 治疗后 24 小时内 MRI 复查　显示腹壁皮下组织及肌层明显水肿（图 4-4-64 A）。增强扫描显示肌瘤消融率约为 95%，边缘少许残留（图 4-4-64 B、C），T1WI 显示消融靶区内见出血性坏死的高信号（图 4-4-64 D）。

2. 治疗后 8 个月 MRI 复查　巨大子宫肌瘤体积明显缩小，前腹壁水肿消失（图 4-4-65）。

【专家点评】

• 子宫肌瘤的超声消融治疗适应证基本同手术治疗，因此正如本病例患者巨大子宫肌

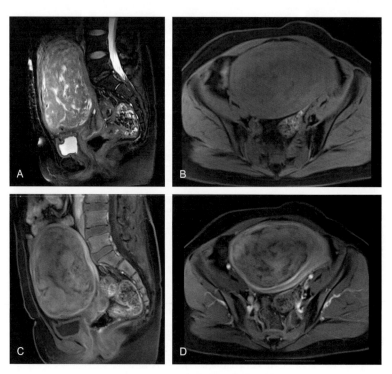

图 4-4-63　巨大子宫肌瘤治疗前

A. T2WI 矢状位；B. T1WI 横断位；C. T1WI+C 矢状位；D. T1WI+C 横断位

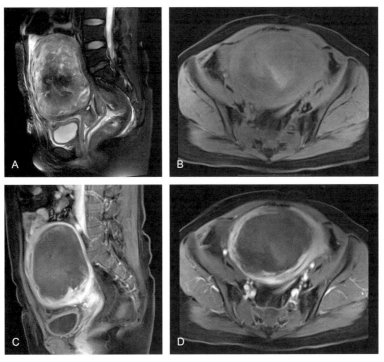

图 4-4-64 巨大子宫肌瘤治疗后 24 小时内复查
A. T2WI 矢状位；B. T1WI 横断位；C. T1WI+C 矢状位；D. T1WI+C 横断位

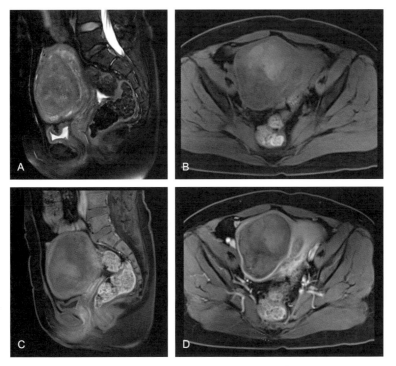

图 4-4-65 巨大子宫肌瘤治疗后 8 个月复查
A. T2WI 横断位；B. T1WI 横断位；C. T1WI+C 矢状位；D. T1WI+C 横断位

瘤可以完成超声消融治疗。

- 超声消融治疗子宫肌瘤的禁忌证如下：①无安全声通道的肌瘤及无有效声通道的肌瘤，多见于位置低和深、最大直径 <3 cm 的子宫颈部肌瘤。②不能被焦域有效覆盖的肌瘤。③合并胶原结缔组织病史。④合并盆腔或生殖道急性或亚急性期感染。⑤合并子宫及附件的非良性病变。⑥不能俯卧 1 小时者。⑦治疗相关区域存在皮肤破溃或感染时。⑧治疗相关区域皮肤接受过 45 Gy 以上的放射治疗者。⑨有重要器官衰竭的患者。⑩有严重凝血功能障碍的患者。

-------- 病例 3 --------

【病历摘要】

患者，女性，49 岁。巨大子宫肌瘤犹如怀孕 5 个月，有盆腔压迫症状 5 年余。随访复查，该患者子宫体积明显缩小，临床症状显著改善。

【治疗前评估】

MRI 显示子宫前壁长径约 189 mm 的巨大肌瘤，T2WI 呈高低混杂信号（图 4-4-66 A）。增强扫描显示肌瘤为富血供类型（图 4-4-66 B）。治疗前预测可以消融，由于肌瘤的磁共振特性和体积巨大，分两次超声消融治疗。

【治疗要点】

1. 超声消融治疗参数　①第一次治疗参数：平均功率：320 W，超声辐照时间：3 720 秒，治疗时间：135 分钟，总能量：1 125 200 J。②第二次治疗参数：平均功率：280 W，超声辐照时间：1 843 秒，治疗时间：84 分钟，总能量：592 310 J。

2. 超声消融治疗技巧　巨大子宫肌瘤，首先治疗足侧肌瘤部分。肌瘤坏死体积缩小后，第二次治疗头侧残留肌瘤。

【治疗后评估】

1. 第一次治疗后 24 小时内 MRI 复查　增强扫描显示肌瘤消融率约为 70%，头侧未包全明显残留（图 4-4-66 C）。

2. 3 个月后第二次治疗后 24 小时内 MRI 复查　前腹壁未见明显肿胀，前壁子宫肌瘤明显缩小，长径约为 13.5 cm。增强扫描显示头侧残留肌瘤基本完全消融（整个肌瘤消融率约为 99%），其后下缘仅有少量残留（图 4-4-66 D）。

【专家点评】

- 对子宫巨大肌瘤 T2WI 高信号且血供丰富的类型，可以采用间隔 3 个月行二次超声消融治疗，为防止剩余肌瘤继续生长，治疗后每月给予 GnRH-a 药物（诺雷得）共 3 次。
- 两次超声消融治疗间隔一段时间（一般为 3 个月），使前一次治疗引起的前腹壁水肿彻底吸收，以保证再次治疗声通道不受干扰。

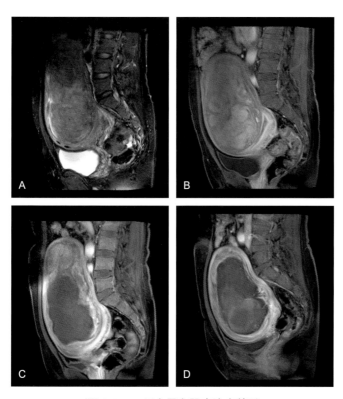

图 4-4-66　巨大子宫肌瘤治疗前后

A. 治疗前 T2WI 矢状位；B. 治疗前 T1WI +C 矢状位；C. 第一次治疗后 24 小时内复查 T1WI +C 矢状位；
D. 3 个月后第二次治疗后复查 T1WI +C 矢状位

（许永华　杨利霞　王　伊　程　禹）

第四章

参考文献

[1] 郎景和, 石一复, 王智彪. 微无创医学丛书：子宫肌瘤 [M]. 北京：人民卫生出版社, 2014.

[2] 子宫肌瘤的诊治中国专家共识专家组. 子宫肌瘤的诊治中国专家共识 [J]. 中华妇产科杂志, 2017, 52(12): 793-800.

[3] 邓凤莲, 邹建中, 李锐, 等. 同强度聚焦超声治疗子宫肌瘤对骶骨影响因素探讨 [J]. 中华介入影像与治疗学, 2009, 6(5): 457-460.

[4] Wang W, Wang Y, Wang T, et al. Safety and efficacy of US-guided high-intensity focused ultrasound for treatment of submucosal fibroids[J]. Eur Radiol, 2012, 22(11): 2553-2558.

[5] Zhao W P, Chen J Y, Zhang L, et al. Feasibility of ultrasound-guided high intensity focused ultrasound ablating uterine fibroids with hyperintense on T$_2$-weighted MR imaging[J]. Eur J Radiol, 2013, 82(1): e43-e49.

[6] 陈锦云, 陈文直, 朱丽, 等. 子宫肌瘤的血液供应特征对超声消融治疗剂量的影响 [J]. 中华妇产科杂志, 2011, 46(6): 403-406.

[7] 陈文直, 唐良菖, 杨武威, 等. 超声消融治疗子宫肌瘤的安全性及有效性 [J]. 中华妇产科杂志, 2010, 45(12): 909-912.

[8] 陈锦云, 胡亮, 王智彪. 超声消融技术在子宫肌瘤治疗中的应用 [J]. 中华妇产科杂志, 2011, 46(6): 466-468.

[9] 曾飚, 周敏, 华媛媛, 等. 高强度聚焦超声治疗子宫肌瘤的安全性分析 [J]. 重庆医学, 2013, 42(4): 370-372.

[10] Zaher S, Gedroyc W M, Regan L. Patient suitability for magnetic resonance guided focused ultrasound surgery of uterine fibroids[J]. Eur J Obstet Gynecol Reprod Biol, 2009, 143(2):98-102.

第五章
超声消融治疗子宫腺肌病

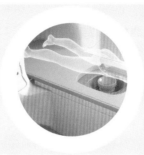

　　子宫腺肌病是异位的子宫内膜（腺体和间质）良性侵袭入正常子宫肌层而形成。根据病变部位和范围，可分为局限型（又称子宫腺肌病）和弥漫型两种类型，其主要治疗方法包括药物治疗、手术治疗、微创治疗等。但目前治愈子宫腺肌病较为困难，需要结合临床症状、影像改变、年龄及生育要求等进行个体化综合治疗。对于有保留子宫意愿、年轻、有生育要求的子宫腺肌病患者，聚焦超声消融治疗的方式更具优势，其可精准定位，将超声能量精准聚焦于子宫肌层内病灶区，使病灶产生不可逆性的凝固性坏死。整个治疗过程，治疗医师可依据病灶形状、大小、范围及患者的个体差异进行实时调整治疗区域和各参数，在保证安全有效的前提下最大限度实现个体化治疗。超声消融不同类型子宫腺肌病有其独有的优势，本章试从这一角度，具体阐述临床案例的治疗及相关因素。

第一节
超声消融治疗局限型子宫腺肌病（瘤）

病例 1

【病历摘要】

患者，女性，48 岁。子宫腺肌病，月经量大伴痛经数年，贫血。治疗后随访，患者月经量减少，痛经症状明显缓解。

【治疗前评估】

MRI 显示子宫左后壁局限型腺肌病，病灶呈单发类圆形 T2WI 低信号，其内可见散在多发斑点状 T2WI 高信号，邻近后方直肠（图 5-1-1 A）；增强扫描显示腺肌瘤为富血供类型，无明确的边界（图 5-1-1 B、C）。后位子宫且病灶位于子宫后壁，超声消融治疗时定位有一定难度。

【治疗要点】

1. 超声消融治疗参数　平均功率：245 W，超声辐照时间：3 052 秒，治疗时间：111 分钟，总能量：792 000 J。

2. 超声消融治疗技巧　通过充盈的膀胱将肠道推移前声场声通道，同时降低辐照声功率减低后声场能量，避免损伤邻近的直肠和骶丛。

【治疗后评估】

治疗后 24 小时内 MRI 复查　前腹壁皮下软组织未见明显水肿（图 5-1-2 A）。增强扫描显示腺肌瘤呈不均质的非灌注区，消融率约为 75%，后缘浆膜层尚存在，但有细微间断（图 5-1-2 B、C）。

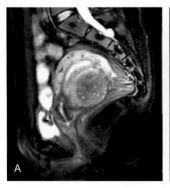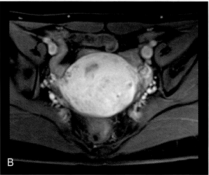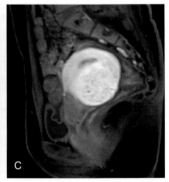

图 5-1-1　子宫腺肌瘤治疗前
A. T2WI_FS 矢状位；B. T1WI_FS+C 横断位；C. T1WI_FS+C 矢状位

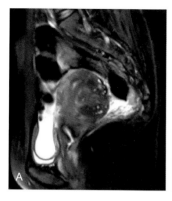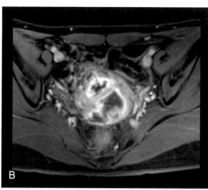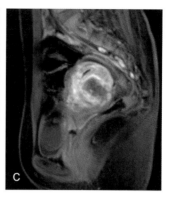

图 5-1-2　子宫腺肌瘤治疗后 24 小时内复查
A. T2WI_FS 矢状位；B. T1WI_FS+C 横断位；C. T1WI_FS+C 矢状位

【专家点评】

• 后位子宫后壁病灶尽可能借助充盈的膀胱建立安全的治疗声通道时，需选择合适的球囊推挤肠道，但加用体外水囊有时可能使焦域未能达到覆盖整个病灶区域。

• 子宫腺肌病因为没有包膜，辐照热量容易扩散，此病灶后缘浆膜有细微突破，治疗后患者无明显不适，因此在安全范围。

病例 2

【病历摘要】

患者，女性，54 岁。停经 1 年余，13 天前突来月经伴下腹痛，且有尿频和尿急，临床诊断为子宫腺肌病，建议手术切除子宫。经超声消融治疗后复查仍有月经，但痛经、尿急和尿频等临床症状消失。

【治疗前评估】

MRI 显示子宫前壁腺肌瘤范围约为 57 mm × 58 mm，病灶为 T2WI 等高混杂信号。增强显示病变为富血供类型，病灶位于前壁向下压迫膀胱（图 5-1-3），其声通道较好。治疗前预测可以行超声消融治疗。

【治疗要点】

1. 超声消融治疗参数　平均功率：180 W，超声辐照时间：4 543 秒，治疗时间 92 分钟，总能量：788 000 J。

2. 超声消融治疗技巧　子宫腺肌瘤位于前壁，病变局限但边界不清，超声消融可以采用低功率延长辐照时间，避免前壁浆膜和内膜损伤。

【治疗后评估】

1. 治疗后 24 小时内 MRI 复查　前腹壁皮下软组织和肌层局限性水肿，病变区域 T2WI 信号增高（图 5-1-4 A）。增强扫描显示病灶部分为无灌注消融区，浆膜层和子宫内膜保护完整（图 5-1-4 B、C）。

  2. 治疗后 12 个月 MRI 复查 子宫体积缩小，前壁腺肌瘤明显缩小（图 5-1-5 A）。增强扫描显示治疗后的无灌注消融区缩小（图 5-1-5 B）。

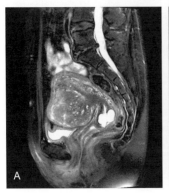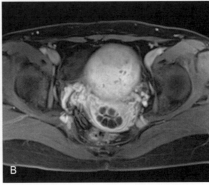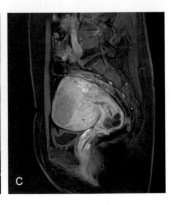

图 5-1-3 子宫腺肌瘤治疗前
A. T2WI_FS 矢状位；B. T1WI_FS+C 横断位；C. T1WI_FS+C 矢状位

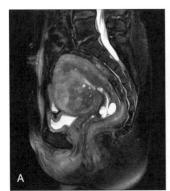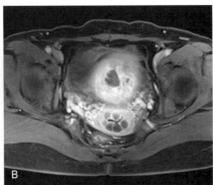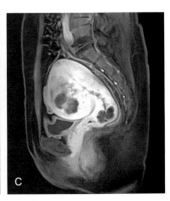

图 5-1-4 子宫腺肌瘤治疗后 24 小时内复查
A. T2WI_FS 矢状位；B. T1WI_FS+C 横断位；C. T1WI_FS+C 矢状位

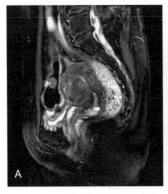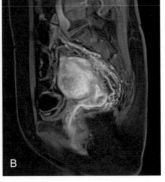

图 5-1-5 子宫腺肌瘤治疗后 12 个月复查
A. T2WI_FS 矢状位；B. T1WI_FS+C 矢状位

【专家点评】

· 子宫腺肌病在绝经后往往相应临床症状消失。

· 本病例患者虽然超过 50 岁但未完全绝经，仍然出现痛经、尿频和尿急症状，因此需要干预治疗。超声消融治疗的目的是改善相应临床症状。

病例 3

【病历摘要】

患者，女性，42 岁。月经期间痛经伴月经量增多，时感大腿抽疼；非月经期时，常出现腹痛、肠管抽搐疼痛等；轻度贫血。术后随访 2 年，患者月经量正常，痛经症状显著减轻。

【治疗前评估】

MRI 显示子宫后壁腺肌瘤呈 T2WI 低信号，范围约 58 mm × 71 mm × 83 mm，其内可见斑点状 T2WI 高信号影（图 5-1-6 A）。增强扫描显示腺肌瘤为富血供类型，伴小部分乏血供区（图 5-1-6 B）。子宫体积较大，虽然腺肌瘤位于子宫后壁但前位子宫且声通道较好，病变主要以 T2WI 低信号为主，治疗前预测超声消融较容易。

【治疗要点】

1. 超声消融治疗参数　平均功率：291 W，超声辐照时间：3 000 秒，治疗时间：134 分钟，总能量：874 500 J。

2. 超声消融治疗技巧　腺肌瘤位于子宫后壁，其后方紧邻直肠，注意治疗中病变区域超声声像灰度的变化，避免子宫后壁浆膜突破。

【治疗后评估】

治疗后 24 小时内 MRI 复查　前腹壁肌层轻度水肿，子宫后壁病变区域经治疗后 T2WI 信号增高（图 5-1-7 A）。增强扫描显示病变区域大部分消融至后壁浆膜层，子宫浆膜和内

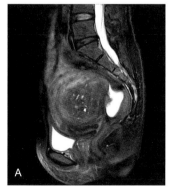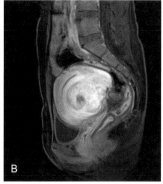

图 5-1-6　子宫腺肌瘤治疗前
A. T2WI_FS 矢状位；B. T1WI_FS+C 矢状位

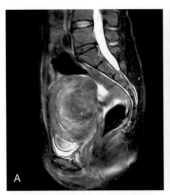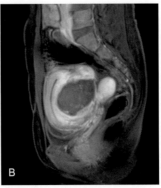

图 5-1-7　子宫腺肌瘤治疗 24 小时内复查
A. T2WI_FS 矢状位；B. T1WI_FS+C 矢状位

膜保护完整（图 5-1-7 B）。

【专家点评】

• 该例子宫腺肌瘤病灶超声消融治疗效果较为满意，子宫后壁浆膜虽然没有突破但仅存薄膜，因此平均辐照声功率约为 290 W（还是偏高），可以再适当降低，保证治疗的安全性。

--------- 病例 4 ---------

【病历摘要】

患者，女性，35 岁。临床诊断为子宫腺肌病，痛经和月经量增大近十年，中度贫血。患者经两次超声消融治疗后，痛经和月经量增多等症状完全消失。

【治疗前评估】

MRI 显示子宫后壁局限性增厚呈橄榄球形，T2WI 呈低信号伴散在斑点状高信号（图 5-1-8 A）。增强扫描显示腺肌瘤为中度血供类型，病变区域边界不清（图 5-1-8 B、C）。由于腺肌瘤位于后位子宫的后壁，位置较深，但病变为 T2WI 低信号，治疗前预测行超声消融可取得较好的消融效果。

【治疗要点】

1. 第一次超声消融治疗参数　平均功率：250 W，超声辐照时间：3 255 秒，治疗时间：148 分钟，总能量：715 000 J。

2. 第二次超声消融治疗参数　平均功率：201 W，超声辐照时间：2 500 秒，治疗时间：120 分钟，总能量：414 100 J。

3. 超声消融治疗技巧　子宫腺肌瘤没有假包膜，治疗时注意控制辐照剂量，通过适当降低声功率，避免治疗坏死区域的过度扩展。

【第一次治疗后评估】

1. 治疗后 24 小时内 MRI 复查　前腹壁皮下软组织轻度水肿，子宫后壁结合带 T2WI

信号明显增高（图5-1-9 A）。增强扫描显示腺肌瘤大部分消融，仅边缘区域少量残留，内膜有局限性突破（图5-1-9 B、C）。

2. 治疗后5个月MRI复查　腺肌瘤消融非灌注区域明显缩小，内膜部分修复，部分残留组织复发增多，子宫形态及大小与治疗前相仿（图5-1-10），建议再次超声消融治疗。

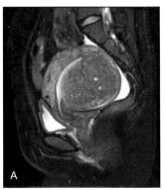
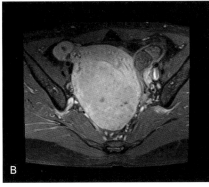
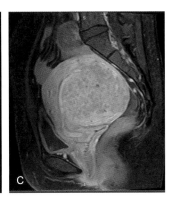

图5-1-8　子宫腺肌瘤第一次治疗前
A. T2WI_FS 矢状位；B. T1WI_FS+C 横断位；C. T1WI_FS+C 矢状位

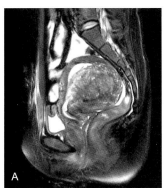
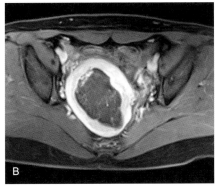
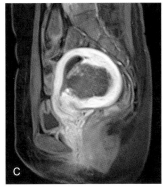

图5-1-9　子宫腺肌瘤第一次治疗后24小时内复查
A. T2WI_FS 矢状位；B. T1WI_FS+C 横断位；C. T1WI_FS+C 矢状位

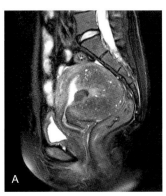
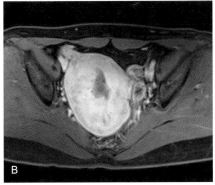
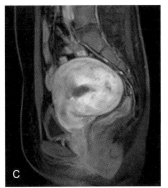

图5-1-10　子宫腺肌瘤第一次治疗后5个月复查
A. T2WI_FS 矢状位；B. T1WI_FS 横断位；C. T1WI_FS 矢状位

【第二次治疗后评估】

1. 治疗后 24 小时内 MRI 复查 前腹壁无水肿，子宫后壁腺肌瘤治疗区 T2WI 信号明显增高（图 5-1-11 A），增强扫描显示后壁区域病灶消融率超过 95%，紧邻内膜及浆膜层保护完整（图 5-1-11 B、C）。

2. 第二次治疗后 3 个月和 5 个月 MRI 复查 3 个月时显示子宫形态、大小基本恢复正常，腺肌瘤体积明显缩小，仅表现子宫后壁较厚（图 5-1-12 A）；5 个月后复查子宫后壁较前增厚，子宫体积较前稍增大，增强扫描显示非灌注区消失（图 5-1-12 B、C）。

【专家点评】

• 子宫腺肌瘤虽然病灶是局限性的，治疗后仍然可能残留病灶。它不同于肌瘤，即使取得良好的消融率，也可在短期内迅速生长复发，因此可以考虑再次超声消融治疗。

• 邻近子宫内膜的子宫腺肌瘤超声消融时，处于焦域近声场的内膜因温度增高扩散容

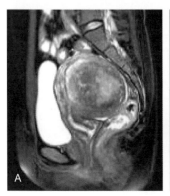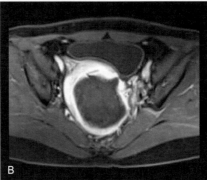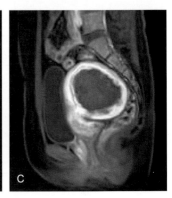

图 5-1-11 子宫腺肌瘤第二次治疗后 24 小时内复查
A. T2WI_FS 矢状位；B. T1WI_FS+C 横断位；C. T1WI_FS+C 矢状位

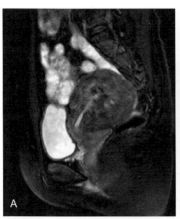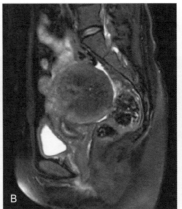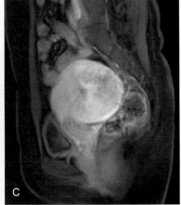

图 5-1-12 子宫腺肌瘤第二次治疗后 3 个月和 5 个月复查
A. T2WI_FS 矢状位；B. T2WI_FS 矢状位；C. T1WI_FS+C 矢状位

第五章

易被损伤。本病例第一次超声消融后子宫内膜突破，治疗后可以有块状坏死组织排出。治疗后 5 个月增强 MRI 复查，仅存小块非灌注的坏死区，但周围肌层组织内病灶明显增厚复发，患者第一次治疗后 3 个月，痛经明显缓解，而后 2 个月又出现痛经，遂进行第二次超声消融治疗，并取得很高的消融率。

- 再次消融治疗时降低声功率避免了内膜损伤，治疗后 3 个月复查，子宫体积明显缩小，其形态、大小基本恢复正常；5 个月后复查，坏死消融区完全吸收消失，子宫壁普遍较厚，内膜修复完好。仍需持续随访，观察长期疗效。

（许永华　杨利霞　王　伊　程　禹）

第五章

第二节

超声消融治疗弥漫性子宫腺肌病

-------- 病例 1 --------

【病历摘要】

患者，女性，43岁。因子宫腺肌病多年，近一年余痛经渐进性加重，月经量增大。治疗后患者阴道出现少量粉红色液体，对症处理好转。随访痛经消失，月经量减少。

【治疗前评估】

MRI 显示子宫腺肌病灶，T2WI 呈等高混杂信号，病变位于子宫后壁和基底部，呈弥漫分布，且子宫前壁近膀胱处可见一低信号小肌瘤（图5-2-1 A）。增强扫描显示腺肌病不均质强化，为血供丰富类型（图5-2-1 B）。前位子宫后壁病灶，声通道好，治疗前预测行超声消融效果较好。

【治疗要点】

1. 超声消融治疗参数　平均功率：253 W，超声辐照时间：3 274 秒，治疗时间：150分钟，总能量：825 800 J。

2. 超声消融治疗技巧　由于腺肌病没有明显边界，需要采用较低的声功率辐照，这样超声消融的范围容易控制。

【治疗后评估】

治疗后24小时内MRI复查　前腹壁肌层局限性轻度水肿，治疗的病灶区尤其子宫底

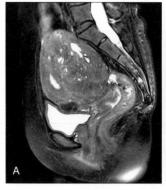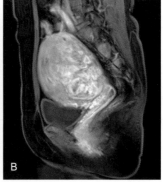

图5-2-1　子宫腺肌病治疗前

A. T2WI_FS 矢状位；B. T1WI_FS+C 矢状位

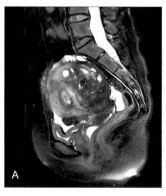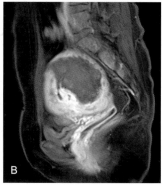

图 5-2-2　子宫腺肌病治疗后 24 小时内复查

A. T2WI_FS 矢状位；B. T1WI_FS+C 矢状位

部区域 T2WI 信号增高。增强扫描显示病变区域大部分消融呈强化无灌注表现，子宫底部内膜部分消融，子宫壁后缘浆膜保护完整（图 5-2-2）。

【专家点评】

- 子宫腺肌病的病灶大部分累及子宫后壁。超声消融治疗腺肌病的同时可对子宫底部内膜部分消融，后者起到内膜减容作用，从而减少患者的月经量，改善其临床症状。

病例 2

【病历摘要】

患者，女性，48 岁。月经量大伴痛经，中度贫血。患者治疗后 2 个月月经量增多，随后月经量恢复正常，痛经症状消失。

【治疗前评估】

MRI 显示以子宫后壁腺肌病为著，呈弥漫性明显增厚，T2WI 呈低信号混杂斑点状高信号影（图 5-2-3 A）。增强扫描显示腺肌病灶为中等血供类型（图 5-2-3 B、C）。整个子宫增大如球形，声通道良好，治疗前预测超声消融效果较好。

【治疗要点】

1. 超声消融治疗参数　平均功率：260 W，超声辐照时间：1 551 秒，治疗时间：70 分钟，总能量：424 310 J。

2. 超声消融治疗技巧　后壁病灶紧贴子宫内膜，后方毗邻直肠和骶椎，治疗时应注意治疗焦点与子宫后缘浆膜距离超过 15 mm。本病例月经量大且无生育要求，治疗时可消融部分邻近子宫底部的内膜。

【治疗后评估】

治疗后 24 小时内 MRI 复查　前腹壁皮下软组织少量水肿，子宫后壁病灶区域 T2WI 信号增高。增强扫描显示子宫后壁腺肌病灶区域大部分消融，无灌注区包括邻近子宫底和

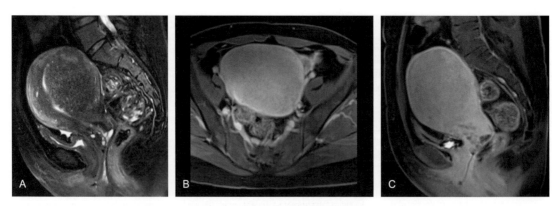

图 5-2-3　弥漫性子宫腺肌病治疗前
A. T2WI_FS 矢状位；B. T1WI_FS+C 横断位；C. T1WI_FS+C 矢状位

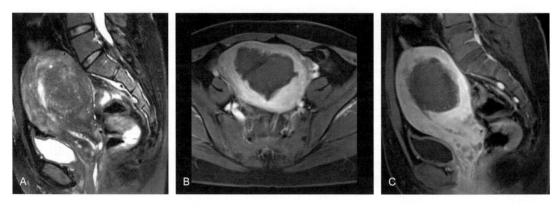

图 5-2-4　弥漫性子宫腺肌病治疗后 24 小时内复查
A. T2WI_FS 矢状位；B. T1WI_FS+C 横断位；C. T1WI_FS+C 矢状位

部分体部内膜，达到内膜减容的目的（图 5-2-4）。

【专家点评】

• 弥漫性子宫腺肌病与子宫组织之间边界不清，超声消融治疗是一种局部的物理热消融治疗。

• 本病例治疗过程中焦域中心离开内膜超过 10 mm，内膜因相邻治疗区域热量扩散可导致其凝固性坏死，起到内膜减容的作用，以期减少月经量，从而改善贫血症状。

病例 3

【病历摘要】

患者，女性，46 岁。持续痛经 5~6 年，且逐渐加重。近 2 个月月经量增多，经期缩短，月经淋漓不尽，重度贫血。治疗后随访，患者期间月经量明显减少，疼痛症状显著缓解。

【治疗前评估】

MRI 显示子宫腺肌病，病灶区域位于子宫前壁，呈 T2WI 等信号伴斑点状散在高信号（图 5-2-5 A）。增强扫描显示腺肌病为中等血供，无明显的边界，病变区内散在点状小出血灶（图 5-2-5 B、C）。子宫后位，其前方较多肠道通过膀胱充盈被推移出声通道，治疗前预测超声消融效果较好。

【治疗要点】

1. 超声消融治疗参数　平均功率：250 W，超声辐照时间：1 626 秒，治疗时间：65 分钟，总能量：406 500 J。

2. 超声消融治疗技巧　子宫前壁腺肌病灶区域与内膜和周围组织无明显界限，治疗中不容易控制消融范围。为避免内膜和浆膜同时突破，需要采用较低的声功率，同时在治疗时密切观察治疗区超声灰度的变化。

【治疗后评估】

1. 治疗后 24 小时内 MRI 复查　前腹壁局限性皮下软组织和肌层水肿（图 5-2-6 A）。增强扫描显示子宫前壁腺肌病区域大部分消融呈无灌注区（56 mm × 53 mm × 58 mm），浆膜层保护完整，内膜有突破（图 5-2-6 B、C）。

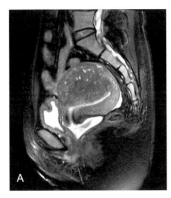
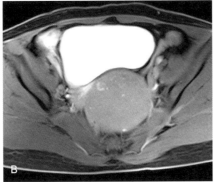
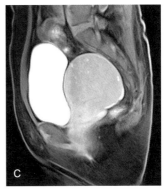

图 5-2-5　弥漫性子宫腺肌病治疗前
A. T2WI_FS 矢状位；B. T1WI_FS+C 横断位；C. T1WI_FS+C 矢状位

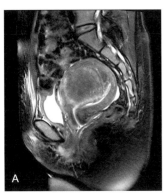
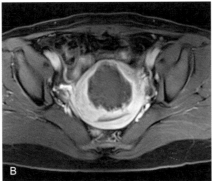
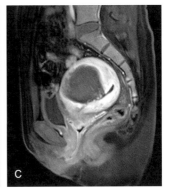

图 5-2-6　弥漫性子宫腺肌病治疗后 24 小时内复查
A. T2WI_FS 矢状位；B. T1WI_FS+C 横断位；C. T1WI_FS+C 矢状位

第五章

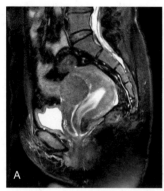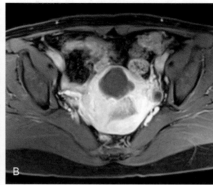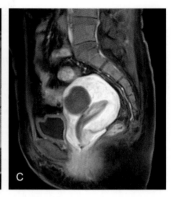

图 5-2-7　弥漫性子宫腺肌病治疗后 3 个月复查
A. T2WI_FS 矢状位；B. T1WI_FS+C 横断位；C. T1WI_FS+C 矢状位

2. 治疗后 3 个月 MRI 复查　子宫体积缩小，子宫前壁病灶消融无灌注区显著缩小（37 mm×37 mm×37 mm），内膜基本修复且增厚（图 5-2-7）。

【专家点评】
- 本病例的子宫内膜损伤是由于消融区热量扩散所致，因此内膜可短期内修复。
- 这是一例子宫腺肌病经超声消融治疗后，临床症状改善和影像学表现典型的病例。

病例 4

【病历摘要】
患者，女性，51 岁。子宫腺肌病重度痛经 3 年余，服用激素类避孕药物治疗及用宫内节育器均无效，伴便秘、尿频等。近 2 个月经期延长，月经量增大，中度贫血。治疗后随访，患者月经量明显减少，痛经症状消失。

【治疗前评估】
MRI 显示整个子宫壁弥漫显著增厚，腺肌病病变区域主要位于子宫前后壁，呈 T2WI 低信号伴散在点状高信号，子宫腔内可见节育器影，子宫形态明显增大呈球形，压迫前方的膀胱及后方直肠（图 5-2-8 A）。增强扫描显示腺肌病区域为中等血供类型（图 5-2-8 B、C）。

【治疗要点】
1. 超声消融治疗参数　平均功率：256 W，超声辐照时间：3 200 秒，治疗时间：135 分钟，总能量：820 400 J。
2. 超声消融治疗技巧　弥漫性子宫腺肌病超声消融治疗范围较大，内膜会被消融热量扩散累及，而且宫腔内有节育器存在，因此超声辐照焦域应避开内膜区域。

【治疗后评估】
治疗后 24 小时内 MRI 复查　前腹壁无水肿，子宫前后壁结合带治疗区 T2WI 呈不均质增高信号（图 5-2-9 A）。增强扫描显示子宫前后壁病灶大部分区域呈消融无灌注区，子

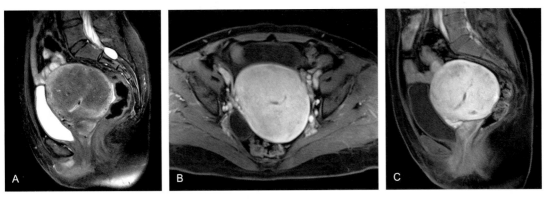

图 5-2-8　弥漫性子宫腺肌病治疗前
A. T2WI_FS 矢状位；B. T1WI_FS+C 横断位；C. T1WI_FS+C 矢状位

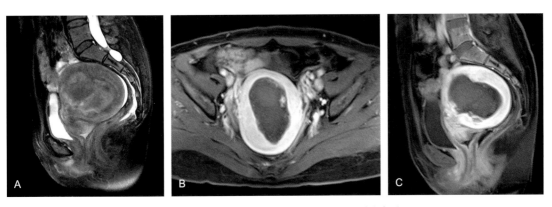

图 5-2-9　弥漫性子宫腺肌病治疗后 24 小时内复查
A. T2WI_FS 矢状位；B. T1WI_FS+C 横断位；C. T1WI_FS+C 矢状位

宫底部和体部的内膜同时消融，子宫肌层和浆膜完整保护（图 5-2-9 B、C）。

【专家点评】

• 弥漫性子宫腺肌病累及整个子宫壁，而且子宫体积增大相应内膜面积增大，因此不仅可消融腺肌病灶区域，而且对内膜进行消融，达到内膜减容的治疗作用。对没有怀孕意愿的子宫腺肌病患者可采用此治疗方案。

病例 5

【病历摘要】

患者，女性，38 岁。痛经，月经量较大。治疗后随访 1 年多，患者痛经症状消失，月经量明显减少。

【治疗前评估】

MRI 显示子宫后壁结合带呈弥漫性增厚，无明确边界，病灶向后压迫直肠（图 5-2-10

第五章

A）。T1WI 平扫显示病灶内散在斑点状出血点（图 5-2-10 B），T1WI 增强扫描显示病变呈富血供类型（图 5-2-10 C）。子宫和前腹壁之间肠道较多，且后位子宫的后壁病灶治疗前预测可以消融治疗，但操作技术上有一定难度。

【治疗要点】

1. 超声消融治疗参数　平均功率：244 W，超声辐照时间：2 100 秒，治疗时间：106 分钟，总能量：512 500 J。

2. 超声消融治疗技巧　后位子宫后壁弥漫病灶，邻近后方直肠，治疗时应采用较低声功率消融，实时超声监测消融范围，以防子宫后壁浆膜层突破。

【治疗后评估】

• 治疗后 24 小时内 MRI 复查　前腹壁肌层水肿，增厚后壁结合带病变区域 T2WI 信号增高（图 5-2-11 A）。增强扫描显示子宫后壁腺肌病灶区域呈消融无灌注改变，累及相邻内膜，后壁浆膜及肌层保护完整（图 5-2-11 B、C）。

• 治疗后 14 个月 MRI 复查　子宫体积缩小，后壁病变区域缩小，消融无灌注区域明显吸收缩小，部分内膜修复（图 5-2-12）。

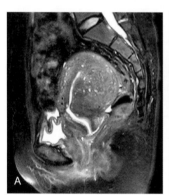 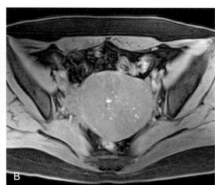 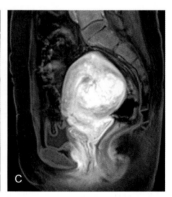

图 5-2-10　子宫腺肌病治疗前
A. T2WI_FS 矢状位；B. T1WI_FS 横断位；C. T2WI_FS+C 矢状位

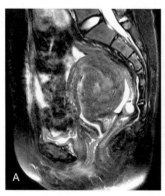 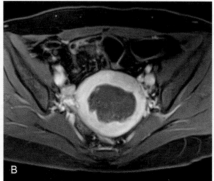 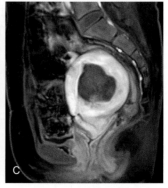

图 5-2-11　子宫腺肌病治疗后 24 小时内复查
A. T2WI_FS 矢状位；B. T1WI_FS+C 横断位；C. T1WI_FS+C 矢状位

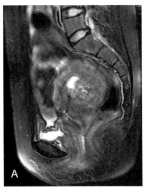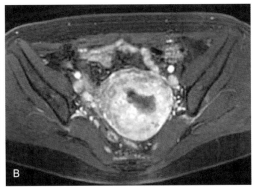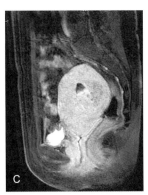

图 5-2-12　子宫腺肌病治疗后 14 个月后复查
A. T2WI_FS 矢状位；B. T1WI_FS+C 横断位；C. T1WI_FS+C 矢状位

【专家点评】
• 超声消融治疗后子宫内膜受焦域近声场热量累积的影响而突破，治疗后 14 个月复查子宫部分内膜已经修复，因此这类病例选择时应主要针对没有计划生育的子宫腺肌病患者。

病例 6

【病历摘要】
　　患者，女性，40 岁。痛经，月经量大，伴肛门坠胀，左下肢疼痛不适；轻度贫血。治疗后随访，患者经量减少，痛经症状消失。

【治疗前评估】
　　MRI 显示子宫腺肌病灶主要位于子宫后壁，呈 T2WI 低信号伴点状高信号，无明确的边界（图 5-2-13 A）。增强扫描显示腺肌病灶为中等血供类型（图 5-2-13 B）。治疗前预测可以行超声消融。

【治疗要点】
　　1. 超声消融治疗参数　平均功率：224 W，超声辐照时间：4 041 秒，治疗时间：153 分钟，总能量：905 640 J。
　　2. 超声消融治疗技巧　子宫后壁腺肌病邻近腰骶椎，病灶没有边界，宜用较低的辐照声功率。治疗时注意患者的反应，避免骶丛坐骨神经的损伤。

【治疗后评估】
　　治疗后 24 小时内 MRI 复查　前腹壁无水肿，病灶中心区域 T2WI 信号明显增高。增强扫描显示子宫后壁腺肌病灶区部分消融呈无灌注区，子宫后壁肌层及相邻浆膜保护完整，腰骶骨未见损伤等异常征象（图 5-2-14）。

【专家点评】
• 虽然此患者只有部分消融，但临床症状改善明显。

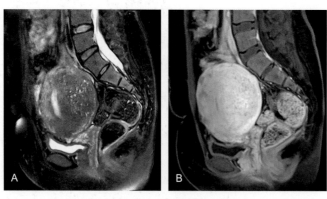

图 5-2-13　子宫腺肌病治疗前
A. T2WI_FS 矢状位；B. T1WI_FS+C 矢状位

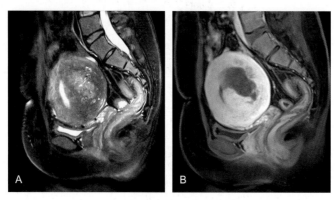

图 5-2-14　子宫腺肌病治疗后 24 小时内复查
A. T2WI_FS 矢状位；B. T1WI_FS+C 矢状位

· 子宫腺肌病超声消融治疗效果评估不同于子宫肌瘤，并不是消融率越高治疗效果越好。我们经常遇见子宫腺肌病消融率达到 90% 以上，但患者痛经症状并没有改善，而一些患者消融率低于 50%，但痛经症状却消失了。因此，子宫腺肌病的超声消融治疗效果，主要取决于临床症状改善的情况。

----------------------------------- 病例 7 -----------------------------------

【病历摘要】

患者，女性，39 岁。痛经，月经量增多，经期延长，子宫腔内放置节育器 2 年，效果不佳。治疗后随访复查，患者痛经症状明显改善，月经恢复正常。

【治疗前评估】

MRI 显示子宫腺肌病，其前壁和底部明显增厚，T2WI 呈不均质高低混杂信号，前倾子宫增大向下压迫膀胱（图 5-2-15 A）。增强扫描显示病灶呈均匀富血供类型，无明显的边界（图 5-2-15 B）。

【治疗要点】

1. 超声消融治疗参数　平均功率：150 W，超声辐照时间：4 003 秒，治疗时间：150 分钟，总能量：601 770 J。

2. 超声消融治疗技巧　病灶靠近前腹壁，注意避免焦域前声场能量致消融区突破子宫前壁浆膜损伤腹壁，需要进一步降低辐照声功率。

【治疗后评估】

1. 治疗后 24 小时内 MRI 复查　前腹壁无水肿，子宫直肠间隙内见少量积液影（图 5-2-16 A）。增强扫描显示病灶区域呈大部分消融无灌注，前壁浆膜层保护完整（图 5-2-16 B）。

2. 治疗后 9 个月 MRI 复查　子宫形态同前，消融无灌注区显著缩小（图 5-2-17）。

【专家点评】

• 本病例消融治疗过程中疼痛较严重，采用低声功率进行超声辐照消融，疼痛明显减轻，提高了患者的依从性。病灶形态不规则情况下，降低声功率以便控制病变的消融范围。因此在取得较好消融效果的同时，很好地保护了完整的子宫浆膜和内膜。

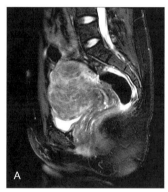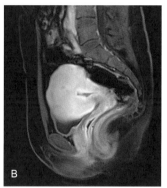

图 5-2-15　子宫腺肌病治疗前
A. T2WI_FS 矢状位；B. T1WI_FS+C 矢状位

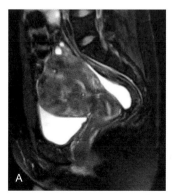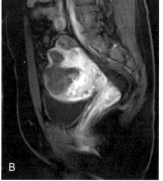

图 5-2-16　子宫腺肌病治疗后 24 小时内复查
A. T2WI_FS 矢状位；B. T1WI_FS+C 矢状位

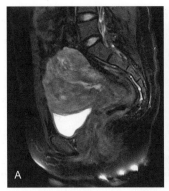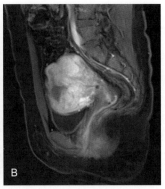

图 5-2-17　子宫腺肌病治疗后 9 个月复查
A. T2WI_FS 矢状位；B. T1WI_FS 矢状位

-- 病例 8 --

【病历摘要】

患者，女性，39 岁。痛经 20 余年，伴腰部酸胀。患者经超声消融治疗后痛经症状消失，月经量相对仍较大，治疗后 5 个月怀孕，剖宫产下健康女婴。

【治疗前评估】

MRI 显示子宫后壁弥漫性腺肌病灶，边界显示不清，呈 T2WI 低信号内伴散在斑点状高信号（图 5-2-18 A）。增强扫描显示腺肌病变灶区为富血供类型（图 5-2-18 B、C）。声通道良好，治疗前预测可以行超声消融治疗。

【治疗要点】

1. 超声消融治疗参数　平均功率：302 W，超声辐照时间：3 000 秒，治疗时间：131 分钟，总能量：905 750 J。

2. 超声消融治疗技巧　病灶区血供丰富，可采用较高的声功率，但治疗时需密切注意消融范围，尽可能避免内膜的损伤。

【治疗后评估】

治疗后 24 小时内 MRI 复查　前腹壁声通道区局部软组织明显水肿（图 5-2-19 A），子宫后壁腺肌病灶区 T2WI 信号增高。增强扫描显示后壁腺肌病灶中心区大部分呈无灌注消融，内膜层及浆膜层保护完整（图 5-2-19 B、C）。

【专家点评】

• 对有生育要求的患者，治疗焦域布点应尽量远离子宫内膜 ≥ 10 mm，为避免损伤邻近的直肠和骶尾骨，须远离子宫后缘 ≥ 15 mm。该病例病灶中心区大部分消融，且子宫内膜和浆膜保持完整，为怀孕提供了保障。

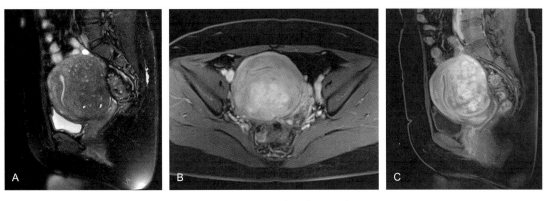

图 5-2-18　子宫腺肌病治疗前
A. T2WI_FS 矢状位；B. T1WI_FS+C 横断位；C. T1WI_FS+C 矢状位

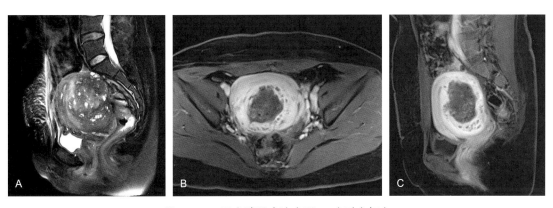

图 5-2-19　子宫腺肌病治疗后 24 小时内复查
A. T2WI_FS 矢状位；B. T1WI_FS+C 横断位；C. T1WI_FS+C 矢状位

病例 9

【病历摘要】

患者，女性，43 岁。痛经，月经量大。治疗后长期随访，患者月经量减少，痛经症状改善。

【治疗前评估】

MRI 显示子宫后壁和底部弥漫性显著增厚，呈 T2WI 低信号，其内可见散在分布粟粒状高信号，子宫前壁可见较小肌瘤，呈 T2WI 低信号（图 5-2-20 A）。根据病灶 MRI 信号特点，治疗前预测超声消融较容易。

【治疗要点】

1. 超声消融治疗参数　平均功率：257 W，超声辐照时间：2 200 秒，治疗时间：136 分钟，总能量：564 860 J。

2. 超声消融治疗技巧　患者月经量大，且远期无再孕计划，可针对子宫底部和后壁部

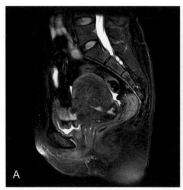 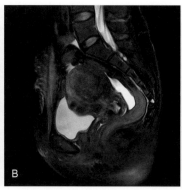 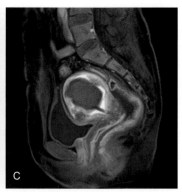

图 5-2-20 弥漫性子宫腺肌病伴子宫肌瘤治疗前和治疗后 24 小时内复查

A. 治疗前 T2WI_FS 矢状位；B. 治疗后 24 小时内 T2WI_FS 矢状位；C. 治疗后 24 小时内 T1WI_FS+C 矢状位

分内膜进行治疗性消融。子宫前壁小肌瘤可以同时行超声消融治疗。

【治疗后评估】

　　治疗后 24 小时内 MRI 复查　腹壁水肿明显，子宫直肠间隙少量积液，子宫后壁和底部病灶区域 T2WI 信号增高（图 5-2-20 B）。增强扫描显示病灶区消融呈几乎完全无灌注，子宫底部及后壁内膜被消融，但后壁肌层浆膜层保存，前壁小肌瘤也被消融（图 5-2-20 C）。

【专家点评】

　● 这是子宫腺肌病超声消融比较完全的典型病例，同时起到子宫内膜减容的作用。

　● 超声消融治疗子宫腺肌病有时会累及内膜，子宫腔底部是盲端，其内膜消融不必顾及宫腔粘连的可能。

病例 10

【病历摘要】

　　患者，女性，38 岁。子宫腺肌病近两年来进行性加重，痛经伴月经量增大。治疗后随访，患者痛经和月经量增大的临床症状均消失。

【治疗前评估】

　　MRI 显示子宫腺肌病在后壁及底部呈弥漫性分布于结合带，致其明显增厚，T2WI 呈高低混杂信号（图 5-2-21 A）。增强扫描显示病灶区均匀强化，为中等血供类型，且无明确的边界（图 5-2-21 B、C），结合其声通道良好，治疗前预测超声消融较容易。

【治疗要点】

　　1. 超声消融治疗参数　平均功率：341 W，超声辐照时间：1 440 秒，治疗时间：110 分钟，总能量：490 700 J。

　　2. 超声消融治疗技巧　子宫前倾位，病灶主要位于后壁，距离骶骨较近，定位焦域应距离子宫后缘浆膜 15 mm 以上。部分病灶邻近内膜，治疗时应注意保持焦点与内膜的距离至少在 10 mm 以上。

【治疗后评估】

1. 治疗后 24 小时内 MRI 复查　前腹壁肌层水肿，盆底少量积液形成（图 5-2-22 A）。增强扫描显示子宫腺肌病区几乎完全消融呈无灌注表现，子宫底部及后壁内膜消融累及，相应肌层和浆膜保护完好（图 5-2-22 B、C）。

2. 治疗后 20 个月 MRI 复查　显示子宫体积缩小，逐渐恢复正常形态，坏死组织大部分排出，仅残留部分组织突向宫腔（图 5-2-23）。

3. 治疗后 3 年 MRI 复查　显示子宫恢复正常形态，无坏死组织影可见，内膜已趋正常表现（图 5-2-24）。

【专家点评】

• 这是一例子宫腺肌病经超声消融治愈的典型病例。

• 影像学检查显示子宫基本恢复正常形态，消融热量扩散突破的部分内膜基本修复。

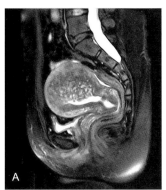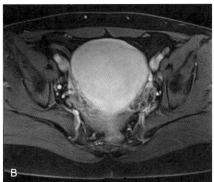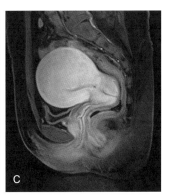

图 5-2-21　子宫腺肌病治疗前
A. T2WI_FS 矢状位；B. T1WI_FS+C 横断位；C. T1WI_FS+C 矢状位

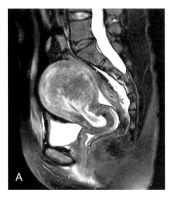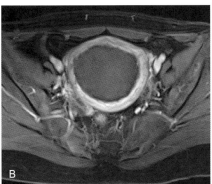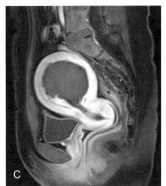

图 5-2-22　子宫腺肌病治疗后 24 小时内复查
A. T2WI 矢状位；B. T1WI_FS+C 横断位；C. T1WI_FS+C 矢状位

第五章

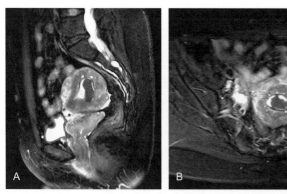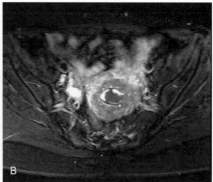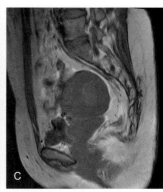

图 5-2-23　子宫腺肌病治疗后 20 个月复查
A. T2WI 矢状位；B. T2WI_FS 横断位；C. T1WI 矢状位

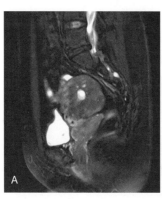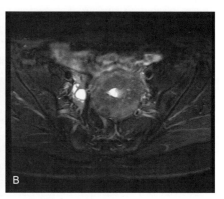

图 5-2-24　子宫腺肌病治疗后 3 年复查
A. T2WI 矢状位；B. T2WI_FS 横断位

病例 11

【病历摘要】

患者，女性，41 岁。痛经 7 年，进行性加重，月经量大伴重度贫血。

【治疗前评估】

MRI 显示子宫腺肌病灶弥漫性位于子宫后壁和底部结合带显著增厚，病灶区 T2WI 呈等信号，其内可见 T1WI 点状高信号，子宫体积明显增大（图 5-2-25 A、B）。增强扫描显示病灶呈均匀强化，呈富血供类型（图 5-2-25 C）。治疗前预测超声消融治疗有一定难度。

【治疗要点】

1. 超声消融治疗参数　平均功率：395 W，超声辐照时间：2 403 秒，治疗时间：165 分钟，总能量：948 650 J。

2. 超声消融治疗技巧　腺肌病灶的 MRI 信号提示超声消融有一定难度，因此在声通道良好，设置焦域中心离子宫后缘有一定距离（≥ 15 mm）的情况下，可采用较高声功率强度进行超声辐照治疗。

【治疗后评估】

1. 治疗后 24 小时内 MRI 复查　前腹壁皮下组织及肌层明显水肿，子宫后壁腺肌病病灶中心呈类圆形 T2WI 高信号（图 5-2-26 A）。增强扫描显示病灶中心区域大部分消融呈无灌注区，周围病灶残留，肌层和浆膜保护完好（图 5-2-26 B、C）。

2. 治疗后 21 个月 MRI 复查　前腹壁水肿消失，子宫体积同前，腺肌病后壁病灶范围略增大，其内可见散在点状 T1WI 高信号，提示有复发征象（图 5-2-27）。

【专家点评】

• 子宫腺肌病治疗目的是改善临床症状。由于病灶与周围分界不清，因此在安全的情况下尽可能多地对病灶进行消融，因为一般认为症状改善的程度和治疗消融的程度有关。

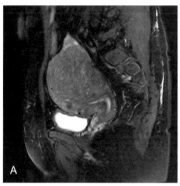
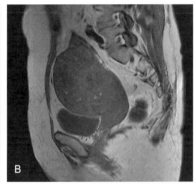
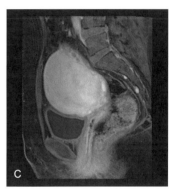

图 5-2-25　子宫腺肌病治疗前
A. T2WI_FS 矢状位；B. T1WI 矢状位；C. T1WI_FS+C 矢状位

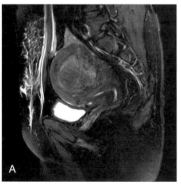
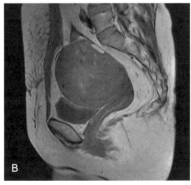
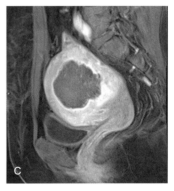

图 5-2-26　子宫腺肌病治疗后 24 小时内复查
A. T2WI 矢状位；B. T1WI 矢状位；C. T1WI_FS+C 矢状位

第五章

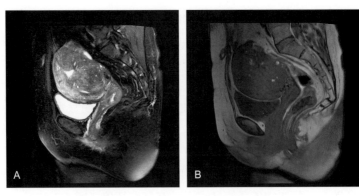

图 5-2-27　子宫腺肌病治疗后 21 个月复查
A. T2WI 矢状位；B. T1WI 矢状位

• 本病例消融较理想，但随访患者痛经和月经量大症状改善不明显，所以子宫腺肌病超声消融的治疗策略仍需进一步探讨。

• 虽然超声消融治疗后会出现前腹壁软组织明显水肿，但只要避免皮肤烫伤，这类皮下软组织水肿可以逐渐吸收消失。

（许永华　杨利霞　王　伊　程　禹）

第五章

第六章
超声消融治疗其他妇科相关疾病

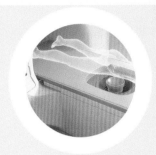

　　自 1997 年临床成功治疗全球首例恶性骨肿瘤患者以来，已应用于肝癌、胰腺癌、乳腺癌、肾癌等恶性肿瘤的治疗。而在妇产科疾病的应用亦显示出更大的优势，如对子宫肌瘤及子宫腺肌病的治疗技术已日臻成熟。在妊娠相关疾病，如腹壁子宫内膜异位症及剖宫产瘢痕妊娠等的应用，近年来也得到部分专家和临床医师的关注。本章阐述聚焦超声消融术在腹壁子宫内膜异位症及剖宫产瘢痕妊娠中的临床应用。

第一节
超声消融治疗腹壁子宫内膜异位症

──────────── 病例 1 ────────────

【病历摘要】

患者，女性，28 岁。周期性腹壁疼痛 3 年多，发现腹壁包块 5 个月。剖宫产术后 1 年出现月经期腹壁疼痛，月经后疼痛缓解。因腹壁疼痛进行性加重要求治疗。

【治疗前评估】

MRI T2WI 矢状位显示腹壁子宫内膜异位病灶为高低混杂信号，范围约 39 mm × 31 mm × 13 mm，T1WI 增强扫描显示病灶血液供应丰富，图中箭头处为腹壁子宫内膜异位病灶（图 6-1-1）。

【治疗要点】

• 要求超范围消融，消融的范围为病灶周边 0.5~1.0 cm。

• 对于腹壁厚度小于 3 cm 的患者需谨慎选择 HIFU 治疗。

【治疗后评估】

治疗后 5 个月复查　腹壁内膜异位病灶明显缩小吸收（1.2 cm × 0.7 cm），图中箭头处为腹壁缩小的子宫内膜异位病灶（图 6-1-2）。

【专家点评】

• 该患者为一例典型的腹壁子宫内膜异位症患者，不愿意选择传统手术切除治疗，病灶经超声消融治疗后，经期腹壁疼痛症状完全消失。术后 5 个月 MRI 复查，病灶明显缩小。

• 本病例患者病灶较深，靠近壁层腹膜，深面消融风险大，治疗中注意增大膀胱，尽量以膀胱覆盖病灶，预防后方肠道组织损伤。如后方有膀胱遮挡，焦点可以放在距离腹壁膜 1.0 cm 处消融病灶治疗后避免尿潴留。

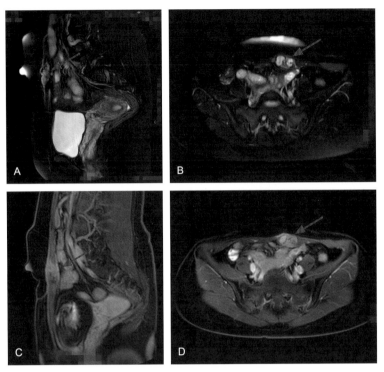

图 6-1-1　腹壁子宫内膜异位症治疗前
A. T2WI_FS 矢状位（病灶深达肌层）；B. T2WI_FS 横断位；C. T1WI_FS+C 矢状位；D. T1WI_FS+C 横断位

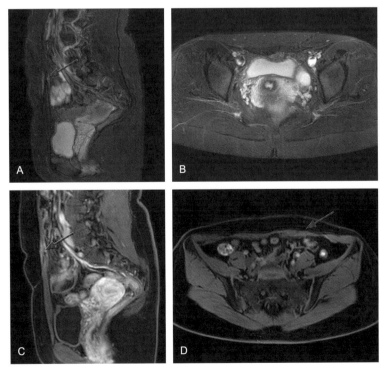

图 6-1-2　腹壁子宫内膜异位症治疗后 5 个月复查
A. T2WI_FS 矢状位；B. T2WI_FS 横断位；C. T1WI_FS+C 矢状位；D. T1WI_FS+C 横断位

第
六
章

病例 2

【病历摘要】

患者，女性，38 岁。经期腹壁疼痛 2 年多。

【治疗前评估】

MRI T2WI 矢状位显示腹壁子宫内膜异位病灶为高低混杂信号，范围约 32 mm×45 mm×32 mm，增强扫描显示病灶血液供应丰富（图 6-1-3）。彩超造影病灶有血流灌注（图 6-1-4 A）。

【治疗要点】

- 术中灌注膀胱至合适大小，以尽可能将病灶后方肠道推开，建立安全声通道。
- 定时检查腹壁皮肤，以防皮肤烫伤。

【治疗后评估】

- 治疗后即刻彩超造影，病灶未见明显血流灌注（图 6-1-4 B）。定期复查，腹壁疼痛缓解。

【专家点评】

- 该患者为一例典型的腹壁子宫内膜异位症患者，病灶头脚两侧径线较大（长约

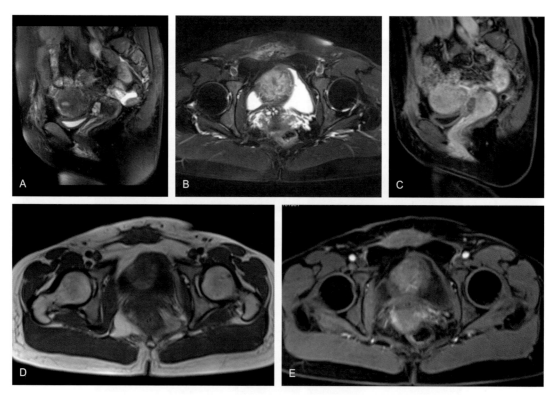

图 6-1-3　腹壁子宫内膜异位症治疗前

A. T2WI_FS 矢状位；B. T2WI_FS 横断位；C. T1WI_FS+C 矢状位；D. T1WI 横断位；E. T1WI_FS+C 横断位

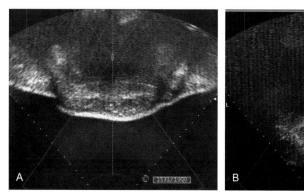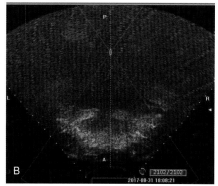

图 6-1-4　腹壁子宫内内膜异位症治疗前后超声造影图
A. 治疗前内膜异位病灶有血流灌注；B. 治疗后腹壁内膜异位病灶无血流灌注

4.5 cm)，治疗中宜选择超范围消融，一定注意消融到正常组织与病灶交界处以外 0.5 cm。在消融病灶与正常组织交界处时应注意控制患者疼痛反应，告知患者配合消融，避免因腹壁的运动影响治疗。避免脱靶，损伤腹壁皮肤或肠道。

病例 3

【病历摘要】

患者，女性，27 岁。周期性腹壁疼痛 4 年多，发现腹壁包块 2 年。

【治疗前评估】

MRI T2WI 矢状位显示腹壁子宫内膜异位病灶为高低混杂信号，范围约 34 mm×58 mm×16 mm，增强扫描显示病灶血液供应丰富（图 6-1-5）。彩超造影病灶有血流灌注（图 6-1-6 A）。

【治疗要点】

• 病灶位置偏下，后方有子宫遮挡，选择小膀胱治疗。后方子宫可遮挡肠道以建立安全声通道，治疗时可以靠近深面布点治疗。

【治疗后评估】

治疗后即刻彩超造影，病灶未见明显血流灌注（图 6-1-6 B），定期复查，腹壁疼痛缓解。

【专家点评】

• 患者病灶较大，治疗时间长，功率较高，治疗中应注意患者疼痛反应。

• 治疗强度建议从小功率慢慢提升，待镇静镇痛效果满意后再提高治疗功率，治疗强度建议保持 1∶3 即可。

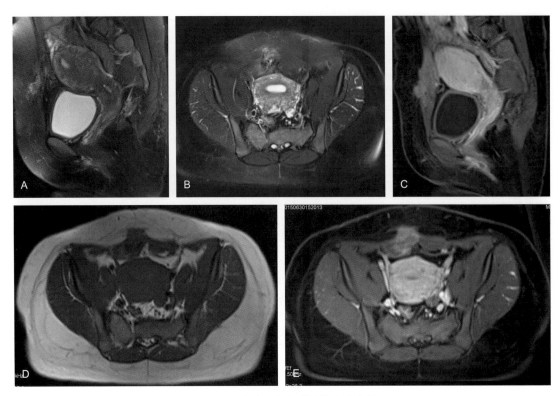

图 6-1-5 腹壁子宫内膜异位症治疗前
A. T2WI_FS 矢状位；B. T2WI_FS 横断位；C. T1WI_FS+C 矢状位；D. TIWI 横断位；E. T1WI_FS+C 横断位

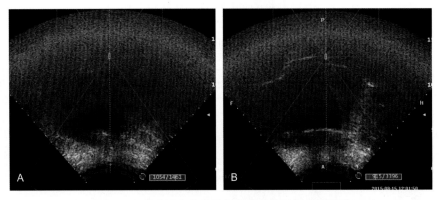

图 6-1-6 腹壁子宫内膜异位症治疗前后超声造影图
A. 治疗前超声造影腹壁内膜异位病灶有血流灌注；B. 治疗后超声造影腹壁内膜异位病灶无血流灌注

第二节
超声消融治疗剖宫产瘢痕妊娠

--------------------------------------- 病例 1 ---------------------------------------

【病历摘要】

患者，女性，25 岁。因药流术后阴道流血 13 天住院。B 超提示切口部位混合回声包块，有较丰富血流信号。直接清宫出血风险大，拟行超声消融治疗。

【治疗前评估】

MRI T2WI 矢状位显示剖宫产瘢痕妊娠病灶为高低混杂信号，植入瘢痕部位，深达浆膜层（图 6-2-1 A、B）。范围约 35 mm×30 mm×28 mm，增强扫描显示病灶血液供应丰富（图 6-2-1 C、D）。

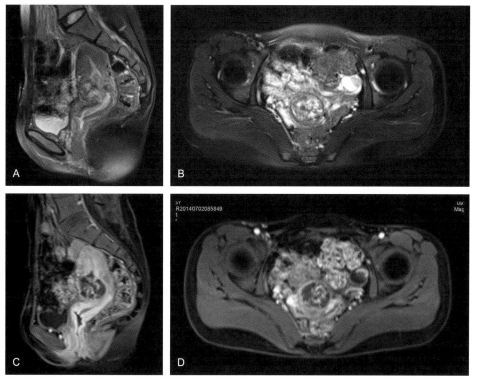

图 6-2-1　剖宫产瘢痕妊娠（Ⅲ型）治疗前
A. T2WI_FS 矢状位；B. T2WI_FS 横断位；C. T1WI_FS+C 矢状位；D. T1WI_FS+C 横断位

第六章

【治疗要点】

• 治疗中尽量以消融病灶为主，灭活妊娠组织。

• 超声消融治疗对于直径 <2 mm 血管可以消融，而对于病灶周边的大血管，可以不强求消融，待妊娠组织灭活后血管可自行萎缩。

• 治疗中保持焦点距离浆膜层超过 1.0 cm，避免能量扩散至子宫肌层，损伤膀胱。

【治疗后评估】

治疗后 3 个月 MRI 复查　剖宫产瘢痕部位未见明显妊娠组织，完全消融排出（图 6-2-2）。

【专家点评】

• 该患者病灶植入瘢痕部位，深达浆膜层，周边有较丰富血流信号，直接清宫易发生大出血及子宫穿孔，经超声消融后病灶完全排出。定期随访，无异常阴道流血，血 hCG 逐渐下降。

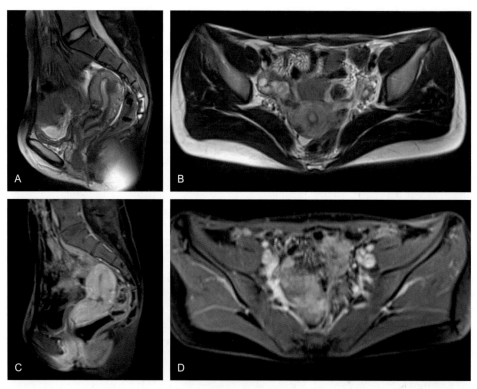

图 6-2-2　剖宫产瘢痕妊娠（Ⅲ型）治疗后 3 个月复查
A. T2WI_FS 矢状位；B. T2WI 横断位；C. T1WI_FS+C 矢状位；D. T1WI_FS+C 横断位

病例 2

【病历摘要】

患者，女性，30 岁。因停经 53 天，阴道少量流血 1 天住院。

【治疗前评估】

MRI T2WI 矢状位显示剖宫产瘢痕妊娠孕囊下缘紧贴瘢痕部位，孕囊大部分在宫腔，增强扫描显示病灶血液供应丰富（图 6-2-3）。

【治疗要点】

• 通过高强度聚焦超声灭活胚芽，使原始心管搏动消失。

• 破坏孕囊周边细小血管，特别是孕囊与子宫前壁小血管。

• 消融布点时注意保持与子宫浆膜面的距离，以避免损伤膀胱，主要消融着床于瘢痕部位妊娠病灶。

【治疗后评估】

• 治疗后即刻超声造影显示病灶心管搏动消失，孕囊周边血流灌注明显减少。术后 2 天行清宫术，清宫过程顺利，出血量少。

• 术后定期复查，无特殊不适症状，术后 31 天月经复潮。

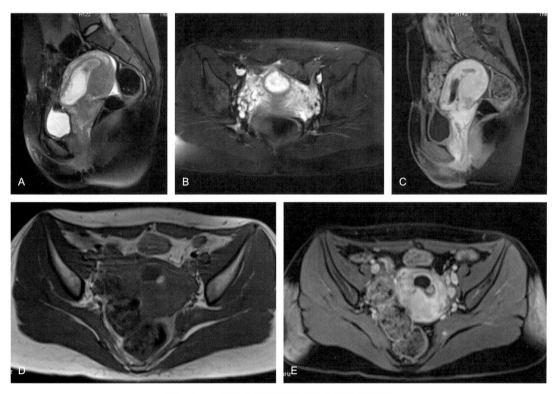

图 6-2-3　剖宫产瘢痕妊娠（内生型）治疗前
A. T2WI_FS 矢状位；B. T2WI_FS 横断位；C. T1WI_FS+C 矢状位；D. T1WI 横断位；E. T1WI_FS+C 横断位

第六章

【专家点评】

• 该患者为内生型剖宫产瘢痕妊娠，下缘紧贴瘢痕部位，孕囊大部分在宫腔，周边有较丰富血流信号，直接清宫易出现大出血，经超声消融灭活后，清宫过程及术后恢复顺利。

病例 3

【病历摘要】

患者，女性，33 岁。因停经 47 天，阴道少量流血 3 天住院。

【治疗前评估】

MRI T2WI 矢状位显示剖宫产瘢痕妊娠孕囊完全位于瘢痕部位，向外突出浆膜层，考虑为外生型瘢痕妊娠，增强扫描显示病灶血液供应丰富（图 6-2-4）。

【治疗要点】

• 通过高强度聚焦超声灭活胚芽，使原始心管搏动消失。

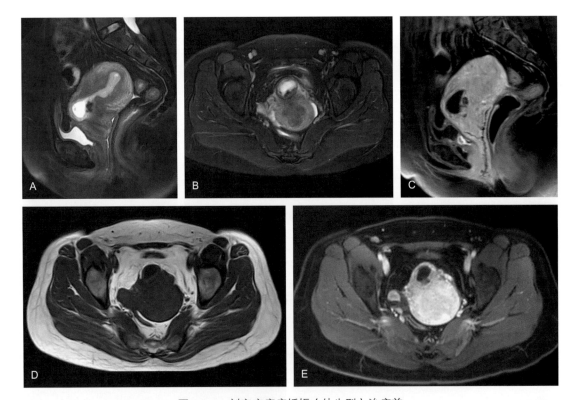

图 6-2-4 剖宫产瘢痕妊娠（外生型）治疗前

A. T2WI_FS 矢状位；B. T2WI_FS 横断位；C. T1WI_FS+C 矢状位；D. T1WI 横断位；E. T1WI_FS+C 横断位

• 对于瘢痕部位的血流应根据肌层厚度酌情处理，如肌层厚度小于 5 mm，应谨慎治疗，避免清宫术中子宫切口部位穿孔。

【治疗后评估】

• 治疗后即刻彩色多普勒超声提示胚胎原始心管搏动消失。术后 2 天行清宫术，清宫过程顺利，出血量少。

• 术后定期复查，无特殊不适症状，术后 25 天月经复潮。

【专家点评】

• 该患者为外生型剖宫产瘢痕妊娠，孕囊完全位于剖宫产瘢痕部位，孕囊向外突出浆膜层，肌层菲薄（仅 2 mm）。超声消融治疗仅灭活原始心管搏动，避免过度治疗，损伤肌层，清宫术中发生瘢痕部位穿孔。

（朱小刚　薛　敏）

第七章
超声消融治疗后并发症及处理

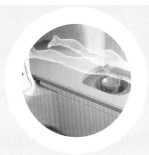

　　治疗后并发症是很多医生不愿启齿的话题，也是患者最不愿意发生的事情，但是只要存在医源性操作，都有出现并发症的可能。只有在进行聚焦超声消融治疗前，操作医生熟知超声消融后可能发生各种并发症的原因及防治措施，治疗前全面分析患者病情，详细评估治疗风险，熟悉治疗设备的原理、操作流程和故障处理，做好对应的措施及应急预案，才会最大限度减少治疗后并发症的发生。

　　本章所指的超声消融治疗后并发症，特指是与聚焦超声消融治疗直接相关的并发症，对一般并发症（如治疗后发热、血尿、腹痛等）和与聚焦超声消融治疗相关的特定并发症，均予以分别介绍。

第一节
治疗后并发症的分级及分类

　　超声消融是在影像引导下（B超/MRI）的非侵入性治疗，临床中我们对超声消融治疗后并发症分级，一般参照美国介入放射学学会影像引导肿瘤消融国际工作组对影像引导下肿瘤消融并发症报告标准进行分级，详见表7-1-1。

　　由于各中心治疗病例数不同，以及手术医生操作水平的限制，所以各中心治疗后并发症的发生率也存在差异。据最近的一项多中心研究结果显示：超声消融子宫肌瘤治疗后并发症发生率为0.18%，其中A类约占99.6%，无E类和F类并发症发生。

　　现按照并发症发生部位和发生时间顺序，予以逐一介绍。

表 7-1-1　国际介入放射治疗协会并发症分级标准

A	无需治疗，无不良后果
B	有简单治疗，观察，无不良后果
C	有必要的住院治疗，无不良后果（<48小时）
D	有重要的治疗，护理等级提高，住院时间延长（>48小时）
E	永久性后遗症
F	死亡

第七章

第二节
治疗后常见并发症及预防处理

病例 1　治疗后坏死肌瘤感染致持续性低热

【病历摘要】

患者，女性，42 岁。体检时超声检查发现子宫肌瘤 5 年，肌瘤逐渐增大伴月经量增多 2 年。

【诊疗经过】

* 治疗前盆腔磁共振提示：左侧壁子宫肌瘤（图 7-2-1 A~C）。
* 超声辐照 50 秒时病灶出现团块灰度变化（图 7-2-1 D）。
* 治疗结束时超声显示整个肌瘤回声明显增强（图 7-2-1 E）。
* 治疗后第二天复查磁共振（图 7-2-1 F~H）显示肌瘤 93% 无血流灌注区，宫腔少量积液，内膜有突破。
* 患者治疗后一直出现淡黄色阴道持续分泌物，治疗后第 10 天出现低热，对症治疗可缓解。
* 患者持续低热 3 个月，其间间断有烂肉样组织排出，5 个月左右才完全恢复正常。

【专家点评】

* 我们考虑该病例病灶并发感染，导致持续性低热。坏死肌瘤的排出和吸收，内膜的修复，最终恢复正常。
* 超声消融治疗后患者出现发热的发生率为 1.8%~2%，其病因和机制及处理如下：
  * 超声能量吸收：治疗中可见患者体温升高，多为一过性，无须特殊处理，但需要注意补充水电解质。
  * 治疗后吸收热或者治疗应激反应性发热：多为低热，持续时间 1~3 天，亦无须特殊处理。
  * 感染性发热：有相应器官感染表现，控制感染后体温可以很快恢复正常。

病例 2　治疗后腹壁水肿

【病历摘要】

患者，女性，42 岁。体检时超声检查发现肌瘤 3 年，肌瘤逐渐增大伴月经量增多 1 年。既往 3 次手术史。

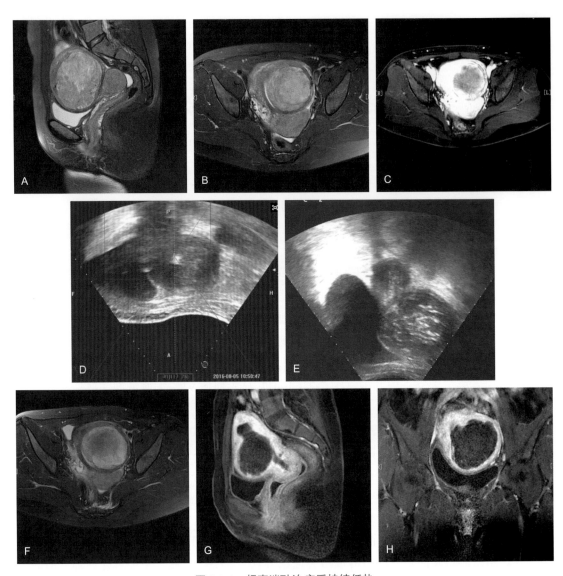

图 7-2-1　超声消融治疗后持续低热

A. 治疗前 T2WI 矢状位；B. 治疗前 T2WI 横断位；C. 治疗前 T1WI+C 横断位；D. 治疗中超声图像；E. 治疗结束时超声图像；F. 治疗后 T2WI 横断位；G. 治疗后 T1WI+C 矢状位；H. 治疗后 T1WI+C 冠状位

【诊疗经过】

• 治疗前查体见下腹部 13 cm 纵行切口瘢痕（图 7-2-2 A），瘢痕处皮肤挛缩，无红肿，触之质韧，活动度差，痛温觉减退。

• 治疗前盆腔磁共振提示前壁黏膜下肌瘤（图 7-2-2 B、C）。超声显示腹部瘢痕明显（图 7-2-2 D）。

• 治疗中有皮肤发烫，治疗后超声显示皮肤衰减增加（图 7-2-2 E），腹壁皮肤完整，无红肿及灼伤（图 7-2-2 F）。

• 治疗后复查磁共振：T2WI 矢状位（图 7-2-2 G）腹壁皮肤呈片状高信号，考虑水肿；

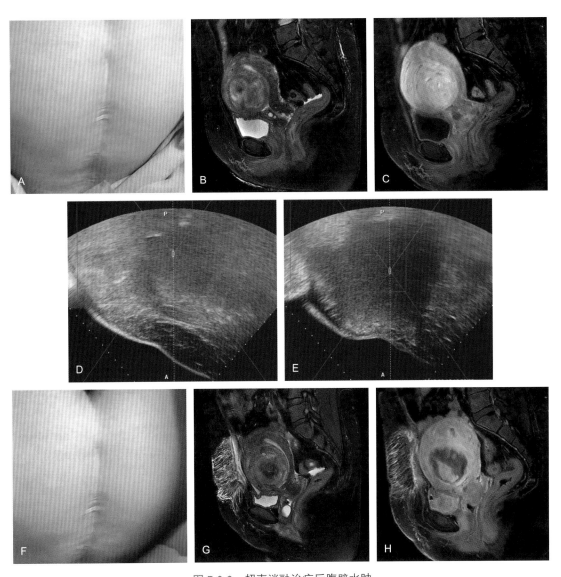

图 7-2-2　超声消融治疗后腹壁水肿

A. 治疗前腹壁；B. 治疗前 T2WI 矢状位；C. 治疗前 T1WI+C 矢状位；D. 治疗前腹壁超声图像；E. 治疗后腹壁超声图像；F. 治疗后腹壁；G. 治疗后 T2WI 矢状位；H. 治疗后 T1WI+C 矢状位

T1WI 增强矢状位（图 7-2-2 H）腹壁皮肤不均匀强化。

- 治疗后患者出现腹壁疼痛，3 天后腹壁疼痛消失。随访 1 个月，患者无不适症状。

【专家点评】

- 该病例患者虽腹壁瘢痕明显，超声衰减明显。治疗中减缓治疗节奏，定期休息，治疗后患者皮肤完好。
- 腹壁损伤高危因素：①腹壁脂肪厚度超过 5 cm。②明显手术瘢痕的患者。③超声消融治疗中节奏快、能量高。④使用高张大水囊或者未定期休息检查皮肤。
- 临床表现为腹壁水肿、触痛，少数患者可以出现红肿；超声可见皮肤衰减增加，磁共振可见腹壁水肿。

- 腹壁损伤如果皮肤完整，经冰敷、对症治疗，短期可恢复，一般不会遗留后遗症。

---------- 病例3　治疗中腹膜损伤致腹痛 ----------

【病历摘要】

患者，女性，40岁。经期腹痛10年，疼痛加重伴月经量多1年。

【诊疗经过】

- 治疗前磁共振提示：左侧子宫腺肌（图7-2-3 A~C）。
- 治疗前超声造影显示解剖层次清楚（图7-2-3 D），治疗后超声造影显示衰减明显，病灶显示欠清晰（图7-2-3 E）。
- 治疗后复查磁共振显示：腹壁明显水肿，增强扫描显示腹壁无血流灌注区，子宫浆膜有突破，腺肌病灶83%无血流灌注区（图7-2-3 F~H）。
- 治疗后患者有下腹部持续疼痛，1个月后患者因急性阑尾炎在当地医院行腹腔镜手术，术中腹腔镜可见腹壁有损伤（图7-2-3 I）。

【专家点评】

- 腹膜损伤多见于浆膜下肌瘤紧贴腹壁；使用高张大水囊影响皮肤散热；既往手术史，腹壁深面有明显超声衰减者。
- 由于腹膜由体表神经支配，对疼痛定位准确而敏感，所以患者表现为剧烈疼痛，并且为锐痛。查体腹部外观一般正常，腹软，但是有轻度的压痛和反跳痛，可有肌紧张。腹腔可有少量的反应性积液。
- 复查增强磁共振可见腹膜水肿或者有无血流灌注区，局部有反应性积液，但是无膈下游离气体，腹腔镜或者手术可以确诊。
- 一般对症治疗即可。腹膜为上皮组织，修复快，故治疗后疼痛持续时间短，不会遗留明显后遗症。

---------- 病例4　子宫浆膜损伤致持续性腹痛 ----------

【病历摘要】

患者，女性，45岁。体检时超声检查发现子宫肌瘤7年，肌瘤逐渐增大伴小腹坠胀不适1年。

【诊疗经过】

- 治疗前磁共振提示：前壁宫底肌瘤（图7-2-4 A~C）。
- 治疗中150秒时超声显示病灶出现团块灰度变化（图7-2-4 D）。

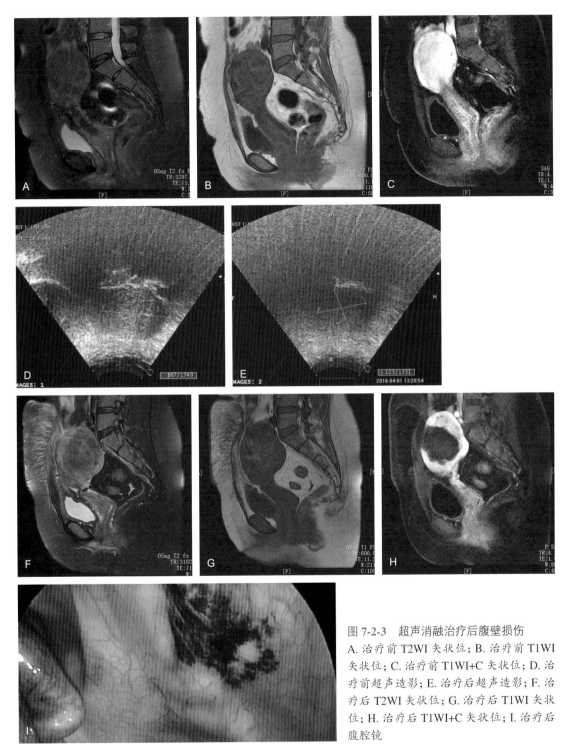

图 7-2-3　超声消融治疗后腹壁损伤
A. 治疗前 T2WI 矢状位；B. 治疗前 T1WI
矢状位；C. 治疗前 T1WI+C 矢状位；D. 治
疗前超声造影；E. 治疗后超声造影；F. 治
疗后 T2WI 矢状位；G. 治疗后 T1WI 矢状
位；H. 治疗后 T1WI+C 矢状位；I. 治疗后
腹腔镜

（注：由林振江供图）

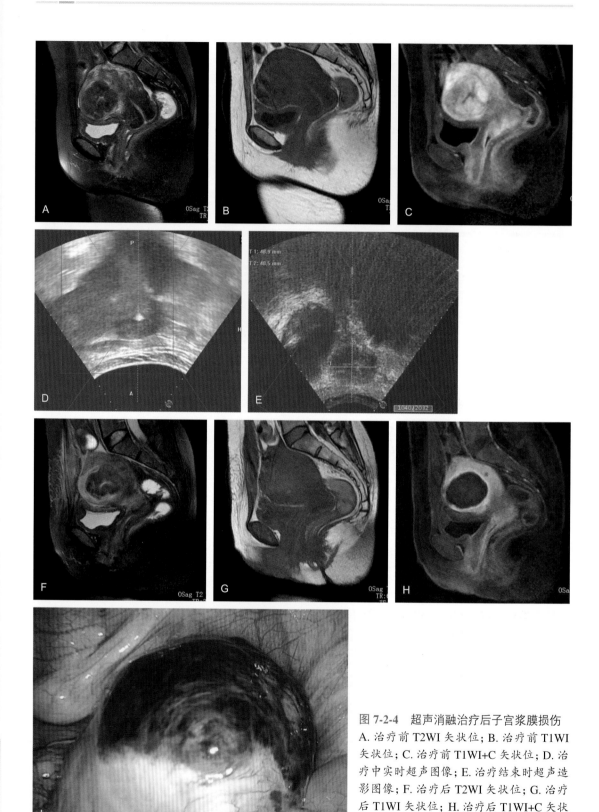

图 7-2-4　超声消融治疗后子宫浆膜损伤
A. 治疗前 T2WI 矢状位；B. 治疗前 T1WI 矢状位；C. 治疗前 T1WI+C 矢状位；D. 治疗中实时超声图像；E. 治疗结束时超声造影图像；F. 治疗后 T2WI 矢状位；G. 治疗后 T1WI 矢状位；H. 治疗后 T1WI+C 矢状位；I. 治疗后腹腔镜图像

（注：由杜建梅供图）

- 治疗后复查磁共振显示子宫宫底肌层 T2 序列信号增高，腹壁轻度水肿，肌瘤 94% 无血流灌注区（图 7-2-4 F~H），患者有少量阴道流血。
- 治疗后患者持续轻度腹痛，治疗后第一次月经出现腹痛加重，后行腹腔镜下子宫切除术，治疗中可见子宫浆膜层下出血（图 7-2-4 I）。

【专家点评】

- 该病例患者治疗中焦点布点偏低，超声能量向浅面扩散，导致子宫浆膜的损伤。
- 超声消融治疗中出现的腹痛，除外较罕见的肠道损伤的外科急腹症，其一般有以下几种可能：
  - 治疗中缩宫素引起的子宫收缩痛，多伴有血压升高、心率加快，停止滴入缩宫素后腹痛大多能明显缓解。
  - 治疗中超声能量刺激内膜导致的腹痛，超声能量输出时疼痛，停止能量输出时缓解。
  - 肌瘤热量对子宫肌层的刺激导致的疼痛，多见于大肌瘤，辐照时间长，能量高，冰敷可缓解。
  - 坏死肌瘤无菌性炎症对子宫肌层的刺激导致的疼痛，腹痛大多为持续性钝痛，持续数天甚至数周。

病例 5　超声消融治疗后血尿

【病历摘要】

患者，女性，32 岁。体检时超声检查发现肌瘤 3 年，肌瘤逐渐增大 1 年。

【诊疗经过】

- 治疗前磁共振提示：前壁肌瘤（图 7-2-5 A~C）。
- 治疗中超声显示病灶灰度变化明显（图 7-2-5 D），治疗后患者出现肉眼血尿。
- 治疗后磁共振显示肌瘤近膀胱处 T2 序列信号增高、增强扫描显示无灌注，提示浆膜似有突破，肌瘤 94% 无血流灌注区（图 7-2-5 E~G）。
- 治疗后予以保留导尿，同时碱化尿液，多饮水，第二天血尿消失。

【专家点评】

超声消融治疗后出现血尿，常见原因一般有：

- 导尿操作过程中对尿道黏膜的损伤。
- 治疗过程中膀胱有气体，在超声辐照下发生空化效应而导致膀胱黏膜的损伤。
- 肌瘤紧邻膀胱，肌瘤吸收热量后，热量扩散至膀胱壁导致对膀胱热损伤。
- 误操作或者治疗中患者突然体位变化，焦点脱靶直接损伤膀胱壁。
- 患者主要表现为肉眼血尿，伴有尿路刺激征，可合并尿路感染。嘱患者多饮水以碱化尿液，必要时使用抗生素，血尿大多数在 1~3 天内消失。
- 该病例患者治疗后出现血尿，考虑子宫浆膜突破能量扩散至膀胱。

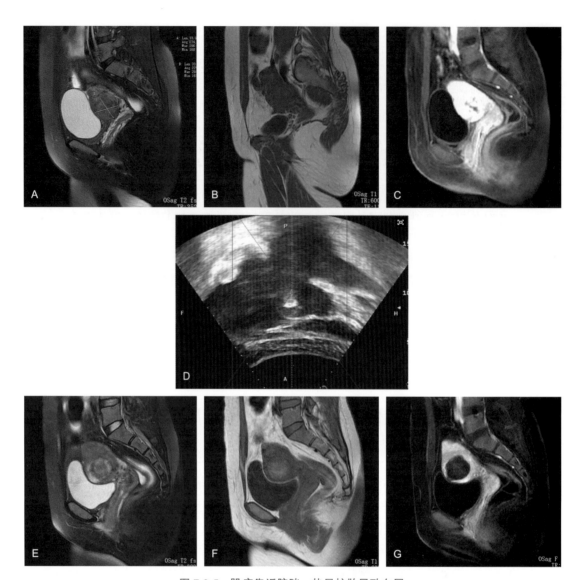

图 7-2-5　肌瘤靠近膀胱，热量扩散导致血尿

A. 治疗中 T2WI 矢状位；B. 治疗前 T1WI 矢状位；C. 治疗前 T1WI+C 磁共振；D. 治疗中超声图像；E. 治疗后 T2WI 矢状位；F. 治疗后 T1WI 矢状位；G. 治疗后 T1WI+C 磁共振

病例 6　超声消融治疗后急性尿潴留

【病历摘要】

患者，女性，28 岁。体检时超声检查发现子宫肌瘤 3 年，肌瘤逐渐增大 1 年。

【诊疗经过】

- 治疗前磁共振提示后壁肌瘤（图 7-2-6 A、B）。超声显示膀胱形态正常（图 7-2-6 C）。
- 治疗中膀胱灌入生理盐水 1 200 mL，治疗中患者有小腹胀痛。
- 治疗后拔除尿管后出现尿潴留（图 7-2-6 D），经保留导尿、定期夹闭尿管后 2 天恢

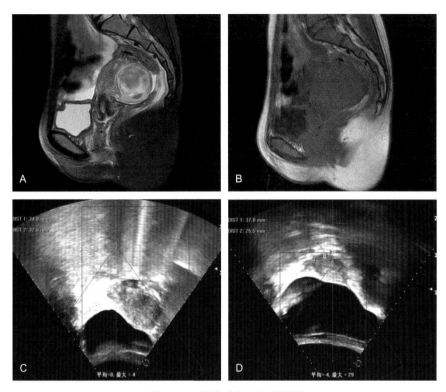

图 7-2-6　膀胱过充导致尿潴留

A. 治疗前 T2WI 矢状位；B. 治疗前 T1WI 矢状位；C. 超声正常膀胱；D. 超声过度充盈膀胱

复正常。

【专家点评】

• 该病例患者为后倾后位子宫，后壁病灶，无法通过水囊来建立安全声通道，只能选择膀胱作为声通道。

• 治疗中膀胱灌注后可见膀胱极度扩张，影响膀胱平滑肌功能，导致出现张力性尿失禁。

• 超声消融治疗后出现尿潴留，除了患者治疗后不习惯床上排尿、使用阿托品等药物，最常见的原因是向膀胱内灌注过多生理盐水，膀胱张力过高，平滑肌收缩功能障碍。

• 治疗中一次性膀胱灌注液量不可过多；定期放尿液减轻膀胱张力；定期放松推挤水囊或者治疗头，避免长时间过度挤压膀胱，可以有效预防治疗后发生尿潴留。

• 治疗后尿潴留，经过保留导尿、训练膀胱功能、针灸、热敷等可以在短时间内恢复正常，不会产生后遗症。

病例 7　腹壁挤压伤

【病历摘要】

患者，女性，38 岁。体检时超声检查发现子宫肌瘤 10 年，肌瘤逐渐增大伴经期延长 1 年。

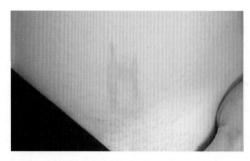

图 7-2-7　腹壁皮肤挤压伤

超声消融治疗后即刻，下腹部靠近耻骨联合地方见"H"形状压痕，与组合治疗头中的超声探头形态一致
（注：由刘会彦供图）

【诊疗经过】

　　患者行超声消融治疗后发现腹部出现一"H"形状红斑（图 7-2-7），诉轻度治疗区疼痛，未予特殊治疗，患者皮肤 3 天后红斑消失，恢复正常。

【专家点评】

● 腹壁挤压伤属于软组织挫伤，其产生的原因有包括：治疗头或者超声探头长时间紧压腹壁，部分患者皮肤松弛，治疗头紧压皮肤后活动，皮下组织受到剪切力而出现皮下血管的破裂。

● 皮肤挤压伤的治疗：①局部冰敷。②使用改善微循环的药物。③避免搓揉皮肤。④水疱尽量保留完整，张力过大可以抽液。

● 皮肤挤压伤的预防措施：①不要挤压皮肤过紧、时间过长。②定期放松皮肤休息。③在移动治疗头时需要保持治疗头与皮肤分离。

● 该病例患者治疗中治疗头紧贴皮肤，治疗时间长，皮肤长时间受到硬质治疗头的挤压，从而导致损伤。

病例 8　皮肤烫伤一期清创缝合

【病历摘要】

　　患者，女性，29 岁。体检时超声检查发现肌瘤 3 年，月经期腹痛 3 个月。

【诊疗经过】

● 治疗前磁共振提示：多发子宫肌瘤（图 7-2-8 A~C）。

● 治疗中患者间断诉皮肤发烫，术中超声见肌瘤靠近头侧，需要挤压才能清晰显示头侧肌瘤（图 7-2-8 D），治疗后见皮肤有直径 2 cm 水疱（图 7-2-8 E）。

● 治疗后予以清创一期缝合（图 7-2-8 F），10 天后拆线，愈合良好（图 7-2-8 G）。

【专家点评】

● 该病例患者使用高张力大水囊推挤膀胱，皮肤散热受限，出现皮肤烫伤，予以清创

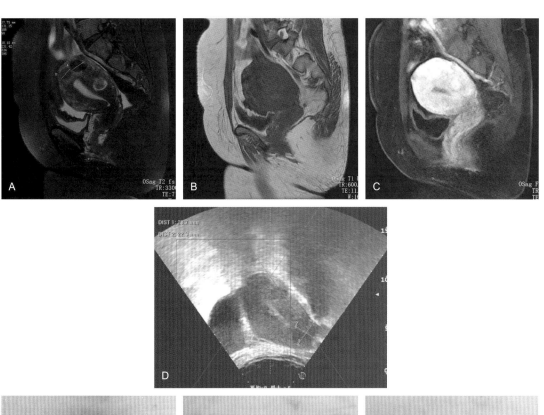

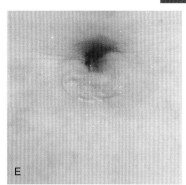
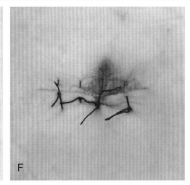
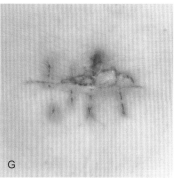

（注：由顾晓枫供图）

图 7-2-8　皮肤烫伤一期清创

A. 治疗前 T2WI 矢状位；B. 治疗前 T1WI 矢状位；C. 治疗前 T1WI+C 矢状位；D. 治疗中超声图像；E. 治疗后即刻皮肤表现；F. 一期清创后皮肤表现；G. 拆线后皮肤表现

后一期愈合。

• 皮肤烫伤属于超声消融治疗中最常见的并发症。掌握皮肤烫伤的原因及处理原则，对保证超声消融治疗的安全尤其重要。

• 超声消融治疗导致的烫伤，超声波是穿透全层腹壁的能量沉积，所以深面和浅面损伤严重程度相当。

• 瘢痕组织对超声衰减明显，能量容易沉积，瘢痕处皮肤感觉迟钝，属于皮肤损伤高危因素。治疗前，超声如何鉴别正常皮肤和瘢痕皮肤也显得尤其重要。

第七章

病例 9 治疗后阴道持续排液

【病历摘要】

患者，女性，28岁。月经期间腹痛5年，逐渐加重1年。

【诊疗经过】

• 治疗前磁共振显示后壁腺肌瘤（图 7-2-9 A~C）。

• 治疗中患者诉骶尾部疼痛，治疗后检查无皮肤损伤及神经损伤。

• 治疗后磁共振显示后壁病灶消融78%，内膜有突破（图 7-2-9 D~F），术后出现持续阴道分泌物，但是痛经症状有缓解，半年后阴道分泌物消失。

【专家点评】

• 该例患者后壁腺肌病灶，病灶厚度约4 cm，导致治疗中焦点很难与内膜保留足够的安全距离（焦点距离内膜 >1 cm），从而导致内膜损伤。

• 治疗中辐照时间偏长，治疗后磁共振显示内膜突破，坏死病灶直接与内膜相通，无菌性炎症持续刺激内膜，导致阴道分泌物持续存在。

• 超声消融治疗后阴道排液，一般分为急性阴道排液和慢性阴道排液。

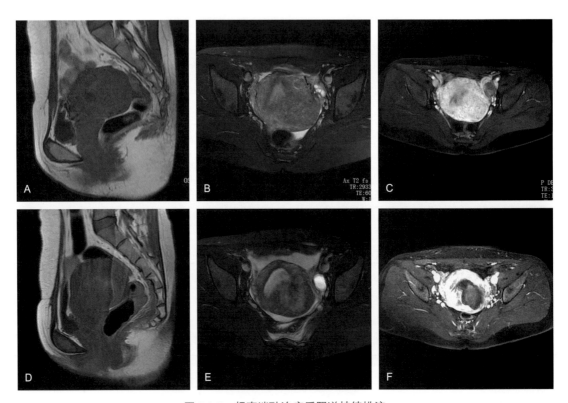

图 7-2-9 超声消融治疗后阴道持续排液

A. 治疗前 T1WI 矢状位；B. 治疗前 T2WI 横断位；C. 治疗前 T1WI+C 横断位；D. 治疗后 T1WI 矢状位；E. 治疗后 T1WI 横断位；F. 治疗后 T1WI+C 横断位

- 急性阴道排液产生的原因：①黏膜下肌瘤坏死后排出。②热量的扩散对内膜的刺激，坏死肌瘤的无菌性炎症持续刺激。③内膜损伤，持续炎性渗出。
- 慢性阴道排液产生的原因：①坏死肌瘤排出不完全，或脱落后形成未愈合创面。②坏死肌瘤对内膜持续刺激。③子宫内膜窦道形成。
- 治疗后持续阴道流血流液，严重影响患者生活质量，恢复时间长。

病例 10　治疗后坏死肌瘤排出嵌顿

【病历摘要】

患者，女性，28 岁。体检时超声检查发现子宫肌瘤 3 年，月经量增多 6 个月。

【诊疗经过】

- 治疗中超声显示病灶团块灰度变化（图 7-2-10 A），扩散良好。
- 治疗后出现阴道流血流液，治疗后复查磁共振显示肌瘤完全消融（图 7-2-10 B~D）。
- 2 周后患者突发腹痛，妇科检查发现肌瘤嵌顿于子宫颈口，后取出完整肌瘤（图 7-2-10 E），

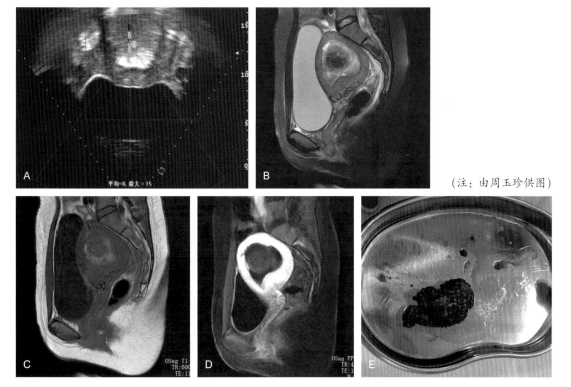

（注：由周玉珍供图）

图 7-2-10　治疗后肌瘤排出嵌顿

A. 治疗中超声图像；B. 治疗后 T2WI 矢状位；C. 治疗后 T1WI 矢状位；D. 治疗后 T1WI+C 矢状位；E. 取出的肌瘤

出血量约 30 mL。

【专家点评】

• 该病例患者肌瘤为 I 型黏膜下肌瘤，治疗后磁共振显示肌瘤超范围消融，肌瘤最终脱落，嵌顿于子宫颈口，刺激子宫收缩引起腹痛。

• 通过外源性操作协助肌瘤娩出，同时治疗后使用抗生素预防感染。治疗后患者恢复良好，随访患者无特殊不适。

--------- 病例 11　超声消融治疗后持续坏死病灶排出 ---------

【病历摘要】

患者，女性，42 岁。月经期间腹痛 5 年，加重 1 年。

【诊疗经过】

• 治疗前磁共振显示后壁腺肌（图 7-2-11 A~C）。

• 治疗后复查磁共振显示腺肌瘤 93% 无血流灌注区，宫腔少量积液，内膜有突破（图 7-2-11 D~F）。

• 治疗后患者间断腹部隐痛，中途间断有黑色血块或者豆腐渣样组织排出（图 7-2-11 G），第二次月经后恢复正常。

【专家点评】

• 该病例患者治疗后出现持续阴道排出坏死组织，考虑内膜突破后，腺肌病灶通过宫腔与外界相通，组织发生液化坏死后，通过内膜缺口持续排出。随着坏死病灶的排出和吸收、内膜的修复，最终恢复正常。

--------- 病例 12　超声消融治疗后宫腔粘连 ---------

【病历摘要】

患者，女性，43 岁。体检时超声检查发现子宫肌瘤 5 年，月经量增多 1 年。

【诊疗经过】

• 治疗前磁共振显示黏膜下肌瘤（图 7-2-12 A~C）。术中超声显示内膜消融突破（图 7-2-12 D）。

• 治疗后磁共振显示肌瘤 95% 无血流灌注区，宫腔少量积液，内膜有突破，子宫前壁肌层有损伤（图 7-2-12 E~G）。

• 治疗后出现淡黄色阴道持续分泌物，月经量减少，偶有痛经。治疗后 5 个月行宫腔镜检查，提示宫腔有粘连（图 7-2-12 H），予以宫腔镜下切除粘连（图 7-2-12 I）。

• 宫腔镜术后 3 个月随访，月经恢复正常，无阴道流血流液等症状。

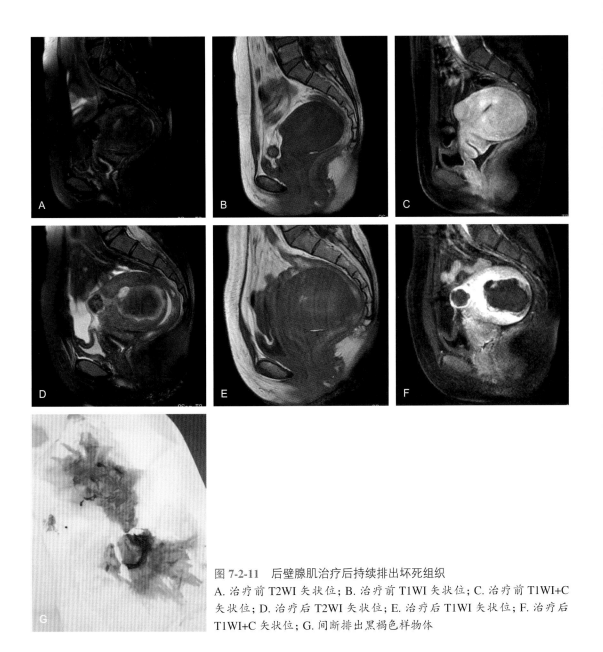

图 7-2-11　后壁腺肌治疗后持续排出坏死组织

A. 治疗前 T2WI 矢状位；B. 治疗前 T1WI 矢状位；C. 治疗前 T1WI+C 矢状位；D. 治疗后 T2WI 矢状位；E. 治疗后 T1WI 矢状位；F. 治疗后 T1WI+C 矢状位；G. 间断排出黑褐色样物体

【专家点评】

• 该病例患者治疗中可见前壁超声回声改变，提示前壁肌层内膜损伤，磁共振显示前后壁内膜均有突破。

• 在内膜修复过程中，前后壁损伤区域发生粘连，从而导致宫腔粘连的发生。

• 治疗后宫腔粘连常见原因：①超声消融黏膜下肌瘤、子宫腺肌病消融损伤内膜。②治疗后宫腔内感染。

• 宫腔粘连临床表现为月经异常、继发性月经量少、周期性下腹痛等。治疗可以使用宫腔镜分离粘连为主。

第七章

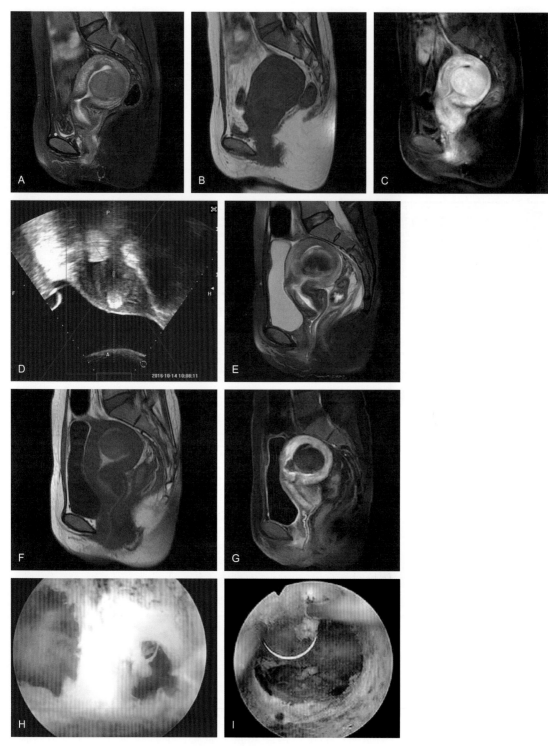

图 7-2-12　超声消融治疗后宫腔粘连

A. 治疗前 T2WI 矢状位；B. 治疗前 T1WI 矢状位；C. 治疗前 T1WI+C 矢状位；
D. 治疗中超声图像；E. 治疗后 T2WI 矢状位；F. 治疗后 T1WI 矢状位；G. 治疗
后 T1WI+C 矢状位；H. 治疗后宫腔镜显示宫腔粘连；I. 宫腔镜显示切除粘连

病例 13　超声消融治疗后肠穿孔

【病历摘要】

患者，女性，47 岁。体检时超声检查发现子宫肌瘤 1 年，伴月经量增多 6 个月。

【诊疗经过】

- 治疗前磁共振显示黏膜下肌瘤（图 7-2-13 A~C）。
- 治疗中 50 秒时超声显示病灶出现团块灰度变化，扩散良好（图 7-2-13 D）。
- 治疗后第二天复查磁共振显示肌瘤 93% 无血流灌注区，宫腔少量积液，浆膜有突破（图 7-2-13 E~G）。
- 治疗后 1 周患者突然出现剧烈腹痛，腹壁立位片可见膈下游离气体（图 7-2-13 H），急诊行剖腹探查术，小肠近子宫处找到肠道穿孔处（图 7-2-13 I），予以行肠穿孔修补术，对症治疗后痊愈。

【专家点评】

- 该病例患者治疗中灰度扩散至浆膜，治疗后可见浆膜有突破，考虑热量扩散对肠道有热损伤。5 天后肠道坏死处破溃，从而出现肠穿孔表现。
- 对于既往有手术病史者考虑肠道可能有粘连，治疗中灰度扩散出浆膜外，治疗后磁共振显示浆膜有突破患者，均属于肠道损伤的高危因素。
- 肠道损伤属于超声消融治疗比较罕见而严重的并发症，患者一般在治疗后即刻至治疗后 1 周内，出现腹痛，发热，查体可见腹膜炎体征。
- 肠道损伤处理以外科手术治疗为主。

病例 14　超声消融致骶尾部损伤

【病历摘要】

患者，女性，40 岁。体检时超声检查发现子宫肌瘤 5 年，肌瘤增大伴月经量增多 1 年。

【诊疗经过】

- 治疗前磁共振显示前壁肌瘤（图 7-2-14 A~C）。
- 治疗中骶尾部疼痛剧烈，超声显示后壁浆膜有突破（图 7-2-14 D），治疗后第二天复查磁共振显示肌瘤 93% 无血流灌注区，宫腔少量积液，后壁浆膜有突破，后壁尾骨可见信号改变（图 7-2-14 E、F）。
- 治疗后出现骶尾部持续性疼痛，尤其以活动后加重，对症治疗 2 个月后骶尾部疼痛消失。

【专家点评】

- 该病例患者治疗中大膀胱将子宫推挤至后方，焦点距离骶尾骨较近，治疗时间较长，导致骶尾骨吸收了较多的后场能量，而出现骶尾部损伤。
- 骶尾骨损伤一般表现为骶尾部疼痛，活动功能无影响，对症治疗即可，可自愈。

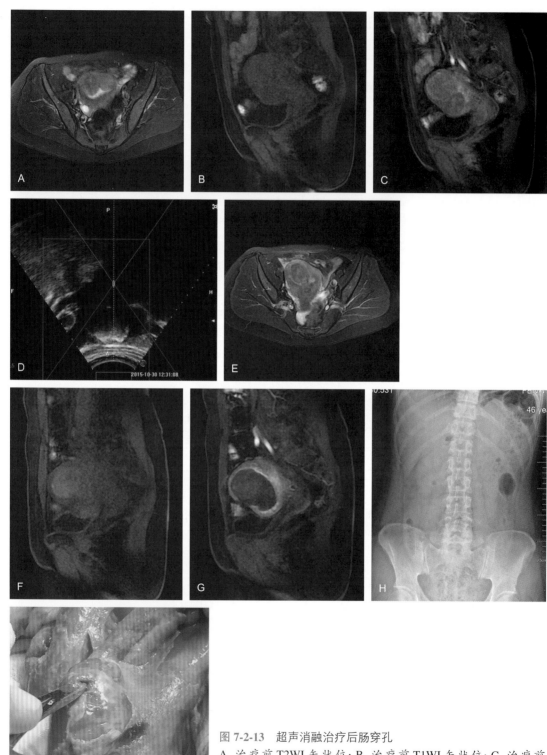

图 7-2-13　超声消融治疗后肠穿孔

A. 治疗前 T2WI 矢状位；B. 治疗前 T1WI 矢状位；C. 治疗前 T1WI+C 矢状位；D. 治疗中超声图像；E. 治疗后 T2WI 矢状位；F. 治疗后 T1WI 矢状位；G. 治疗后 T1WI+C 矢状位；H. 治疗后 8 天腹部立位片；I. 治疗后 9 天剖腹探查图

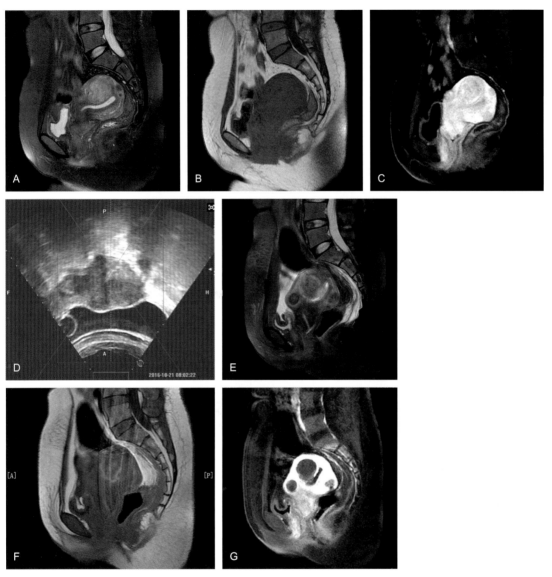

图 7-2-14　超声消融治疗后骶尾部损伤
A. 治疗前 T2WI 矢状位；B. 治疗前 T1WI 矢状位；C. 治疗前 T1WI+C 矢状位；
D. 治疗中超声图像；E. 治疗后 T2WI 矢状位；F. 治疗后 T1WI 矢状位；G. 治
疗后 T1WI+C 矢状位

病例 15　超声消融致神经损伤

【病历摘要】
患者，女性，42 岁。体检时超声检查发现子宫肌瘤 5 年，肌瘤逐渐增大伴下腹胀痛 1 年。
【诊疗经过】
• 治疗前磁共振显示子宫右壁肌瘤（图 7-2-15 A、B），治疗前超声定位可见肌瘤右后方紧邻神经和血管（图 7-2-15 C）。

- 治疗中患者间断诉右小腿疼痛，治疗后即刻患者未诉特殊不适。
- 治疗后复查，肌瘤消融 91%（图 7-2-15 D、E），患者出现右腿持续性疼痛，予以对症治疗疼痛缓解，右脚肌力下降，活动后有水肿（图 7-2-15 F），平卧休息后水肿可消退。
- 半年后随访，右脚肌力基本恢复正常，右脚稍水肿。

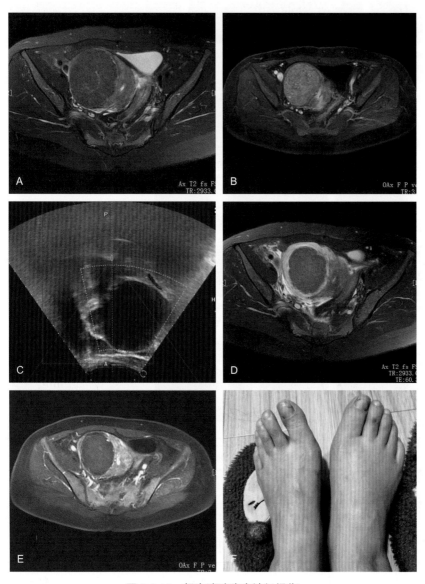

图 7-2-15　超声消融治疗神经损伤

A. 治疗前 T2WI 横断位；B. 治疗前 T1WI+C 横断位；C. 治疗中超声图像；D. 治疗后 T2WI 横断位；E. 治疗后 T1WI+C 横断位；F. 治疗后 1 个月见右脚仍有水肿

【专家点评】

* 该例患者肌瘤后方为神经，治疗中后场能量对神经直接刺激，所以治疗中出现放射痛。
* 治疗后神经修复过程中，出现神经过敏症状，经抑制炎症反应、止痛、促进神经再生等治疗后，神经修复后疼痛消失。

病例 16　坏死肌瘤无菌性炎症神经刺激

【病历摘要】

患者，女性，32岁。体检时超声检查发现子宫肌瘤2年，肌瘤逐渐增大伴肛门坠胀不适1年。

【诊疗经过】

* 治疗前磁共振显示后壁肌瘤（图7-2-16 A~C），治疗中患者未诉不适。
* 治疗后磁共振显示后壁肌瘤消融96%（图7-2-16 D~F），第三天患者出现左腿持续性疼痛，对症治疗后疼痛逐渐缓解，1周后疼痛消失。

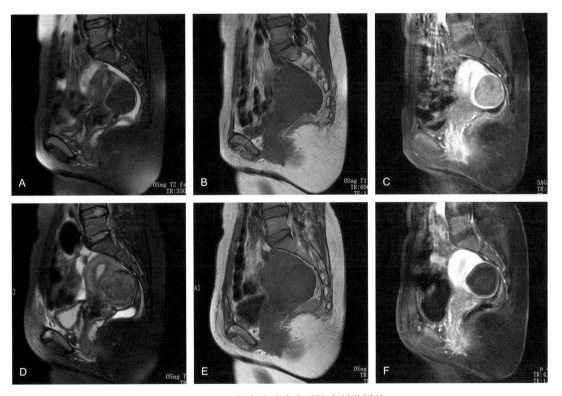

图 7-2-16　超声消融治疗后肌瘤刺激骶丛

A. 治疗前 T2WI 矢状位；B. 治疗前 T1WI 矢状位；C. 治疗前 T1WI+C 矢状位；D. 治疗后 T2WI 矢状位；E. 治疗后 T1WI 矢状位；F. 治疗后 T1WI+C 矢状位

第七章

【专家点评】

• 该病例患者肌瘤后方靠近骶骨，肌瘤坏死后无菌性炎症刺激骶骨前方神经丛，从而出现腿痛。经抗炎治疗后，无菌性炎症消退，神经刺激症状也随之消失。

• 神经损伤产生的原因：①神经组织吸收了超声后场能量。②无菌性炎症波及神经。③热量扩散至神经。

• 病因为超声辐照，治疗中患者有放射痛，治疗主要是早期使用药物减轻炎症与水肿；病因为坏死肌瘤刺激，治疗过程中患者无放射痛，患者表现为持续性加重的神经疼痛，治疗以消炎对症治疗。

• 神经损伤的预防：治疗后患者采用俯卧位休息 2 小时，能够避免肌瘤残余热量对骶丛的热辐射损伤。

超声消融治疗自应用临床以来，随着超声基础研究的深入，治疗设备的进一步完善，临床方案的改进及成熟，治疗后并发症发生已经越来越少。由于编者能力有限，患者的个体差异不同，对超声消融治疗后并发症难以全概，有遗漏疏忽之处，还望各位专家同行谅解，批评指正。

（陈　谦　李　晴）

参考文献

[1] 郎景和，石一复，王志彪. 子宫肌瘤 [M]. 北京：人民卫生出版社，2014:277-310.

[2] 陈文直，唐良莒，杨武威，等. 超声消融治疗子宫肌瘤的安全性及有效性 [J]. 中华妇产科杂志，2010, 45(12):909-912.

[3] 王婷，汪伟，陈文直，等. 超声消融治疗子宫黏膜下肌瘤的安全性与疗效评价 [J]. 中华妇产科杂志，2011, 46(6):407-411.

[4] 邓凤莲，邹建中，李锐，等. 同强度聚焦超声治疗子宫肌瘤对骶骨影响因素探讨 [J]. 中华介入影像与治疗学，2009, 6(5):457-460.

[5] 杨武威，祝宝让，李静，等. 超声消融治疗子宫肌瘤的近期并发症及其影响因素分析 [J]. 中华妇产科杂志，2010, 45(12):913-916.

[6] 史常旭，辛晓燕. 现代妇产科治疗学 [M]. 3 版. 北京：人民军医出版社，2010:160-169.

[7] 石一复. 实用妇产科诊断与治疗 [M]. 2 版. 北京：人民卫生出版社，2013:213-217.

[8] 胡亮，陈文直，陈锦云，等. 超声消融邻近骶尾部子宫肌瘤的临床策略及其安全性的随机对照研究 [J]. 重庆医科大学学报，2012, 37(1):75-78.

[9] 郭丽. 全麻术后体温过低的原因及护理措施 [J]. 基础医学论坛，2005, 9(10):915.

[10] 胡文娟，戈卫青. 手术患者体温的影响因素分析与对策 [J]. 上海护理，2004(5):16.

[11] Sacks D, McClenny T E, Cardella J F, et al. Society of Interventional Radiology clinical practice guidelines[J]. J Vasc Interv Radiol, 2003, 14:S199-S202.

[12] Zhang L, Chen W Z, Liu Y J, et al. Feasibility of magnetic resonance imaging-guided high intensity focused ultrasound therapy for ablating uterine fibroids in patients with bowel lies anterior to uterus[J]. Eur J Radiol, 2010, 73:396-403.

[13] Zhang L, Wang Z B. High-intensity focused ultrasound tumor ablation:review of ten years of clinical experience[J]. Front Med China, 2010, 4(3):294-302.

[14] Hesley G K, Gorny K R, Woodrum D A. MR-guided focused ultrasound for the treatment of uterine fibroids[J]. Cardiovasc Intervent Radiol, 2013, 36(1):5-13.

[15] Peng S, Xiong Y, Li K, et al. Clinical utility of a microbubble enhancing contrast ("SonVue") in treatment of uterine fibroids with high intensity focused ultrasound: a retrospective study[J]. Eur J Radiol, 2012, 81, (12):3832-3838.

[16] Beheara M A, Leong M, Johnson L, et al. Eligibility

and accessibility of magnetic resonance guided focused ultrasound (MRgFUS) for the treatment of uterine leiomyomas[J]. Fertil Steril, 2010, 94(5):1864-1868.

[17] Chen J, Li Y, Wang Z, et al. Evaluation of high-intensity focused ultrasound ablation for uterine fibroids:an IDEAL prospective exploration study[J]. BJOG, 2017.

[18] Chen J, Chen W, Zhang L, et al. Safety of ultrasound-guided ultrasound ablation for uterine fibroids and adenomyosis:a review of 9988 cases[J]. Ultrason Sonochem, 2015, 27:671-676.

[19] Stewart E A, Gedroyc W M, Tempany C M, et al. Focused ultrasound treatment of uterine fibroid tumors:safety and feasibility of a non-invasive thermoablative technique[J]. Am J Obstet Gynecol, 2003, 189:48-54.

[20] Zhang L, Chen W Z, Liu Y J, et al. Feasibility of magnetic resonance imaging-guided high intensity focused ultrasound therapy for ablating uterine fibroids in patients with bowel lies anterior to uterus[J]. Eur J Radiol, 2010, 73:396-403.

[21] Ren X L, Zhou X D, Yan R L, et al. Sonographically guided extracorporeal ablation of uter-ine fibroids with high-intensity focused ultrasound. Mid-term results[J]. J Ultrasound Med, 2009, 28:100-103.

[22] Chen Q W, Teng W J, Chen Q.Chest wall hernia induced by high intensity focused ultrasound treatment of unresectable massive hepatocellular carcinoma:a case report[J].Oncol Lett, 2016, 12(1):627-630.